现代护理学研究新进展

主编　杨园媛　高　云　韩海凤　刘光丽
　　　郑　鑫　种　转　侯世梅　徐明明

黑龙江科学技术出版社
HEILONGJIANG SCIENCE AND TECHNOLOGY PRESS

图书在版编目(CIP)数据

现代护理学研究新进展 / 杨园媛等主编. -- 哈尔滨：黑龙江科学技术出版社，2024.7. -- ISBN 978-7-5719-2484-3

Ⅰ．R47

中国国家版本馆CIP数据核字第20240G3S23号

现代护理学研究新进展
XIANDAI HULIXUE YANJIU XINJINZHAN

主　　编　杨园媛　高云　韩海凤　刘光丽　郑鑫　种转　侯世梅　徐明明
责任编辑　陈兆红
封面设计　宗　宁
出　　版　黑龙江科学技术出版社
　　　　　地址：哈尔滨市南岗区公安街70-2号　邮编：150007
　　　　　电话：（0451）53642106　传真：（0451）53642143
　　　　　网址：www.lkcbs.cn
发　　行　全国新华书店
印　　刷　黑龙江龙江传媒有限责任公司
开　　本　787 mm×1092 mm　1/16
印　　张　19.5
字　　数　492千字
版　　次　2024年7月第1版
印　　次　2024年7月第1次印刷
书　　号　ISBN 978-7-5719-2484-3
定　　价　238.00元

编委会

主　编

杨园媛　高　云　韩海凤　刘光丽

郑　鑫　种　转　侯世梅　徐明明

副主编

潘素荣　陈梦媛　钱江敏　金雪芬

于凤雪　刘　萍

编　委（按姓氏笔画排序）

于凤雪（南京市第二医院）

毛丽燕（江山市人民医院）

刘　萍（德州市立医院）

刘光丽（曹县人民医院）

杨园媛（江山市人民医院）

陈梦媛（荆楚理工学院附属中心医院/荆门市人民医院）

金雪芬（恩施土家族苗族自治州中心医院）

郑　鑫（菏泽市牡丹人民医院）

种　转（山东省微山县人民医院）

侯世梅（青州市人民医院）

钱江敏（十堰市人民医院/湖北医药学院附属人民医院）

徐明明（聊城市东昌府区疾病预防控制中心）

高　云（枣庄市山亭区山城街道办事处社区卫生服务中心）

韩海凤（昌乐齐城中医院）

潘素荣（滨州市人民医院）

前 言

FOREWORD

　　近年来，基础医学和临床医学进展带来的临床诊断与治疗技术的变革促进了护理学的发展，而护理学的发展又促使临床诊疗技术的进步。例如，对疾病病因和发病机制的进一步认识，成为临床护理工作者对患者和社会人群进行健康教育与健康指导的理论依据；电子监护系统（如监护室的建设、危重患者监护及抢救技术）的完善，促进了重症监护护理学的发展。与此同时，临床护理科研的开展也丰富了护理学的知识体系，例如，对患者的求医行为和治疗依从性的研究，探讨了患者的行为方式与治疗效果及预后之间的关系；对各种严重疾病或功能性残疾患者的病情、功能状况、需求、心理状态、应对方式、生活质量、社会支持等的研究，增进了护士对患者生理、心理等方面的理解，他们可以据此探讨有效的护理干预措施；对临床专科护理技术方面的研究和经验总结，提高了临床护理水平和护理质量。

　　为了促进护理工作的标准化、规范化，让护士在实施临床护理的过程中具备高度的预见性，能够敏锐地观察和判断患者的病情变化，从而采取个性化的护理措施，以提高护理质量，我们特组织临床经验丰富的一线护理工作者，编写了《现代护理学研究新进展》一书。

　　本书力求反映临床护理操作技巧及要点，为临床护理人员提供专业、权威的参考。在内容安排上，本书重点对常见疾病的护理操作要点进行阐述，同时融入护理难点解析和护理技术新要求。本书主题鲜明，知识涵盖全面，具有很高的临床参考价值，适合各级医院护理人员参考阅读。

　　尽管本书在编写过程中几经修改，但由于编写时间紧张、编者水平有限，书中难免有不足之处，希望广大读者提出宝贵意见，以期进一步完善。

《现代护理学研究新进展》编委会

2024 年 1 月

目 录

CONTENTS

第一章

临床护理技术

第一节　口服给药法

口服是一种最常用的给药方法。它既方便又经济且较安全,药物经口服后,通过胃肠黏膜吸收进入血液循环,起到局部或全身的治疗作用。口服法的缺点是吸收慢而不规则;有些药物到达全身循环前要经过肝脏,使药效受到破坏;有的药物在肠内不吸收或具有刺激性而不能口服。病危、昏迷或呕吐不止的患者不宜应用口服法。因此,护士应根据病情、用药目的及药物吸收的快慢,掌握用药的时间。

一、摆药

(一)病区摆药

1.用物

药柜(内有各种药物、量杯、滴管、乳体、药匙、纱布或小毛巾),发药盘或发药车,药杯,小药牌,服药单(本),小水壶内备温开水。

2.操作方法

(1)操作前应洗手、戴口罩,打开药柜将用物备齐。

(2)按服药时间挑选小药牌,核对小药牌及服药单,无误后依床号顺序将小药牌插入发药盘内配药,注意用药的起止时间,先配固体药,后配水剂及油剂。

(3)摆固体药片、药粉、胶囊时应用药匙分发,同一患者的数种药片可放入同一个杯内,药粉或含化药须用纸包。

(4)摆水剂用量杯计量,左手持量杯,拇指置于所需刻度,右手持药瓶先将药液摇匀,标签朝上,举量杯使所需刻度与视线平行,缓缓倒入所需药量(图1-1),倒毕,以湿纱布擦净瓶口放回原处。同时服用几种水剂时,须分别倒入几个杯内。更换药液品种应洗净量杯。

(5)药液不足 1 mL,须用滴管测量,1 mL=15 滴,滴时须稍倾斜。为使患者得到准确的药量,避免药液沾在杯内,应滴入已盛好冷开水的药杯。

(6)药摆毕,应将药物、小药牌与服药单全部核对一遍;发药前由别人再查对一次,无误后方可发药。

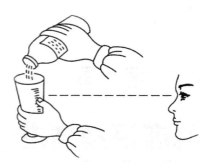

图 1-1　倒药液法

(二)中心药站

有的医院设有中心药站,为住院患者集中摆药。中心药站具有全院宏观调控药品的作用,避免积压浪费,减少病区摆药、取药、退药、保管等烦琐工作。

病区护士每天查房后,将药盘及小药牌一起送到中心药站,由药站专人负责摆药、核对。摆药一次备一天量(三次用量),尔后由病区护士核对取回,按时发给患者。

各病区可另设一小药柜,存放少量的常用药、抢救药、针剂和极少量毒、麻、限制药品等,以备夜间及临时急用。

二、发药

(1)备好温开水,携带发药车或发药盘、服药单进病室。

(2)按规定时间送药至床前,核对床号、姓名,并呼唤患者无误后再发药物,待患者服下后方可离开。

(3)对危重患者护士应予喂服,鼻饲患者应由胃管注入。若患者不在或因故不能当时服药者,将药品带回保管。换药或停药应及时告诉患者,如患者提出疑问,应耐心解释。

(4)抗生素及磺胺类药物需在血液内保持有效浓度,必须准时给药。

三、注意事项

(1)某些刺激食欲的健胃药宜在饭前服,因其刺激舌的味觉感受器,使胃液大量分泌。

(2)某些磺胺类药物经肾脏排出,尿少时即析出结晶引起肾小管堵塞,服药后指导患者多饮水,而对呼吸道黏膜起保护性作用的止咳合剂,服后则不宜立即饮水,以免冲淡药物降低药效。

(3)服用强心苷类药物如洋地黄、地高辛等,应先测脉率、心率,并注意其节律变化,脉率<60 次/分或节律不齐时则不可继续服用。

(4)某些对牙齿有腐蚀作用的药物,或使牙齿染色的药物(如酸类或铁剂),服用时避免与牙齿接触,可将药液由饮水管吸入,服后再漱口。

四、发药后处理

药杯用肥皂水和清水洗净,消毒擦干后,放回原处备用。油剂药杯应先用纸擦净后清洗再消毒,同时清洁药盘或发药车。

(高　云)

第二节 皮 内 注 射

一、目的

(1)进行药物过敏试验,以观察有无变态反应。

(2)预防接种。

(3)局部麻醉的起始步骤。

二、评估

(一)评估患者

(1)双人核对医嘱。

(2)核对患者床号、姓名、住院号和腕带(请患者自己说出床号和姓名)。

(3)评估患者病情、意识状态、配合能力、用药史、药物过敏史、不良反应史。

(4)向患者解释操作目的和过程,取得患者配合。

(5)查看注射部位皮肤情况(皮肤颜色,有无皮疹、感染和皮肤划痕阳性)。

(6)协助患者取舒适坐位或卧位。

(二)评估环境

安静整洁,宽敞明亮,必要时遮挡。

三、操作前准备

(一)人员准备

仪表整洁,符合要求。洗手,戴口罩。

(二)按医嘱配制药液

(1)操作台(治疗室):注射盘、无菌治疗巾、无菌镊子、1 mL 注射器、药液、安尔碘、75%乙醇、无菌棉签等。

(2)双人核对药液标签,药名、浓度、剂量、有效期、给药途径。

(3)检查瓶口有无松动、瓶身有无破裂,药液有无混浊、沉淀、絮状物和变质。

(4)检查注射器、安尔碘、75%乙醇、无菌棉签,包装无破裂、在有效期内。

(5)按正规操作抽吸药液,并贴好标识,置于无菌盘内。

(6)再次核对皮试液,并签名。

(三)物品准备

治疗车上层放置无菌盘(内置已抽吸好的药液)、治疗盘(75%乙醇、无菌棉签)、备用品(1 mL注射器1支、0.1%盐酸肾上腺素1支,变态反应时用)、快速手消毒剂、注射单,以上物品符合要求,均在有效期内。治疗车下层放置生活垃圾桶、医疗废物桶、锐器盒。

四、操作程序

(1)携治疗车至患者床旁,核对床号、姓名、住院号、腕带和药物过敏史(请患者自己说出床号和姓名)。

(2)选择注射部位(过敏试验选择前臂掌侧下 1/3;预防接种选择上臂三角肌下缘;局部麻醉则选择麻醉处)。

(3)75%乙醇常规消毒皮肤。

(4)二次核对患者床号、姓名和药名。

(5)排尽空气,药液至所需刻度,且药液不能外溢。

(6)一手绷紧局部皮肤,一手持注射器,针头斜面向上,与皮肤呈 5°刺入皮内。

(7)待针头斜面完全进入皮内后,放平注射器,固定针栓并注入 0.1 mL 药液,使局部形成一个圆形隆起的皮丘(皮丘直径 5 mm,皮肤变白,毛孔变大)。

(8)迅速拔出针头,勿按揉和压迫注射部位。

(9)20 分钟后观察患者局部反应,作出判断。

(10)协助患者取舒适体位,整理床单位。

(11)快速手消毒剂消毒双手,签名。

(12)推车回治疗室,按医疗废物处理原则处理用物。

五、20 分钟后判断结果

(1)核对患者床号、姓名、住院号和腕带(请患者自己说出床号和姓名)。

(2)须经两人判断皮试结果,并将结果告知患者和家属。

(3)洗手,皮试结果记录在病历、护理记录单和病员一览表等处。阳性用红笔标记"＋",阴性用蓝色或黑笔标记"－"。

(4)如对结果有怀疑,应在另一侧前臂皮内注入 0.1 mL 生理盐水做对照试验。

六、皮内试验结果判断

(一)阴性

皮丘无改变,周围无红肿,并无自觉症状。

(二)阳性

局部皮丘隆起,局部出现红晕、硬块,直径＞1 cm 或周围有伪足;或局部出现红晕,伴有小水疱者;或局部发痒者为阳性。严重时可出现过敏性休克。观察反应的同时,应询问有无头晕、心慌、恶心、胸闷、气短、发麻等不适症状,如出现上述症状时不可使用青霉素。

七、注意事项

(1)皮试药液要现用现配,剂量准确。

(2)备好相应抢救设备与药物,及时处理变态反应。

(3)行皮试前,尤其行青霉素过敏试验前必须询问患者家族史、用药史和药物过敏史,如有药物过敏史者不可做试验。

(4)药物过敏试验时,患者体位要舒适,不可采取直立位。

(5)选择注射部位时应注意避开瘢痕和皮肤红晕处。

(6)皮肤试验时禁用碘剂消毒,对乙醇过敏者可用生理盐水消毒,避免反复用力涂擦局部皮肤。

（7）拔出针头后，注射部位不可用棉球按压揉擦，以免影响结果观察。

（8）进针角度以针尖斜面全部刺入皮内为宜，进针角度过大易将药液注入皮下，影响结果的观察和判断。

（9）如需作对照试验，应用另一注射器和针头，抽吸无菌生理盐水，在另一前臂相同部位皮内注射 0.1 mL，观察 20 分钟进行对照。告知患者皮试后 20 分钟内不要离开病房。

（10）正确判断试验结果，对皮试结果阳性者，应在病历、床头或腕带、门诊病历和病员一览表上醒目标记，并将结果告知医师、患者和家属。

（11）特殊药物皮试，按要求观察结果。

（高　云）

第三节　皮　下　注　射

一、目的

（1）注入小剂量药物，用于不宜口服给药而需在一定时间内发生药效时。

（2）预防接种。

（3）局部供药，如局部麻醉用药。

二、评估

（一）评估患者
（1）双人核对医嘱。

（2）核对患者床号、姓名、住院号和腕带（请患者自己说出床号和姓名）。

（3）评估患者病情、意识状态、配合能力、用药史、药物过敏史、不良反应史等。

（4）向患者解释操作目的和过程，取得患者配合。

（5）查看注射部位皮肤情况（皮肤颜色，有无皮疹、感染）。

（6）协助患者取舒适坐位或卧位。

（二）评估环境
安静整洁，宽敞明亮，必要时遮挡。

三、操作前准备

（一）人员准备
仪表整洁，符合要求。洗手，戴口罩。

（二）按医嘱配制药液
（1）操作台上放置注射盘、纸巾、无菌治疗巾、无菌镊子、2 mL 注射器、医嘱用药液、安尔碘、75％乙醇、无菌棉签。

（2）双人核对药液标签、药名、浓度、剂量、有效期、给药途径。

（3）检查瓶口有无松动、瓶身有无破裂，药液有无混浊、沉淀、絮状物和变质。

（4）检查注射器、安尔碘、75％乙醇、无菌棉签等，包装无破裂，在有效期内。

（5）按正规操作抽吸药液，并贴好标识，置于无菌盘内。

（6）再次核对药液，记录时间并签名。

（三）物品准备

治疗车上层放置无菌盘（内置抽吸好的药液）、治疗盘（安尔碘、75％乙醇）、注射单、快速手消毒剂，以上物品符合要求，均在有效期内。治疗车下层放置生活垃圾桶、医疗废物桶、锐器盒。

四、操作程序

（1）携治疗车至患者床旁，核对床号、姓名、住院号和腕带（请患者自己说出床号和姓名）。

（2）根据注射目的选择注射部位（上臂三角肌下缘、两侧腹壁、后背、股前侧和外侧等）。

（3）常规消毒皮肤，待干。

（4）二次核对患者床号、姓名和药名。

（5）排尽空气；取干棉签夹于左手示指与中指之间。

（6）一手绷紧皮肤，另一手持注射器，示指固定针栓，针头斜面向上，与皮肤呈30°～40°（过瘦患者可捏起注射部位皮肤，并减少穿刺角度）快速刺入皮下，深度为针梗的1/2～2/3；松开紧绷皮肤的手，抽动活塞，如无回血，缓慢推注药液。

（7）注射毕用无菌干棉签轻压针刺处，快速拔针后按压片刻。

（8）再次核对患者床号、姓名和药名，注射器按要求放置。

（9）协助患者取舒适体位，整理床单位，并告知患者注意事项。

（10）快速手消毒剂消毒双手，记录时间并签名。

（11）推车回治疗室，按医疗废物处理原则处理用物。

（12）洗手，根据病情书写护理记录单。

五、注意事项

（1）遵医嘱和药品说明书使用药品。

（2）长期注射者应注意更换注射部位。

（3）注射中、注射后观察患者不良反应和用药效果。

（4）注射<1 mL药液时须使用1 mL注射器，以保证注入药液剂量准确无误。

（5）持针时，右手示指固定针栓，但不可接触针梗，以免污染。

（6）针头刺入角度不宜超过45°，以免刺入肌层。

（7）尽量避免应用对皮肤有刺激作用的药物做皮下注射。

（8）若注射胰岛素时，需告知患者进食时间。

（高　云）

第四节 肌内注射

一、目的

注入药物,用于不宜或不能口服或静脉注射,且要求比皮下注射更快发生疗效时。

二、评估

(一)评估患者

(1)双人核对医嘱。

(2)核对患者床号、姓名、住院号和腕带(请患者自己说出床号和姓名)。

(3)评估患者病情、治疗情况、意识状态、用药史、药物过敏史、不良反应史、肢体活动能力和合作程度。

(4)向患者解释操作目的和过程,取得患者配合。

(5)查看注射部位皮肤情况(皮肤颜色,有无皮疹、感染和皮肤划痕阳性)。

(6)协助患者取舒适坐位或卧位。

(二)评估环境

安静整洁,宽敞明亮,必要时遮挡。

三、操作前准备

(一)人员准备

仪表整洁,符合要求。洗手,戴口罩。

(二)按医嘱配制药液

(1)操作台:注射盘、无菌盘、2 mL注射器、5 mL注射器、医嘱所用药液、安尔碘、无菌棉签。如注射用药为油剂或混悬液,需备较粗针头。

(2)双人核对药物标签、药名、浓度、剂量、有效期、给药途径。

(3)检查瓶口有无松动、瓶身有无破裂,药液有无混浊、变质。

(4)检查无菌注射器、安尔碘、无菌棉签等,包装无破裂,在有效期内。

(5)按正规操作抽吸药液,并贴好标识,置于无菌盘内。

(6)再次核对药液,记录时间并签名。

(三)物品准备

治疗车上层放置无菌盘(内置抽吸好药液)、安尔碘、注射单、无菌棉签、快速手消毒剂,以上物品符合要求,均在有效期内。治疗车下层放置生活垃圾桶、医疗废物桶、锐器盒。

四、操作程序

(1)携治疗车至患者床旁,核对床号、姓名、住院号和腕带(请患者自己说出床号和姓名)。

(2)协助患者取舒适体位,暴露注射部位,注意保暖,保护患者隐私,必要时可遮挡。

（3）选择注射部位（臀大肌、臀中肌、臀小肌、股外侧和上臂三角肌）。

（4）常规消毒皮肤，待干。

（5）再次核对患者床号、姓名和药名。

（6）拿取药液并排尽空气，取干棉签，夹于左手示指与中指之间，以一手拇指和示指绷紧局部皮肤，另一手持注射器，中指固定针栓，将针头迅速垂直刺入，深度约为针梗的2/3。

（7）松开紧绷皮肤的手，抽动活塞。如无回血，缓慢注入药液，同时观察反应。

（8）注射毕，用无菌干棉签轻按进针处，快速拔针，按压片刻。

（9）再次核对患者床号、姓名和药名。

（10）协助患者取舒适体位，整理床单位，注射后观察用药反应。

（11）快速手消毒剂消毒双手，记录时间并签名。

（12）推车回治疗室，按医疗废物处理原则处理用物。

（13）洗手，根据病情书写护理记录单。

五、常用肌内注射定位方法

（一）臀大肌肌内注射定位法

注射时应避免损伤坐骨神经。

1.十字法

从臀裂顶点向左或右侧画一水平线，然后从髂嵴最高点作一垂线，将一侧臀部划分为4个象限，其外上象限并避开内角为注射区。

2.连线法

从髂前上棘至尾骨作一连线，其外1/3处为注射部位。

（二）臀中肌、臀小肌肌内注射定位法

（1）以示指尖和中指尖分别置于髂前上棘和髂嵴下缘处，在髂嵴、示指、中指之间构成一个三角形区域，示指与中指构成的内角为注射部位。

（2）髂前上棘外侧三横指处（以患者手指的宽度为标准）。

（三）股外侧肌内注射定位法

在股中段外侧，一般成人可取髋关节下10 cm至膝关节的范围。此处大血管、神经干很少通过，且注射范围广，可供多次注射，尤适用于2岁以下的幼儿。

（四）上臂三角肌内注射定位法

取上臂外侧，肩峰下2～3横指处。此处肌肉较薄，只可做小剂量注射。

（五）体位准备

1.卧位

臀部肌内注射时，为使局部肌肉放松，减轻疼痛与不适，可采用以下姿势。

（1）侧卧位：上腿伸直，放松，下腿稍弯曲。

（2）俯卧位：足尖相对，足跟分开，头偏向一侧。

（3）仰卧位：常用于危重和不能翻身的患者，采用臀中肌、臀小肌肌内注射法较为方便。

2.坐位

坐位为门诊患者接受注射时常用体位。可供上臂三角肌或臀部肌内注射时采用。

六、注意事项

(1)遵医嘱和药品说明书使用药品。

(2)药液要现用现配,在有效期内,剂量要准确。选择两种药物同时注射时,应注意配伍禁忌。

(3)注射时应做到"两快一慢"(进针、拔针快,推注药液慢)。

(4)选择合适的注射部位,避免刺伤神经和血管,无回血时方可注射。

(5)注射时切勿将针梗全部刺入,以防针梗从根部衔接处折断。若针头折断,应先稳定患者情绪,并嘱患者保持原位不动,固定局部组织,以防断针移位,同时尽快用无菌血管钳夹住断端取出;如断端全部埋入肌肉,应速请外科医师处理。

(6)对需长期注射者,应交替更换注射部位,并选择细长针头,以避免或减少硬结的发生。如因长期多次注射出现局部硬结时,可采用热敷、理疗等方法予以处理。

(7)2岁以下婴幼儿不宜选用臀大肌肌内注射,因其臀大肌尚未发育好,注射时有损伤坐骨神经的危险,最好选择臀中肌和臀小肌肌内注射。

(高 云)

第五节 胃肠道减压

胃肠道减压是利用负压吸引的原理,将胃管自口腔或鼻腔插入,通过胃管将积聚于胃肠道内的气体及液体吸出,对胃肠梗阻患者可减低胃肠道内的压力和膨胀程度,对胃肠道穿孔患者可防止胃肠内容物经破口继续漏入腹腔,并有利于胃肠吻合术后吻合口的愈合。因此适用范围很广,常用于急性胃扩张、肠梗阻、胃肠穿孔修补或部分切除术,以及胆道或胰腺手术后。

一、适应证

(1)适用于单纯性及麻痹性肠梗阻,解除肠内压力。

(2)腹部较大手术前做胃肠减压,减少并发症。

(3)胃、食管、肠道手术后的患者。

(4)胃部疾病需要排出胃内容物。

(5)胃、十二指肠穿孔。

二、禁忌证

(1)活动性上消化道出血。

(2)食管阻塞或静脉曲张。

(3)极度衰弱。

(4)食管或胃腐蚀性损伤。

三、操作前准备

（1）明确操作目的。

（2）物品准备：治疗卡、治疗盘、治疗碗内盛生理盐水或凉开水、治疗巾、一次性 12/14 号胃管、20 mL 注射器、液状石蜡、纱布、棉签、胶布、镊子、止血钳、弯盘、压舌板、听诊器、胃肠减压器。

（3）患者准备：操作前告知患者胃肠减压的目的，使其正确认识胃肠减压技术的重要性及必要性，消除恐惧心理，主动配合操作。

四、操作过程

（1）体位能配合者取半坐位或坐位，无法坐起者取右侧卧位，昏迷患者取去枕平卧位，头向后仰，将治疗巾围于患者颌下，放置弯盘接唾液或者患者的呕吐物。

（2）测量胃管插入长度并标记，液状石蜡润滑胃管前端，持镊子夹住胃管前端从一侧鼻孔轻轻插入。

（3）插入胃管达咽喉部时（10～15 cm），清醒患者嘱其做吞咽动作，对于昏迷患者，护士左手将其头托起，使下颌靠近胸骨柄，缓缓将胃管插至预定长度。

（4）确认胃管是否在胃内：在胃管末端连接注射器抽吸，抽出胃液，说明胃管留置成功。

（5）胃管连接胃肠减压吸引器的吸引管，持续吸引。

五、操作后护理

（1）胃肠减压期间应禁食、禁饮，一般应停服药物。如需胃内注药，则注药后应夹管并暂停减压 0.5～1.0 小时。适当补液，加强营养，维持水、电解质的平衡。

（2）妥善固定胃管，固定要牢固，防止移位或脱出，尤其是外科手术后胃肠减压，胃管一般置于胃肠吻合的远端，一旦胃管脱出，应及时报告医师，切勿再次下管。因下管时可能损伤吻合口而引起吻合口瘘。

（3）保持胃管通畅，维持有效负压，每隔 2～4 小时用生理盐水 10～20 mL 冲洗胃管 1 次，以保持管腔通畅。

（4）观察引流液颜色、性质和量，并记录 24 小时引流液总量。观察胃液颜色，有助于判断胃内有无出血情况，一般胃肠手术后 24 小时内，胃液多呈暗红色，2 天后逐渐减少。若有鲜红色液体吸出，说明术后有出血，应停止胃肠减压，并通知医师。引流装置每天应更换 1 次。

（5）加强口腔护理，预防口腔和呼吸道感染，必要时给予雾化吸入，以保持口腔和呼吸道的湿润及通畅。

（6）观察胃肠减压后的肠功能恢复情况，并鼓励患者于术后 12 小时在床上翻身，有利于胃肠功能恢复。

（7）拔管通常在术后 48～72 小时，肠鸣音恢复，肛门排气后可拔除胃管。拔胃管时，先将吸引装置与胃管分离，捏紧胃管末端，嘱患者吸气并屏气，迅速拔出，以减少刺激，防止患者误吸。擦净鼻孔及面部胶布痕迹，妥善处理胃肠减压装置。

（8）长期胃肠减压者，普通胃管每周更换 1 次，硅胶胃管每月更换 1 次，从另一侧鼻孔插入。

（陈梦媛）

第六节 灌 肠 法

灌肠法是将一定量的液体由肛门经直肠灌入结肠,以帮助患者清洁肠道、排便、排气或由肠道供给药物或营养,达到确定诊断和治疗目的的方法。根据灌肠的目的,分为保留灌肠和不保留灌肠;根据灌入的液体量,将不保留灌肠分为大量不保留灌肠和小量不保留灌肠。如为了达到清洁肠道的目的而反复使用大量不保留灌肠,则为清洁灌肠。

一、适应证

(1)各种原因引起的便秘及肠胀气。
(2)结肠、直肠大手术前的准备。
(3)高热降温。
(4)分娩前准备。

二、禁忌证

(1)急腹症和胃肠道出血。
(2)肠道手术。
(3)肠伤寒。
(4)严重心脑血管疾病。

三、操作方法

(一)操作前准备
(1)操作者衣帽整洁,修剪指甲,洗手,戴口罩。酌情关闭门窗,屏风遮挡患者,保持合适的室温,光线充足或有足够的照明。
(2)评估患者的年龄、病情、临床诊断、意识状态、心理状况、排便情况、理解配合能力。向患者及家属解释灌肠的目的、操作方法、注意事项及配合要点。
(3)用物准备:一次性灌肠器包(内有灌肠筒、引流管、肛管一套,垫巾,孔巾,肥皂液 1 包,纸巾数张,手套)、弯盘、水温计、输液架、医嘱单、手消毒液、便器及便巾、生活垃圾桶(袋)、医疗垃圾桶(袋)。

(二)操作步骤
以大量不保留灌肠为例。
(1)携用物至患者床旁,核对患者身份;协助患者取左侧卧位,双膝屈曲,脱裤至膝部,臀部移至床沿(不能自控排便的患者可取仰卧位,臀下垫便盆),盖好被子,暴露臀部;操作者消毒双手。
(2)检查灌肠器包并打开,取出垫巾铺在患者臀下,孔巾铺在患者臀部,暴露肛门,置弯盘于患者臀部旁边,备好纸巾。
(3)取出灌肠筒,关闭开关;将灌肠液倒入灌肠筒中,挂灌肠筒于输液架上,筒内液面高于肛门 40~60 cm;戴手套,润滑肛管前端,排尽管内气体。

(4)左手垫纸巾分开臀部,暴露肛门,嘱患者深呼吸,右手将肛管轻轻插入直肠 7～10 cm(小儿插入深度 4～7 cm),固定肛管。

(5)打开开关,使液体缓缓流入;灌入过程中密切观察筒内液面下降速度和患者的情况;待灌肠液即将流尽时夹管,用纸巾包裹肛管轻轻拔出;擦净肛门,脱下手套,消毒双手。

(6)协助患者取舒适卧位,嘱其尽量保留 5～10 分钟后再排便;对不能下床的患者给予便盆,协助能下床的患者上厕所排便。

(7)清理用物;根据需要留取标本送检;协助患者取舒适体位,整理床单位;消毒双手,记录灌肠的结果。

四、注意事项

(一)特殊情况

肝性脑病患者禁用肥皂水灌肠;充血性心力衰竭和水钠潴留患者禁用生理盐水灌肠。

(二)准确选用灌肠溶液

(1)大量不保留灌肠常用灌肠溶液为 0.1%～0.2% 的肥皂液,生理盐水。成人每次用量为 500～1 000 mL,小儿 200～500 mL。溶液温度一般为 39～41 ℃,降温时为 28～32 ℃,中暑患者灌肠溶液温度为 4 ℃。

(2)小量不保留灌肠常用"1、2、3"溶液(50% 硫酸镁 30 mL、甘油 60 mL、温开水 90 mL)、甘油 50 mL 加等量温开水或各种植物油,溶液温度通常为 38 ℃;液面距肛门通常不超过 30 cm;灌注溶液后,嘱患者保留 10～20 分钟。

(3)保留灌肠常用 10% 水合氯醛及各种抗生素溶液,溶液量一般不超过 200 mL,温度通常为 38 ℃;慢性细菌性痢疾病者取左侧卧位,阿米巴痢疾取右侧卧位;灌注溶液前在臀下垫治疗巾,使臀部抬高 10 cm;排气后将肛管插入肛门 15～20 cm;嘱患者尽量保留药液 1 小时以上。降温灌肠时溶液要保留 30 分钟,排便后 30 分钟测量体温并记录。

(4)灌肠时,灌肠溶液流速和压力适宜。患者如有腹胀或便意时,应嘱患者做深呼吸,以减轻不适。伤寒患者灌肠时溶液不得超过 500 mL,压力要低,液面不得超过肛门 30 cm。

(5)灌肠过程中,随时观察患者病情变化,如发现脉速、面色苍白、出冷汗、剧烈腹痛、心慌气急时,应立即停止灌肠并及时采取急救措施。

(钱江敏)

第二章

神经内科护理

第一节 三叉神经痛

一、概念和特点

三叉神经痛是一种原因未明的三叉神经分布区内闪电样反复发作的剧痛,不伴三叉神经功能破坏的症状又称为原发性三叉神经痛。

二、病理生理

三叉神经感觉根切断术活检可见神经节细胞消失、炎症细胞浸润,神经鞘膜不规则增厚、髓鞘瓦解,轴索节段性蜕变、裸露、扭曲、变形等。

三、病因与诱因

原发性三叉神经痛病因尚未完全明了,周罝学说认为病变位于半月神经节到脑桥间部分,是由于多种原因引起的压迫所致;中枢学说认为三叉神经痛为一种感觉性癫痫样发作,异常放电部位可能在三叉神经脊束核或脑干。

发病机制迄今仍在探讨之中。较多学者认为是各种原因引起三叉神经局部脱髓鞘产生异位冲动,相邻轴索纤维伪突触形成或产生短路,轻微痛觉刺激通过短路传入中枢,中枢传出冲动亦通过短路传入,如此叠加造成三叉神经痛发作。

四、临床表现

(1)70%～80%的病例发生在40岁以上,女性稍多于男性,多为一侧发病。

(2)以面部三叉神经分布区内突发的剧痛为特点,似触电、刀割、火烫样疼痛,以面颊部、上下颌或舌疼痛最明显;口角、鼻翼、颊部和舌等处最敏感,轻触、轻叩即可诱发,故有"触发点"或"扳机点"之称。严重者洗牙、刷牙、谈话、咀嚼都可以诱发,以致不敢做这些动作。发作时患者常常双手紧握拳或握物,或用力按压痛部,或用手擦痛部,以减轻疼痛。因此,患者多出现面部皮肤粗糙、色素沉着、眉毛脱落等现象。

（3）每次发作从数秒至 2 分钟不等。其发作来去突然,间歇期完全正常。

（4）疼痛可固定累及三叉神经的某一分支,尤以第二、第三支多见,也可以同时累及两支,同时三支受累者少见。

（5）病程可呈周期性,开始发作次数较少,间歇期长,随着病程进展发作逐渐频繁,间歇期缩短,甚至整天疼痛不止。本病可以缓解,但极少自愈。

（6）原发性三叉神经痛者神经系统检查无阳性体征。继发性三叉神经疼痛,多伴有其他脑神经及脑干受损的症状及体征。

五、辅助检查

（一）螺旋 CT 检查

螺旋 CT 检查能更好地显示颅底三孔区正常和病理的颅脑组织结构和骨质结构。对于发现和鉴别继发性三叉神经痛的原因及病变范围尤为有效。

（二）MRI 综合成像

快速梯度回波（FFE）加时间飞跃法即 TOF 法技术。它可以同时检测三叉神经和其周围血管的影像,已作为 MRI 对于三叉神经痛诊断和鉴别诊断的首选检查。

六、治疗

（一）药物治疗

首选卡马西平,开始为 0.1 g,2 次/天,以后每天增加 0.1 g,最大剂量不超过 1.0 g/d。直到疼痛消失,然后再逐渐减量,最小有效维持剂量常为 0.6~0.8 g/d。如卡马西平无效可考虑苯妥英钠 0.1 g 口服 3 次/天。如两药无效时可试用氯硝西泮 6~8 mg/d 口服。40%~50%病例可有效控制发作,25%疼痛明显缓解。可同时用大剂量维生素 B_{12},1 000~2 000 μg,肌内注射,2~3 次/周,4~8 周为 1 个疗程,部分患者可缓解疼痛。

（二）经皮半月神经节射频电凝治疗法

采用射频电凝治疗对大多数患者有效,可缓解疼痛数月至数年。但可致面部感觉异常、角膜炎、复视、咀嚼无力等并发症。

（三）封闭治疗

药物治疗无效者可行三叉神经纯乙醇或甘油封闭治疗。

（四）手术治疗

以上治疗长达数年无效且又能耐受开颅手术者可考虑三叉神经终末支或半月神经节内感觉支切断术,或行微血管减压术。手术治疗虽然止痛疗效良好,但也有可能失败,或产生严重的并发症,术后复发,甚至有生命危险等。因此,只有经过上述几种治疗后仍无效且剧痛难忍者才考虑手术治疗。

七、护理评估

（一）一般评估

1.生命体征

一般无特殊。

2.患者的主诉

有无三叉神经痛的临床表现。

3.相关记录

患者神志、年龄、性别、体重、体位、饮食、睡眠、皮肤等记录结果。尤其疼痛的评估,包括对疼痛程度、疼痛控制及疼痛不良作用的评估。主要包括以下 3 个方面。

(1)疼痛强度的单维测量。

(2)疼痛分成感觉强度和不愉快两个维度来测量。

(3)对疼痛经历的感觉、情感及认知评估方面的多维评估。

(二)身体评估

1.头颈部

(1)角膜反射:患者向一侧注视,用捻成细束的棉絮由外向内轻触角膜,反射动作为双侧直接和间接的闭眼活动。角膜反射可以受多种病变的影响。如一侧三叉神经受损造成角膜麻木时,刺激患侧角膜则双侧均无反应,而在做健侧角膜反射时,仍可引起双侧反应。

(2)腭反射:用探针或棉签轻刺软腭弓、咽腭弓边缘,正常时可引起腭帆上提,伴恶心或呕吐反应。当一侧反射消失,表明检查侧三叉神经、舌咽神经和迷走神经损害。

(3)眉间反射:用叩诊锤轻轻叩击两眉之间的部位,可出现两眼轮匝肌收缩和两眼睑闭合。一侧三叉神经及面神经损害,均可使该侧眉间反射减弱或消失。

(4)运动功能的评估:检查时,首先应注意观察患者两侧颞部及颌部是否对称,有无肌萎缩,然后让患者用力反复咬住磨牙,检查时双手掌接触两侧咬肌和颞肌,如肌肉无收缩,或一侧有明显肌收缩减弱,即有判断价值。另外可嘱患者张大口,观察下颌骨是否有偏斜,如有偏斜证明三叉神经运动支受损。

(5)感觉功能的评估:检查时,可用探针轻划(测触感)与轻刺(测痛感)患侧的三叉神经各分布区的皮肤与黏膜,并与健侧相比较。如果痛觉丧失时,需再做温度觉检查,以试管盛冷、热水测试。可用两支玻璃管分别盛 0~10 ℃的冷水和 40~50 ℃温水,交替地接触患者的皮肤,请其报出"冷"和"热"。

2.胸部

无特殊。

3.腹部

无特殊。

4.四肢

无特殊。

(三)心理-社会评估

1.疾病知识

患者对疾病的性质、过程、防治及预后知识的了解程度。

2.心理状况

了解疾病对其日常生活、学习和工作的影响,患者能否面对现实、适应角色转变,有无人格改变、反应迟钝、记忆力及计算力下降或丧失等精神症状。

3.社会支持系统

了解家庭的组成、经济状况、文化教育背景;家属对患者的关心、支持及对患者所患疾病的认识程度;了解患者的工作单位或医疗保险机构所能承担的帮助和支持情况;患者出院后的继续就医条件,居住地的社区保健资源或继续康复治疗的可能性。

(四)辅助检查结果的评估

1.常规检查

一般无特殊,注意监测肝、肾功能有无异常。

2.头颅 CT 扫描

颅底三孔区的颅脑组织结构和骨质结构有无异常。

3.MRI 综合成像

三叉神经和其周围血管的影像有无异常。

(五)常用药物治疗效果的评估

1.卡马西平

(1)用药剂量、时间、方法的评估与记录。

(2)不良反应的评估:头晕、嗜睡、口干、恶心、消化不良等,多可消失。出现皮疹、共济失调、昏迷、肝功能受损、心绞痛、精神症状时需立即停药。

(3)血液系统毒性反应的评估:是本药最严重的不良反应,但较少见,可产生持续性白细胞计数减少、单纯血小板计数减少及再生障碍性贫血。

2.苯妥英钠

(1)服用药物的具体情况:是否餐后服用,主要剂型、剂量与持续用药时间。

(2)不良反应的评估:本品不良反应小,长期服药后常见眩晕、嗜睡、头晕、恶心、呕吐、厌食、失眠、便秘、皮疹等反应,亦可有变态反应。有时有牙龈增生(儿童多见,使用钙盐可减轻),偶有共济失调、白细胞数减少、巨细胞贫血、神经性震颤;严重时有视力障碍及精神错乱、紫癜等。长期服用可引起骨质疏松,孕妇服用有可能致胎儿畸形。

3.氯硝西泮

(1)服用药物的具体情况:是否按时服用,主要剂型、剂量与持续用药时间。

(2)不良反应的评估:最常见的不良反应为嗜睡和步态不稳及行为紊乱,老年患者偶见短暂性精神错乱,停药后消失。偶有一过性头晕、全身瘙痒、复视等不良反应。对孕妇及闭角性青光眼患者禁用。对肝、肾功能有一定的损害,故对肝、肾功能不全者应慎用或禁用。

八、主要的护理诊断/问题

(1)疼痛:面颊、上下颌及舌疼痛,与三叉神经受损(发作性放电)有关。

(2)焦虑:与疼痛反复、频繁发作有关。

九、护理措施

(一)避免发作诱因

由于本病为突然、反复发作的阵发性剧痛,患者非常痛苦,加之咀嚼、哈欠和讲话均可能诱发,患者常不敢洗脸、刷牙、进食和大声说话等,故表现为面色憔悴、精神抑郁和情绪低落,应指导患者保持心情愉快、生活有规律、合理休息、适度娱乐;选择清淡、无刺激的饮食,严重者可进食流质;帮助患者尽可能减少刺激因素,如保持周围环境安静、室内光线柔和,避免因周围环境刺激而产生焦虑情绪,以致诱发或加重疼痛。

（二）疼痛护理

观察患者疼痛的部位、性质，了解疼痛的原因与诱因；与患者讨论减轻疼痛的方法与技巧，鼓励患者运用指导式想象、听轻音乐、阅读报纸杂志等分散注意力，以达到精神放松、减轻疼痛的目的。

（三）用药护理

指导患者遵医嘱正确服用止痛药，并告知药物可能出现的不良反应，如服用卡马西平应先行血常规检查以了解患者的基本情况，用药 2 个月内应每 2 周检查血常规 1 次。如无异常情况，以后每 3 个月检查血常规 1 次。

（四）就诊指标

出现头晕、嗜睡、口干、恶心、步态不稳、肝功能损害、皮疹和白细胞计数减少及时就医；患者不要随意更换药物或自行停药。

十、护理效果评价

（1）患者疼痛程度得到有效控制，达到预定疼痛控制目标。

（2）患者能正确认识疼痛并主动参与疼痛治疗护理。

（3）患者不舒适被及时发现，并予以相应处理。

（4）患者掌握相关疾病知识，遵医行为好。

（5）患者对治疗效果满意。

（侯世梅）

第二节　面　神　经　炎

一、概念和特点

面神经炎是由茎乳孔内面神经非特异性炎症所致的周围性面瘫，又称为特发性面神经麻痹，或称贝尔麻痹，是一种最常见的面神经瘫痪疾病。

二、病理生理

其早期病理改变主要为神经水肿和脱髓鞘病变，严重者可出现轴突变性，以茎乳孔和面神经管内部分尤为显著。

三、病因与诱因

面神经炎的病因尚未完全阐明。受凉、感染、中耳炎、茎乳孔周围水肿及面神经在面神经管出口处受压、缺血、水肿等均可引起发病。

四、临床表现

（1）本病任何年龄、任何季节均可发病，男性比女性略多。一般为急性发病，常于数小时或

1～3 天症状达到高峰。

（2）主要表现为一侧面部表情肌瘫痪,额纹消失,不能皱额蹙眉;眼裂闭合不能或闭合不完全;病侧鼻唇沟变浅,口角歪向健侧(露齿时更明显);吹口哨及鼓腮不能等。

（3）病初可有侧耳后麻痹或下颌角后疼痛。少数人可有茎乳孔附近及乳突压痛。面神经病变在中耳鼓室段者可出现说话时回响过度和病侧舌前 2/3 味觉缺失。影响膝状神经节者,除上述表现外,还出现病侧乳突部疼痛,耳郭与外耳道感觉减退,外耳道或鼓膜出现疱疹,称为 Hunt综合征。

五、辅助检查

面神经传导检查对早期(起病5～7 天)完全瘫痪者的预后判断是一项有用的检查方法,肌电图(EMG)检查表现为病侧诱发的肌电动作电位 M 波波幅明显下降,如为正常的30%或以上者,则可望在2 个月内完全恢复;如为10％～29％者则需要2～8 个月才能恢复,且有一定程度的并发症;如仅为10％以下者则需要6～12 个月才有可能恢复,并常伴有并发症(面肌痉挛等);如病后10 天内出现失神经电位,恢复时间将延长。

六、治疗

改善局部血液循环,减轻面部神经水肿,促使功能恢复。

（1）急性期应尽早使用糖皮质激素,可用泼尼松 30 mg 口服,1 次/天,或地塞米松静脉滴注10 mg/d,疗程 1 周左右,并用大剂量维生素 B_1、维生素 B_{12} 肌内注射,还可以采用红外线照射或超短波透热疗法。若为带状疱疹引起者,可口服阿昔洛韦 7～10 天。眼裂不能闭合者,可根据情况使用眼膏、眼罩,或缝合眼睑以保护角膜。

（2）恢复期可进行面肌的被动或主动运动训练,也可采用碘离子透入理疗、针灸、高压氧等治疗。

（3）2～3 个月后,对自愈较差的高危患者可行面神经减压手术,以争取恢复的机会。发病后1 年以上仍未恢复者,可考虑整容手术或面-舌下神经或面-副神经吻合术。

七、护理评估

(一)一般评估

1.生命体征

一般无特殊。患者体温升高常见于感染。

2.患者的主诉

（1）诱因:发病前有无受凉、感染、中耳炎。

（2）发作症状:发作时有无侧耳后麻痹或下颌角后疼痛,一侧面部表情肌瘫痪,额纹消失,不能皱额蹙眉;眼裂闭合不能或闭合不完全;病侧鼻唇沟变浅,口角歪向健侧(露齿时更明显);不能吹口哨及鼓腮。

（3）发病形式:是否急性发病,持续时间,症状的部位、范围、性质、严重程度等。

（4）既往检查、治疗经过及效果,是否有遵医嘱治疗。目前情况,包括使用药物的名称、剂量、用法和有无不良反应。

3.其他

体重与身高(BMI)、体位、皮肤黏膜、饮食状况及排便情况的评估和/或记录结果。口腔卫生评估:评估患者的口腔卫生清洁程度,患侧脸颊是否留有食物残渣。疼痛的评估:使用口诉言词评分法、数字等级评定量表、面部表情测量图对疼痛程度、疼痛控制及疼痛不良作用的评估。

(二)身体评估

1.头颈部

(1)外观评估:患侧额皱纹是否浅,眼裂是否增宽。鼻唇沟是否浅,口角是否低,口是否向健侧歪斜。

(2)运动评估:让患者做皱额、闭眼、吹哨、露齿、鼓气动作,比较两侧是否相等。

(3)味觉评估:让患者伸舌,检查者以棉签或毛笔蘸少许试液(醋、盐、糖等),轻擦于舌的前部,如有味觉可以手指预定符号表示,不能伸舌和讲话。先试可疑一侧再试健侧。每种味觉试验完毕时,需用温水漱口,一般舌尖对甜、咸味最敏感,舌后部对酸味最敏感。

2.胸部

无特殊。

3.腹部

无特殊。

4.四肢

无特殊。

(三)心理-社会评估

(1)了解患者对疾病知识(特别是预后)的了解。

(2)观察患者有无心理异常的表现,患者面部肌肉出现瘫痪,自身形象改变,容易导致其焦虑和急躁的情绪。

(3)了解其患者家庭经济状况,家属及社会支持程度。

(四)辅助检查结果的评估

1.常规检查

一般无特殊,注意监测体温、血常规有无异常。

2.面神经传导检查

有无异常。

(五)常用药物治疗效果的评估

以糖皮质激素为主要用药。

(1)服用药物的具体情况:是否餐后服用,主要剂型、剂量与持续用药时间。

(2)胃肠道反应评估:这是口服糖皮质激素最常见的不良反应,主要表现为上腹痛、恶心及呕吐等。

(3)出血评估:糖皮质激素可诱发或加剧胃和十二指肠溃疡的发生,严重时引起出血甚至穿孔。患者服药期间,应定期检测血常规和异常出血的情况。

(4)体温变化及其相关感染灶的表现:糖皮质激素对机体免疫反应有多个环节的抑制作用,削弱机体的抵抗力。容易诱发各种感染的发生,尤其是上呼吸道、尿道、皮肤(含肛周)的感染。

(5)神经、精神症状的评估:小剂量糖皮质激素可引起精神欣快感,而大剂量则出现兴奋、多语、烦躁不安、失眠、注意力不集中和易激动等精神症状,少数尚可出现幻觉、谵妄、昏睡等症状,也有企图自杀者,这种精神失常可迅速恶化。

八、主要护理诊断/问题

(1)身体意象紊乱:与面神经麻痹所致口角歪斜等有关。

(2)疼痛:下颌角或乳突部疼痛,与面神经病变累及膝状神经节有关。

九、护理措施

(一)心理护理

患者突然出现面部肌肉瘫痪,自身形象改变,害怕遇见熟人,不敢出现在公共场所。容易导致焦虑、急躁情绪。应观察有无心理异常的表现,鼓励患者表达对面部形象改变后的心理感受和对疾病预后担心的真实想法;告诉患者本病大多预后良好,并介绍治愈病例,指导克服焦躁情绪和害羞心理,正确对待疾病,积极配合治疗;同时护士在与患者谈话时应语言柔和、态度和蔼亲切,避免任何伤害患者自尊的言行。

(二)休息与修饰指导

急性期注意休息,防风、防寒,尤其患侧耳后茎乳孔周围应予保护,预防诱发。外出时可戴口罩,系围巾,或使用其他改善自身形象的恰当修饰。

(三)饮食护理

选择清淡饮食,避免粗糙、干硬、辛辣食物,有味觉障碍的患者应注意食物的冷热度,以防烫伤口腔黏膜;指导患者饭后及时漱口,清除口腔患侧滞留食物,保持口腔清洁,预防口腔感染。

(四)预防眼部并发症

眼睑不能闭合或闭合不全者予以眼罩、眼镜遮挡及点眼药等保护,防止角膜炎、溃疡。

(五)功能训练

指导患者尽早开始面肌的主动运动与被动运动。只要患侧面部能运动,就应进行面肌功能训练,可对着镜子做皱眉、举额、闭眼、露齿、鼓腮和吹口哨等运动,每天数次,每次5~15分钟,并辅以面肌按摩,以促进早日康复。

(六)就诊指标

受凉、感染、中耳炎后出现一侧面部表情肌瘫痪,额纹消失,不能皱额蹙眉;眼裂闭合不能或闭合不完全;病侧鼻唇沟变浅,口角歪向健侧(露齿时更明显);不能吹口哨及鼓腮及侧耳后麻痹或下颌角后疼痛,及时就医。

十、护理效果评价

(1)患者能够正确对待疾病,积极配合治疗。

(2)患者能够掌握相关疾病知识,做好外出的自我防护。

(3)患者口腔清洁舒适,无口腔异物、异味及口臭,无烫伤。

(4)患者无角膜炎、溃疡的发生。

(5)患者积极参与康复锻炼,坚持自我面肌功能训练。

(6)患者对治疗效果满意。

(侯世梅)

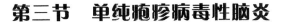

第三节 单纯疱疹病毒性脑炎

单纯疱疹病毒性脑炎(HSE)是单纯疱疹病毒引起的急性中枢神经系统感染,是病毒性脑炎中最常见的一种非流行性中枢神经系统感染性疾病。该病可见于任何年龄,且发病无季节性。急性起病,病程长短不一,多数在2～3周内稳定,以后逐渐好转,重症者病情凶险,数天内死亡。前驱症状极为常见,有卡他、咳嗽等上呼吸道感染症状及头痛、发热(38～40 ℃)。首发症状多表现为精神和行为异常,如人格改变、记忆力下降、定向力障碍、幻觉或妄想等。有不同程度神经功能受损,如偏瘫、偏盲等。有不同程度的意识障碍,嗜睡、昏睡、昏迷等,且意识障碍呈进行性加重。常见不同形式的癫痫发作,严重者呈癫痫持续状态,全身强直阵挛性发作。肌张力增高、腱反射亢进,可有轻度脑膜刺激征,重症者还可表现为去脑强直发作或去皮层状态。颅内压增高,甚至脑疝形成。

一、护理措施

(一)一般护理

1.密切观察患者病情

密切观察患者病情变化,包括意识、瞳孔、血压、呼吸、体温等生命体征。

2.饮食护理

保持充足水分,每天1 000～2 000 mL,给予清淡、易消化、富含维生素的饮食,意识障碍不能由口进食者及时给予鼻饲,并做好口腔护理。

3.避免噪声、强光的刺激

保持病室安静,避免对患者进行强烈声、光刺激。

4.清洁皮肤

保持皮肤清洁、干燥,每天温水擦浴2次。及时更换潮湿的被服和衣裤,每2～3小时翻身1次并更换卧位,防止压疮的发生。

(二)特殊情况护理

1.抽搐发作患者

抽搐发作时,口内置舌垫,及时清理口鼻分泌物,不能强压肢体,以免骨折,加床档,可轻按肢体保护,按医嘱给予抗惊厥药物,并观察效果与药物反应。

2.高热患者

遵医嘱给药,同时给予各种方法降温,如冰袋、冰帽、温水擦浴、乙醇擦浴等。

3.意识障碍患者

应保持呼吸道通畅,头偏向一侧,定时翻身叩背,随时清除呼吸道分泌物。

4.预防泌尿系统感染

对于尿潴留留置导尿管者,要做到无菌置管,使用抗反流引流袋,每周更换,嘱患者多饮水,必要时做膀胱冲洗。

5.密切观察患者情绪、行为的变化

减少环境刺激源,维持环境的安全性。当患者出现烦躁、暴力行为不可控时,遵医嘱给药及适当约束。

(三)谨遵医嘱

遵医嘱定时给予抗病毒药、解痉药、脱水降颅内压药,并观察患者的用药反应。

(四)健康指导

(1)指导患者养成良好的卫生习惯。

(2)加强体质锻炼,增强抵抗疾病的能力。

(3)注意休息,避免感冒,定期复查。

二、主要护理问题

(一)体温过高

与感染的病原有关。

(二)急性意识障碍

与高热、颅内压升高引起的脑膜刺激征及脑疝形成有关。

(三)有误吸的危险

与脑部病变引起的脑膜刺激征及吞咽困难有关。

(四)有受伤的危险

与脑部皮质损伤引起的癫痫发作有关。

(五)营养失调:低于机体需要量

与高热、吞咽困难、脑膜刺激征所致的入量不足有关。

(六)生活自理能力缺陷

与昏迷有关。

(七)有皮肤完整性受损的危险

与昏迷抽搐有关。

(八)语言沟通障碍

与脑部病变引起的失语、精神障碍有关。

(九)思维过程改变

与脑部损伤所致的智能改变、精神障碍有关。

(侯世梅)

第四节　癫　痫

一、概念和特点

癫痫是由不同病因导致脑部神经元高度同步化异常放电所引起的,以短暂性中枢神经系统功能失常为特征的慢性脑部疾病,是发作性意识丧失的常见原因。因异常放电神经元的位置和异常放电波及的范围不同,患者可表现为感觉、运动、意识、精神、行为、自主神经功能障碍。每次发作或每种发作的过程称为痫性发作。

癫痫是一种常见病,流行病学调查显示其发病率为 5‰～7‰,全国有 650 万～910 万患者。癫痫可见于各个年龄组,青少年和老年是癫痫发病的两个高峰年龄段。

二、病理生理

癫痫的病理改变呈现多样化,我们通常将癫痫病理改变分为两类,即引起癫痫发作的病理改变和癫痫发作引起的病理改变,这对于明确癫痫的致病机制及寻求外科手术治疗具有十分重要的意义。

海马硬化肉眼可见海马萎缩、坚硬,组织学表现为双侧海马硬化病变多呈现不对称性,往往发病一侧有明显的海马硬化表现,而另一侧海马仅有轻度的神经元脱失。镜下典型表现是神经元脱失和胶质细胞增生,且神经元的脱失在癫痫易损区更为明显。

三、发病机制

神经系统具有复杂的调节兴奋和抑制的机制,通过反馈活动,使任何一组神经元的放电频率不会过高,也不会无限制的影响其他部位,以维持神经细胞膜电位的稳定。无论是何种原因引起的癫痫,其电生理改变是一致的,即发作时大脑神经元出现异常的、过度的同步性放电。其原因为兴奋过程的过盛、抑制过程的衰减和/或神经膜本身的变化。脑内最重要的兴奋性递质为谷氨酸和天门冬氨酸,其作用是使钠离子和钙离子进入神经元,发作前,病灶中这两种递质显著增加。不同类型癫痫的发作机制可能与异常放电的传播有关:异常放电被局限于某一脑区,表现为局灶性发作;异常放电波及双侧脑部,则出现全面性癫痫;异常放电在边缘系统扩散,引起复杂部分性发作,异常放电传至丘脑神经元被抑制,则出现失神发作。

四、病因与诱因

癫痫病根据其发病原因的不同通常分原发性(也称特发性)癫痫、继发性(也称症状性)癫痫及隐源性癫痫。

原发性癫痫病指病因不清楚的癫痫,目前临床上倾向于由基因突变和某些先天因素所致,有明显遗传倾向。继发性癫痫病是由多种脑部器质性病变或代谢障碍所致,这种癫痫病比较常见。

(一)年龄
特发性癫痫与年龄密切相关。婴儿痉挛症在 1 岁内起病,6～7 岁为儿童失神发作的发病高峰期,肌阵挛发作在青春期前后起病。

(二)遗传因素
在特发性和症状性癫痫的近亲中,癫痫的患病率分别为 1％～6％和 1.5％,高于普通人群。

(三)睡眠
癫痫发作与睡眠-觉醒周期关系密切,全面强直-阵挛发作常发生于晨醒后,婴儿痉挛症多于醒后和睡前发作。

(四)环境因素
睡眠不足、疲劳、饥饿、便秘、饮酒、情绪激动等均可诱发癫痫发作,内分泌失调、电解质紊乱和代谢异常均可影响神经元放电阈值而导致癫痫发作。

五、临床表现

（一）共性

所有癫痫发作都有的共同特征，包括发作性、短暂性、重复性、刻板性。

（二）个性

不同类型癫痫所具有的特征，如全身强直-阵挛性发作的特征是意识丧失、全身强直性收缩后有阵挛的序列活动；失神发作的特征是突然发生、迅速终止的意识丧失；自动症的特征是伴有意识障碍的，看似有目的，实际无目的的行动，发作后遗忘是自动症的重要特征。

评估癫痫的临床表现时，需了解癫痫整个发作过程如发作方式、发病频率、发作持续时间，包括当时环境，发作时姿态，面色、声音、有无阵挛性抽搐和喷沫，有无自主神经症状、自动症或行为、精神失常及发作持续时间等。

癫痫每次发作及每种发作的短暂过程称为痫性发作。依据发作时的临床表现和脑电图特征可将痫性发作分为不同临床类型。

1.部分性发作

部分性发作包括单纯部分性发作、复杂部分性发作、部分性继发全身性发作 3 类。

（1）单纯部分性发作：除具有癫痫的共性外，发作时意识始终存在，发作后能复述发作的生动细节是单纯部分性发作的主要特征。①运动性发作：身体某一局部发生不自主抽动，多见于一侧眼睑、口角、手指或足趾也可波及一侧面部肢体。②感觉性发作：一侧肢体麻木感和针刺感，多发生于口角、手指、足趾等部位，特殊感觉性发作可表现为视觉性（闪光、黑朦）、听觉性、嗅觉性和味觉性发作。③自主神经性发作：全身潮红、多汗、呕吐、腹痛、面色苍白、瞳孔散大等。④精神性发作：各种类型的记忆障碍（似曾相识、强迫思维）、情感障碍（无名恐惧、忧郁、愤怒等）、错觉（视物变形、声音变强或变弱）、复杂幻觉等。

（2）复杂部分性发作：占成人癫痫发作的 50% 以上，有意识障碍，发作时对外界刺激无反应，以精神症状及自动症为特征，病灶多在颞叶，故又称颞叶癫痫。①自动症：指在癫痫发作过程中或发作后意识模糊状态下出现的具有一定协调性和适应性的无意识活动。自动症均在意识障碍的基础上发生，表现为反复咀嚼、舔唇、或反复搓手、不断穿衣、解衣扣，也可表现为游走、奔跑、乘车上船，还可以出现自言自语、唱歌、或机械重复原来的动作。②仅有意识障碍。③先有单纯部分性发作，继之出现意识障碍。④先有单纯部分性发作，后出现自动症。

（3）部分性继发全身性发作：先出现部分性发作，随之出现全身性发作。

2.全面性发作

最初的症状学和脑电图提示发作起源于双侧脑部者，这种类型的发作多在发作初期就有意识丧失。

（1）强直-阵挛发作：意识丧失和全身抽搐为特征，表现全身骨骼肌持续性收缩，四肢强烈伸直，眼球上翻，呼吸暂停，喉部痉挛，发出叫声，牙关紧闭，意识丧失。持续 10 秒后出现细微的震颤，继而出现连续、短促、猛烈的全身屈曲性痉挛，阵挛的频率达到高峰后逐渐减慢至停止，一般持续 30 秒左右。阵挛停止后有 5~8 秒的肌肉弛缓期，呼吸先恢复，心率、血压、瞳孔等恢复正常，可发现大小便失禁，5~10 分钟意识才完全恢复。

（2）强直性发作：表现为与强直-阵挛性发作中强直期的表现，常伴有明显的自主神经症状，如面色苍白等。

（3）阵挛性发作：类似全身强直-阵挛性发作中阵挛期的表现。

（4）失神发作：儿童期起病，青春期前停止发作。发作时患者意识短暂丧失，停止正在进行的活动，呼之不应，两眼凝视不动，可伴咀嚼、吞咽等简单的不自主动作，或伴失张力（如手中持物坠落等）。发作过程持续 5～10 秒，清醒后无明显不适，继续原来的活动，对发作无记忆。每天发作数次至数百次不等。

（5）肌阵挛发作：系头、颈、躯干和四肢突然短暂单次或反复肌肉抽动，累及一侧或两侧肢体的某一肌肉的一部分或整块肌肉，甚至肌群。发作常不伴有意识障碍，睡眠初醒或入睡过程易犯，还可呈成串发作。累及全身时常突然倒地或从椅子中弹出。

（6）失张力发作：部分或全身肌肉张力突然荜低导致垂颈、张口、肢体下垂和跌倒。持续数秒至 1 分钟。

六、辅助检查

脑电图、脑电地形图、动态脑电图监测：可见明确病理波、棘波、尖波、棘-慢波或尖-慢波。如为继发性癫痫应进一步行头颅 CT、头颅 MRI、MRA、DSA、PET 等检查评估，发现相应的病灶。

脑电生理检查是诊断癫痫的首选检查，脑电图检查（EEG）是将脑细胞微弱的电活动放大 10^6 倍而记录下来，癫痫波常为高波幅的尖波、棘波、尖慢波或棘慢综合波。

应用视频脑电图系统可进行较长时间的脑电图记录和患者的临床状态记录，使医师能直接观察到脑电图上棘波发放的情况及患者临床发作的情况，可记录到多次睡眠 EEG，尤其是在浅睡状态下发现异常波较清醒状态可提高 80%，为癫痫的诊断、致痫灶的定位及癫痫的分型提供可靠的依据。

影像学检查是癫痫定位诊断的最佳手段。CT 和 MRI 检查可以了解脑组织形态结构的变化，进而作出病变部位和性质的诊断。

七、治疗

（一）治疗原则

药物治疗为主，达到控制发作或最大限度地减少发作次数；没有或只有轻微的不良反应；尽可能不影响患者的生活质量。

（二）病因治疗

有明确病因者首先进行病因治疗，如手术切除颅内肿瘤、药物治疗寄生虫感染、纠正低血糖、低血钙等。

（三）发作时治疗

立即让患者就地平卧；保持呼吸道通畅，吸氧；防止外伤及其他并发症；应用地西泮或苯妥英钠预防再次发生。

发作间歇期治疗：服用抗癫痫药物。

八、护理评估

（一）一般评估

1.生命体征

癫痫发作时心率增快，血压升高。由于患者意识障碍，牙关紧闭，呼吸道分泌物增多等因素影响,很可能导致呼吸减慢甚至暂停,引起缺氧。

2.患者主诉

(1)诱因:发病前有无疲劳、饥饿、便秘、经期、饮酒、感情冲动、一过性代谢紊乱和变态反应等因素影响;过去是否患有重要疾病,如颅脑外伤、脑炎、脑膜炎、心脏疾病;家族成员是否有癫痫患者或与之相关疾病者。

(2)发作症状:发作时有无意识障碍、时间和地点的定向障碍、记忆丧失,身体或局部的不自主抽动程度及持续时间。

(3)发病形式:发作的频率,持续时间及复发的时间,症状的部位、范围、性质、严重程度等。

(4)既往检查、治疗经过及效果,是否有遵医嘱治疗。目前情况包括使用药物的名称、剂量、用法和有无不良反应。

3.相关记录

患者年龄、性别、体重、体位、饮食、睡眠、皮肤、出入量、NIHSS 评分、GCS 评分、Norton 评分、吞咽功能障碍评定、癫痫发作评估表等记录结果。

(二)身体评估

1.头颈部

患者意识是否清楚,是否存在感觉异常和幻觉现象。眼睑是否抬起,眼球是否上窜或向一侧偏转,两侧瞳孔是否散大、瞳孔对光反射是否消失;角膜反射是否正常。面部表情是否淡漠、颜色是否发绀,有无面肌抽动。有无牙关紧闭,口舌咬伤,吞咽困难、饮水呛咳,有无声音嘶哑或其他语言障碍。咽反射是否存在或消失。

2.胸部

肺部听诊是否异常,防止舌后缀或口鼻分泌物阻塞呼吸道。

3.腹部

患者有无腹胀,有无大、小便失禁,并观察大小便的颜色、量和性质,听诊肠鸣音有无减弱。

4.四肢

四肢有无震颤、抽搐、肌阵挛等不自主运动或瘫痪,四肢有无外伤等。四肢肌力及肌张力,痛刺激有无反应。抽搐后肢体有无脱白。

(三)心理-社会评估

癫痫是一种慢性疾病,且顽固性癫痫长期反复发作,严重影响日常工作学习,降低生活质量,加之担心随时可能发作,患者不但忍受着躯体的痛苦,还受着家庭的歧视、社会的偏见,而这一切深深地影响患者的身心健康,患者有时会感到恐惧、焦虑、紧张、情绪不稳等,因此对癫痫患者进行社会心理评估,进行思想上的疏导,使其生活在一个良好的生活环境里,从而保持愉快的心情、良好的情绪,以积极的态度面对疾病。

目前癫痫患者社会心理评估主要包括语言能力测试、记忆能力测试、智力水平测试,以及生活质量评估。

(四)用药评估

癫痫患者用药评估包含以下几个方面:用药依从性(包括漏服情况和按时用药情况)、对药品知识的知晓程度、患者用药的合理性(包括平均用药品种数和按等间隔用药情况)、癫痫症状的控制情况,以治疗前 3 个月内患者的各种发作类型发作频度记录为基线,与治疗后 6 个月的发作频度进行比较,以发作频度减少 50% 为有效标准、患者用药的安全性(包括出现药品不良反应和血药浓度监测)情况、患者的复诊率,以及对用药教育的满意度。

九、主要护理诊断/问题

(1)有窒息的危险:与癫痫发作时意识丧失、喉痉挛、口腔和气道分泌物增多有关。

(2)有受伤的危险:与癫痫发作时意识突然丧失,判断力失常有关。

(3)知识缺乏:缺乏长期、正确服药的知识。

(4)气体交换受损:癫痫持续状态、喉头痉挛所致呼吸困难或肺部感染有关。

(5)潜在并发症:脑水肿、酸中毒、水电解质紊乱。

十、护理措施

(一)保持呼吸道通畅

置患者于头低侧卧位或平卧位头偏向一侧;松开领带和衣扣,解开腰带;取下活动性义齿,及时清除口腔和鼻腔分泌物;立即放置压舌板,必要时用舌钳将舌拖出,防止舌后坠阻塞呼吸道;癫痫持续状态者插胃管鼻饲,防止误吸,必要时备好床旁吸引器和气管切开包。

(二)病情观察

密切观察患者生命体征及意识、瞳孔变化,注意发作过程中有无心率增快、血压升高、呼吸减慢或暂停、瞳孔散大、牙关紧闭、大小便失禁等;观察并记录发作的类型、发作频率与发作持续时间;观察发作停止后患者意识完全恢复的时间,有无头痛、疲乏及行为异常。

(三)发作期安全护理

告知患者有前驱症状时立即平卧;活动状态时发作,陪伴者应立即将患者缓慢置于平卧位,防止外伤,切忌用力按压患者抽搐肢体,以防骨折和脱臼;将压舌板或筷子、纱布、手绢、小布卷等置于患者口腔一侧上下臼齿之间,防止舌、口唇和颊部咬伤;用棉垫或软垫对跌倒时易擦伤的关节加以保护;癫痫持续状态、极度躁动或发作停止后意识恢复过程中有短时躁动的患者,应由专人守护,加保护性床栏,必要时用约束带适当约束。遵医嘱立即缓慢静脉注射地西泮,快速静脉滴注甘露醇,注意观察用药效果和有无出现呼吸抑制,肾脏损害等不良反应。

(四)发作间期安全护理

给患者创造安全、安静的休息环境,保持室内光线柔和,无刺激;床两侧均安装带床栏套的床栏;床旁桌上不放置热水瓶,玻璃杯等危险物品。对于有癫痫发作病史并有外伤病史的患者,在病室内显著位置放置"谨防跌倒,小心舌咬伤"的警示牌,随时提醒患者、家属及医护人员做好防止发生意外的准备。

(五)心理护理

对癫痫患者心理问题疏导应从其原因入手-建立良好的沟通技巧,通过鼓励、疏导的方式解除其精神负担,进行情感交流,提高自尊和自信-以积极配合治疗。同时消除患者家属的偏见和歧视,使患者得到家庭的支持,以提高治疗效果。

(六)健康教育

1.服药指导

讲解按医嘱规范用药的重要意义,特别强调按期限、按时间、按用量服药对病情控制的重要性,擅自停、换药物和私自减量对机体的危害,强化患者或家属重视疾病及服药,积极配合治疗,如有漏服,一般在下一次服药时补上。定期检测血药浓度,并调整药物剂量。

2.生活指导

对患者和家属进行癫痫知识的宣教,如疾病的病因、发病机制、症状、治疗等,宣教中与患者建立良好的护患关系,进行全程健康教育、个体化教育。癫痫患者生活中要注意生活规律、注意休息、保持充足的睡眠、适当运动、增强机体抵抗力,避免剧烈运动,尽量避免疲劳和减少参加一些带电磁辐射的娱乐活动。不宜从事高空、水上作业、驾驶等带有危险性的工作。饮食宜清淡,不吃辛辣刺激性食物和兴奋性食品(如可乐、浓茶等),戒烟酒,保持大便通畅。告知患者外出时随身携带写有姓名、年龄、所患疾病、住址、家人联系方式的信息卡。在病情未得到良好控制时,室外活动或外出就诊时应有家属陪伴,佩戴安全帽。特发性癫痫且有家族史的女患者,婚后不宜生育,双方均有癫痫,或一方有癫痫,另一方有家族史者不宜结婚。

3.就诊指标

患者出现意识障碍、精神障碍,某一局部如眼睑、口唇、面部甚至四肢肌肉不自主抽动,口吐白沫等症状时应立即就诊;服药期间应定期复诊,查血常规、肝功能和血药浓度,监控药物疗效及不良反应,调整用药。

十一、护理效果评估

(1)患者呼吸道通畅,无窒息发生。

(2)患者无跌倒、无损伤发生。

(3)患者癫痫控制良好,且无药物不良反应发生。

(侯世梅)

第五节　蛛网膜下腔出血

一、概念和特点

蛛网膜下腔出血指各种原因致脑底部或脑表面的血管破裂,血液直接流入蛛网膜下腔引起的一种临床综合征,又称为原发性蛛网膜下腔出血。还可见因脑实质内、脑室出血,硬膜外或硬膜下血管破裂,血液穿破脑组织流入蛛网膜下腔,称为继发性蛛网膜下腔出血。约占急性脑卒中的 10%,是一种非常严重的常见疾病。世界卫生组织调查显示中国发病率约为 2/10 万人年,也有报道为每年(6～20)/10 万人。

二、病理生理

血液进入蛛网膜下腔后、血性脑脊液刺激血管、脑膜和神经根等脑组织,引起无菌性脑膜炎反应。脑表面常有薄层凝块掩盖,其中有时可找到破裂的动脉瘤或血管。随时间推移,大量红细胞开始溶解,释放出含铁血黄素,使软脑膜呈现锈色关有不同程度的粘连。如脑沟中的红细胞溶解,蛛网膜绒毛细胞间小沟再开道,则脑脊液的回吸收可以恢复。

三、病因与诱因

凡能引起脑出血的病因都能引起本病,但以颅内动脉瘤、动静脉畸形、高血压动脉硬化症、脑底异常血管网和血液病等为最常见。本病多在情绪激动或过度用力时发病(如排便)。

四、临床表现

(1)突然发生的剧烈头痛、恶心、呕吐和脑膜刺激征,以颈项强直最为典型,伴或不伴局灶体征。

(2)部分患者,尤其是老年患者,其头痛、脑膜刺激征等临床表现常不典型,而精神症状较明显。

(3)原发性中脑出血的患者症状较轻,CT 扫描表现为中脑或脑桥周围脑池积血,血管造影未发现动脉瘤或其他异常,一般不发生再出血或迟发型血管痉挛等情况,临床预后良好。

五、辅助检查

(一)头颅影像学检查

1.CT 检查

CT 检查是诊断 SAH 的首选方法,CT 扫描显示蛛网膜下腔内高密度影可以确诊 SAH。

2.MRI 检查

当病后数天 CT 扫描的敏感性降低时,MRI 扫描可发挥较大作用。4 天后 T_1 像能清楚地显示外渗的血液,血液高信号可持续至少 2 周,在 FLAIR 像则持续更长时间。因此,当病后 1~2 周,CT 扫描不能提供蛛网膜下腔出血的证据时,MRI 可作为诊断蛛网膜下腔出血和了解破裂动脉瘤部位的一种重要方法。

(二)脑血管影像学检查

1.脑血管数字减影(DSA)

DSA 是诊断颅内动脉瘤最有价值的方法,阳性率达 95%,可以清楚显示动脉瘤的位置、大小、与载瘤动脉的关系、有无血管痉挛等,血管畸形和烟雾病也能清楚显示。但以出血 3 天内或3~4 周后进行为宜。

2.CT 血管成像(CTA)和 MR 血管成像(MRA)

CTA 和 MRA 是无创性的脑血管显影方法,但敏感性、准确性不如 DSA。主要用于动脉瘤患者的随访及急性期不能耐受 DSA 检查的患者。

3.其他

经颅超声多普勒(TCD)。

(三)实验室检查

血常规、凝血功能、肝功能及免疫学检查有助于寻找出血的其他原因。

六、治疗

制止继续出血,防止血管痉挛及复发,以降低病死率。

七、护理评估

(一)一般评估

1.生命体征

患者的血压、脉搏、呼吸、体温有无异常。

2.患者主诉

患者发病时间、方式,有无明显诱因,有无头晕、剧烈头痛、恶心、呕吐等症状出现。患者既往有无高血压,动脉粥样硬化,血液病和家族脑卒中病史。患者的平时生活方式和饮食情况,患者的性格特点。

3.相关记录

体重、身高、上臂围、皮肤、饮食、NIHSS 评分、GCS 评分、Norton 评分等记录结果。

(二)身体评估

1.头颈部

患者意识是否清楚,睁眼运动是否正常。两侧瞳孔是否等大等圆、瞳孔对光反射是否灵敏,角膜反射是否正常。有无面色苍白、口唇发绀、皮肤湿冷、烦躁不安,是否存在吞咽困难和饮水呛咳,咽反射是否存在或消失,有无声音嘶哑或其他语言障碍。注意头颅有无局部肿块或压痛,头痛是否为爆炸样。有无头部活动受限、不自主活动及抬头无力。脑膜刺激征是否阳性,颈椎、脊柱、肌肉有无压痛。颈动脉听诊是否闻及血管杂音。

2.胸部

脊柱有无畸形,心脏及肺部听诊是否异常。

3.腹部

上腹部有无疼痛、饱胀,肠鸣音是否正常。有无大、小便失禁,并观察大小便的颜色、量和性质。

4.四肢

有无肢体活动障碍或感觉缺失,四肢肌力及肌张力等情况。

(三)心理-社会评估

了解患者及其家属对疾病的了解程度,经济状况,对患者的支持关心程度等。

(四)辅助检查结果评估

评估血液检查、影像学检查、脑血管影像学检查等结果。

(五)常用药物治疗效果的评估

对意识清醒者给予适量的止痛剂和镇静剂,如罗通定、苯巴比妥等,禁用吗啡以免抑制呼吸。患有高血压的蛛网膜下腔出血患者,可有一过性反应性血压升高,注意监测,必要时使用降压药,血压过低可导致脑组织灌注不足,过高则有再出血的危险,降血压控制在正常范围内。预防和缓解血管痉挛的药物,在静脉滴注过程中,应注意滴速,定时测血压及观察患者的意识状态。用20%甘露醇降颅压时,应按时给药,以保持颅压的稳定性。

八、主要护理诊断/问题

(1)疼痛:头痛与脑水肿、颅内高压、血液刺激脑膜或继发出血有关。

(2)潜在并发症:再出血与病情变化有关;肺部感染与长期卧床有关。

（3）焦虑：与担心疾病预后有关。

（4）生活自理缺陷：与医源性限制有关。

九、护理措施

（一）一般护理

绝对卧床休息，卧床时间应在4周以上，尽量减少搬动，减少人员探视，避免精神刺激，亲属探望过多，会引起情绪激动，身体劳累诱发再出血。

（二）严密观察病情变化

注意脑血管痉挛发生，脑血管痉挛是蛛网膜下腔出血的主要并发症，继发于出血后4～5天，这是出血后患者死亡和致残的主要原因。因此，严密观察病情变化，除观察体温、脉搏、呼吸、血压外，应特别观察瞳孔、头痛、呕吐和抽搐等情况的变化。

（三）保持呼吸道通畅预防肺部感染

保持呼吸道通畅，预防肺部感染并发症，对昏迷患者尤为重要，因为昏迷患者咳嗽及吞咽反射减弱或消失。口腔呼吸道分泌物及呕吐物误吸或坠积于肺部而发生肺部感染，此外也可引起窒息，患者应取侧卧位，头部略抬高稍后仰，吸痰时，吸痰管从鼻腔或口腔内插入，轻轻地吸出，避免损伤黏膜。

（四）保持大便通畅

患者因长期卧床，肠蠕动减少，或不习惯于床上排便，常常引起便秘，用力排便可使血压突然升高，再次出血。因此，应培养患者良好的生活习惯，多吃高维生素，粗纤维饮食，锻炼床上大小便能力，防止便秘及尿潴留，对便秘者可用开塞露，液状石蜡或缓泻剂昏迷者可留置尿管。切忌灌肠，以免腹压突然增加，患者烦躁不安，加重出血。

（五）再出血的护理

蛛网膜下腔再出血是病情变化的重要因素，一般在病后2～3周发生，发生率及病死率均较高。如患者经治疗后出现剧烈头痛，意识障碍进行性加重，频繁呕吐，瞳孔不等大，应高度怀疑再出血的发生。预防再出血要做到：①绝对卧床休息8周以上，饮食、大小便均不能下床；②保持大便通畅，排便时不能用力过猛；③避免情绪激动以免引起再出血。

（六）心理护理

护士要细心观察患者的心理反应，及时做好心理疏导工作，耐心安慰患者，向其介绍疾病的特点和病程转归，使他对疾病有正确的认识，取得合作，同时指导患者学会自我调节，保持情绪稳定，避免情绪激动和突然用力，对于合并肢体瘫痪患者，帮助其进行功能锻炼。

（七）健康教育

1.饮食指导

指导患者了解肥胖、吸烟、酗酒及饮食因素与脑血管病的关系，改变不合理的饮食习惯和饮食结构。选择低盐、低脂、充足蛋白质和丰富维生素的饮食，如多食谷类和鱼类，新鲜蔬菜水果，少吃糖类和甜食。限制钠盐和动物油的摄入，限制辛辣、油炸食物的摄入，限制暴饮暴食；注意粗细搭配，荤素搭配，戒烟限酒，控制食物热量，保持理想体重。

2.避免诱因

指导患者尽量避免使血压骤然升高的各种因素。如保持情绪稳定和心态平衡，避免过分喜悦、愤怒、焦虑、恐惧和悲伤等不良心理和惊吓等刺激；建立健康的生活方式，保证充足睡眠，适当运动,避免体力和脑力的过度劳累和突然用力过猛;养成定时排便的习惯,保持大便通畅,避免用力排便,戒烟酒。

3.检查指导

SAH 患者一般在首次出血 3 周后进行 DSA 检查,应告知脑血管造影的相关知识,指导患者积极配合,已明确病因,尽早手术,解除隐患或危险。

4.照顾者指导

家属应关心体贴患者,为其创造良好的修养环境,督促尽早检查和手术,发现再出血征象及时就诊。

5.就诊指标

患者出现意识障碍、肢体麻木、无力、头痛、头晕、视物模糊等症状及时就诊;定期门诊复查。

十、护理效果评估

(1)患者头痛得到减轻。

(2)患者没有出现再次出血或能及时发现再次出血并得到很好控制。

(3)患者心理得到很好的疏导,能很好配合治疗。

(4)患者无其他并发症发生。

(侯世梅)

第六节 脑 梗 死

一、概念和特点

脑梗死又称缺血性脑卒中,是由于脑组织局部供血动脉血流的突然减少或停止,造成该血管供血区的脑组织缺血、缺氧导致脑组织坏死、软化,并伴有相应部位的临床症状和体征,如偏瘫、失语等神经功能缺失的症候。

脑梗死发病率、患病率和病死率随年龄增加,45 岁后均呈明显增加,65 岁以上人群增加最明显,75 岁以上者发病率是 45～54 岁组的 5～8 倍。男性发病率高于女性,男:女为(1.3～1.7):1.0。

二、病理生理

动脉内膜损伤、破裂,随后胆固醇沉积于内膜下,形成粥样斑块,管壁变性增厚,使管腔狭窄,动脉变硬弯曲,最终动脉完全闭塞,导致供血区形成缺血性梗死。梗死区伴有脑水肿及毛细血管周围点状出血,后期病变组织萎缩,坏死组织被格子细胞清除,留下瘢痕组织及空腔,通常称为缺血性坏死。脑栓塞引起的梗死发生快,可产生红色充血性梗死或白色缺血性或混合性梗死。红色充血性梗死,常由较大栓子阻塞血管所引起,在梗死基础上导致梗死区血管破裂和脑内出血。大脑的神经细胞对缺血的耐受性最低,3～4 分钟的缺血即引起梗死。

三、病因与诱因

脑血管病是神经科最常见的疾病,病因复杂,受多种因素的影响,一般根据常规把脑血管病按病因分类分为血管壁病变、血液成分改变和血流动力学改变。

流行病学研究证实,高血脂和高血压是动脉粥样硬化的两个主要危险因素,吸烟、饮酒、糖尿病、肥胖、高密度脂蛋白胆固醇降低、甘油三酯增高、血清脂蛋白增高均为脑血管病的危险因素,尤其是缺血性脑血管病的危险因素。

四、临床表现

临床表现因梗死的部位和梗死面积而有所不同,常见的临床表现如下。

(1)起病突然,常于安静休息或睡眠时发病。起病在数小时或1~2天达到高峰。

(2)头痛、眩晕、耳鸣、半身不遂,可以是单个肢体或一侧肢体,也可以是上肢比下肢重或下肢比上肢重,并出现吞咽困难,说话不清,伴有恶心、呕吐等多种情况,严重者很快昏迷不醒。

(3)腔隙性脑梗死患者可以无症状或症状轻微,因其他病而行脑CT检查发现此病,有的已属于陈旧性病灶。这种情况以老年人多见,患者常伴有高血压病、动脉硬化、高脂血症、冠心病、糖尿病等慢性病。腔隙性脑梗死可以反复发作,有的患者最终发展为有症状的脑梗死,有的患者病情稳定,多年不变。故对老年人"无症状性脑卒中"应引起重视,在预防上持积极态度。

五、治疗

(一)急性期治疗

(1)溶栓治疗:发病后6小时之内,常用药物有尿激酶、链激酶、重组组织型纤溶酶原激活剂等。

(2)脱水剂:对较大面积的梗死应及时应用脱水治疗。

(3)抗血小板聚集药:右旋糖酐-40,有心、肾疾病者慎用。此外,可口服小剂量阿司匹林,有出血倾向或溃疡病患者禁用。

(4)钙通道阻滞剂:可选用桂利嗪、盐酸氟桂利嗪。

(5)血管扩张剂。

(二)恢复期治疗

继续口服抗血小板聚集药、钙通道阻滞剂等,但主要应加强功能锻炼,进行康复治疗,经过3~6个月即可生活自理。

(三)手术治疗

大面积梗死引起急性颅内压增高,除用脱水药以外,必要时可进行外科手术减压,以缓解症状。

(四)中医、中药、针灸、按摩方法

对本病防治和康复有较好疗效,一般应辨证施治,使用活血化瘀、通络等方药治疗,针灸、按摩,对功能恢复,十分有利。

六、护理评估

(一)一般评估

1.生命体征

监测患者的血压、脉搏、呼吸、体温有无异常。脑梗死的患者一般会出现血压升高。

2.患者主诉

询问患者发病时间及发病前有无头晕、头痛、恶心、呕吐等症状出现。

3.相关记录

体重、身高、上臂围、皮肤、饮食、NIHSS 评分、GCS 评分、BI 等记录结果。

(二)身体评估

1.头颈部

脑梗死的患者一般都会出现不同程度的意识障碍,要注意观察患者意识障碍的类型;注意有无眼球运动受限、结膜有无水肿及眼睑闭合不全;观察瞳孔的大小及对光反射情况;观察有无口角㖞斜及鼻唇沟有无变浅,评估患者吞咽功能(洼田饮水试验结果)。

2.胸部

评估患者肺部呼吸音情况(肺部感染是脑梗死患者一个重要并发症)。

3.腹部

上腹部有无疼痛、饱胀,肠鸣音是否正常。有无大、小便失禁,并观察大小便的颜色、量和性质。

4.四肢

评估患者四肢肌力,腱反射情况,以及有无出现病例反射(如巴宾斯基征)、脑膜刺激征(如颈强直、凯尔尼格征和布鲁津斯基征)。

(三)心理-社会评估

评估患者及其照顾者对疾病的认知程度,心理反应与需求,家庭及社会支持情况,正确引导患者及家属配合治疗与护理。

(四)辅助检查评估

(1)血液检查:血脂、血糖、血流动力学和凝血功能有无异常。

(2)头部 CT 及 MRI 有无异常。

(3)DSA、MRA 及 TCD 检查结果有无异常。

七、主要护理诊断/问题

(1)脑血流灌注不足:与脑血流不足、颅内压增高、组织缺血缺氧有关。

(2)躯体移动障碍:与意识障碍、肌力异常有关。

(3)言语沟通障碍:与意识障碍或相应言语功能区受损有关。

(4)焦虑:与担心疾病预后差有关。

(5)有发生压疮的可能:与长期卧床有关。

(6)有误吸的危险:与吞咽功能差有关。

(7)潜在并发症:肺部感染、泌尿系统感染。

八、护理措施

(一)一般护理

(1)严密观察患者病情,监测患者生命体征。备齐各种急救药品、仪器。

(2)保持患者呼吸道通畅,及时吸痰,防止窒息。

(3)多功能监护,氧气吸入。

(4)躁动的患者给予安全措施,必要时用约束带。

（5）保证呼吸机正常工作,观察血氧、血气结果,遵医嘱对症处理。

（6）保持各种管道通畅,并妥善固定,观察引流液的色、量、性状,做好记录。

（7）做好鼻饲喂养的护理。口腔护理 2 次/天。

（8）尿管护理 2 次/天。

（9）保持肢体功能位,按时翻身,叩背,预防压疮发生。

（10）准确测量 24 小时出入量并记录。

（11）护理记录客观、及时、准确、真实、完整。严格按计划实施护理措施。

（12）患者病情变化时,及时报告医师。

（13）脑血管造影术后,穿刺侧肢体制动,观察足背动脉、血压,有病情变化及时报告医师。

（14）做好晨晚间护理,做到两短六洁。

（二）健康教育

1.疾病知识指导

脑梗死患者康复时间比较长,患者出院后要教会患者及家属必要的护理方法。教会患者药物的名称、用法、疗效及不良反应。介绍脑梗死的症状及体征。并与患者及其家属共同制定包括饮食、锻炼在内的康复计划,告知其危险因素。

2.就诊指标

出现肢体麻木、无力、头痛、头晕、视物模糊等症状及时就诊,定期门诊复查,积极治疗高血压、高血脂、糖尿病等疾病。

九、护理效果评估

（1）患者脑血流得到改善。

（2）患者呼吸顺畅,无误吸发生。

（3）患者躯体活动得到显著提高。

（4）患者言语功能恢复或部分恢复。

（5）患者无压疮发生。

（6）患者生活基本能够自理。

（7）患者无肺部及尿路感染或发生感染后得到及时处理。

（侯世梅）

第七节　脊髓亚急性联合变性

脊髓亚急性联合变性(SCD)是由于维生素 B_{12} 缺乏导致的神经系统变性,病变主要累及脊髓后索、侧索及周围神经。本病的发生与维生素 B_{12} 缺乏密切相关,还多见于胃大部切除、回肠切除、大量酗酒伴萎缩性胃炎的患者,亦见于营养不良、先天性内因子分泌缺陷、叶酸缺乏、血液转铁蛋白缺乏等引起的维生素 B_{12} 吸收不良。多在中年以后起病,逐渐缓慢进展,在出现神经系统症状前有贫血、倦怠、腹泻和舌炎等病史,早期症状为双下肢无力、发硬和动作笨拙、步态不稳、踩棉花感,随后出现手指、脚趾末端感觉异常,对称性刺痛、麻木和烧灼感等。双下肢不完全痉挛性瘫,肌张力高,腱反射亢进。

一、护理措施

(一)增强患者信心

注重与患者建立一种相互信任的护患关系,鼓励患者表达自己的情感、想法,避免过度保护,主动给予心理干预,进行心理疏导,树立愉快的生活信心。

(二)饮食护理

1.嘱患者平衡膳食

向患者讲解平衡饮食的重要性,住院期间饮食定时定量,多食含维生素 B_{12} 丰富的食物,如肉类(包括肝脏)、鱼贝类、禽蛋、乳类、豆类、不去壳的小麦。

2.嘱家属正确烹调食物

向家属讲解烹调食物的正确方法,由于烹调加热过程可降低食物中维生素 B_{12} 的含量,所以烹调食品时,温度不可过高,时间不能过长,以减少维生素 B_{12} 的丢失,改变进食软、烂食物的不良习惯。

(三)药物护理

每天肌内注射维生素 B_{12},口服药物嘱患者饭后服用。

(四)康复训练

根据患者病情制订肢体被动运动和主动运动的康复计划,对患者取得的成绩及时给予肯定和鼓励,增强其康复的信心。

(五)健康指导

1.改善饮食习惯

指导患者改变不良的饮食习惯,多食含维生素 B_{12} 丰富的食物。

2.康复训练

指导患者继续进行肢体康复锻炼,做些力所能及的事情。

3.谨遵医嘱

指导患者遵医嘱服药,定期复查。

二、主要护理问题

(一)自理缺陷

与双下肢无力、发硬及手动作笨拙有关。

(二)有受伤的危险

与双下肢无力、发硬、动作笨拙、步态不稳有关。

(三)躯体移动障碍

与脊髓受损有关。

(四)感觉异常

刺痛、麻木、烧灼与脊髓、周围神经受损有关。

(五)知识缺乏

与疾病相关知识缺乏有关。

(侯世梅)

第八节 脊 髓 压 迫

一、概念和特点

脊髓压迫症是一组椎管内占位性病变引起的脊髓受压综合征,随着病变进展出现脊髓半切和横贯性损害及椎管梗阻,脊神经根和血管可不同程度受累。

二、病因

脊髓是含水分丰富的柔软组织,对外来机械压力及缺血缺氧的耐受能力差,脊髓压迫症与机械压迫、血供障碍及占位病变直接浸润破坏有关。急性压迫型:多由急性硬膜外血肿、外伤后椎管内血肿、椎管内出血等引起,病变发展快.在较短时间内(1～3天)迅速压迫脊髓,使脊髓动脉血供减少,静脉回流受阻,受损区神经细胞、胶质细胞及神经轴突水肿、变性,若不能及时解除病因,可出现脊髓坏死。慢性压迫型:常由先天性脊柱畸形和椎管内良性肿瘤引起,病变发展速度较慢,可在一定的时间内不表现出相应的临床症状。发病后期出现失代偿症状,机械压迫表现为神经根脊髓半切或横贯性损害。

三、临床表现

(一)急性脊髓压迫症

发病及进展迅速,常于数小时至数天内脊髓功能完全丧失,多表现为脊髓横贯性损害,出现脊髓休克,病变以下呈弛缓性瘫,各种反射消失。

(二)慢性脊髓压迫症

病情缓慢进展,早期症状体征可不明显。可分为3期。

1.根痛期(神经根刺激期)

出现神经根痛及脊膜刺激症状。晚间症状加重,白天减轻;咳嗽、排便和用力等加腹压动作可使疼痛加剧,改变体位也使症状减轻或加重。

2.脊髓部分受压期

表现脊髓半切综合征,同侧损害节段以下上运动神经元性瘫痪,腱反射亢进、病理征阳性,同侧深感觉障碍及病变对侧损害节段以下痛温觉减退或丧失,而触觉良好,病变侧损害节段以下血管舒缩功能障碍。

3.脊髓完全受压期

出现脊髓完全横贯性损害,表现的运动、感觉与自主神经功能障碍和急性脊髓炎一致。

四、辅助检查

(1)脑脊液检查:常规、生化检查及动力学变化对确定脊髓压迫症和程度很有价值。

(2)影像学检查:脊柱 X 线平片、CT 及 MRI、脊髓造影等也可以确定病变的节段、性质及压迫程度。

五、治疗

(1)早期诊断,及早手术,尽快去除病因。恶性肿瘤或转移瘤可酌情手术、放射治疗(简称放疗)或化学治疗(简称化疗)。

(2)急性脊髓压迫症需在 6 小时内减压,如硬脊膜外脓肿应紧急手术并给予足量抗生素,脊柱结核在根治术同时抗结核治疗。

(3)瘫痪肢体应积极进行康复治疗及功能训练,预防并发症。

六、护理评估

(一)一般评估

1.生命体征

患者因感染引起的体温升高和心率加快。疾病波及高段颈髓和延髓时,易致呼吸肌瘫痪,观察呼吸的频率和节律。延髓心血管中枢受影响时,患者心率和血压波动较大。

2.患者主诉

了解发病前数天或1~2周有无发热、全身不适或上呼吸道感染症状、促发脊髓炎的主要原因及诱因等。询问其首发症状和典型表现,肌无力的部位,感觉障碍的部位和性质,大小便失禁/潴留,有无长期卧床并发症。

(二)身体评估

1.头颈部

评估患者的意识状态和面容,患者的营养状态。面部表情是否淡漠、颜色是否正常,有无畸形、面肌抽动、眼睑水肿、眼球突出、眼球震颤、巩膜黄染、结膜充血。有无张口呼吸或鼻翼翕动,有无咳嗽无力。头颅大小、形状,注意有无头颅畸形。注意头颈部有无局部肿块或压痛;颈动脉搏动是否对称。有无头部活动受限、不自主活动及抬头无力。角膜反射、咽反射是否存在或消失,有无构音障碍或吞咽困难。脑膜刺激征是否阳性。

2.胸部

患者胸廓、脊柱有无畸形,有无呼吸困难。肺部感染者,可触及语音震颤。心脏及肺部叩诊和听诊是否异常,注意两侧对比。皮肤干燥和多汗的部位。感觉检查宜在环境安静、患者清醒配合的情况下进行,注意感觉障碍的部位、性质、范围、感觉变化的平面及双侧对称性等。

(1)浅感觉。①痛觉:用针尖轻刺皮肤,确定痛觉减退、消失或过敏区域。检查时应掌握刺激强度,可从无痛觉区向正常区检查,自上而下,两侧对比。②温度觉:以盛有冷水(5~10 ℃)和热水(40~45 ℃)的两试管,分别接触患者皮肤,询问其感觉。③触觉:以棉花、棉签轻触患者皮肤,询问其感觉。

(2)深感觉。①位置觉:嘱患者闭目,医者用手指从两侧轻轻夹住患者的手指或足趾,做伸屈动作,询问其被夹指、趾的名称和被扳动的方向。②震动觉:将音叉震动后,放在患者的骨突起部的皮肤上,询问其有无震动及震动持续时间。③实体感觉:嘱患者闭目,用手触摸分辨物体的大小、方圆、硬度。④两点分辨觉:以圆规的两个尖端,触及身体不同部位,测定患者分辨两点距离的能力。

3.腹部

患者腹部和膀胱区外形和膀胱区是否正常,触诊有无局部压痛、反跳痛,双侧感觉是否存在,是否对称,记录感觉变化的部位。腹壁反射、提睾反射是否存在和对称。两便失禁是否引起压疮。留置尿道者,观察尿道口有无脓性分泌物,尿液的性质。叩诊膀胱区,判断有无尿潴留。肠鸣音是否减弱或消失。

4.四肢

患者四肢外形,有无畸形,四肢肌力和肌张力。触诊患者的肌力和肌张力,肌张力增高或降低,肌张力异常的形式。感觉障碍的部位和性质,病理反射阳性。评估患者四肢腱反射的强弱。病理反射是否阳性。

(三)心理-社会评估

主要了解患者患病后的情绪反应,及其学习、工作与家庭生活等情况,家庭成员的支持程度,家庭经济能力和社会支持资源。

(四)辅助检查结果评估

1.实验室检查

急性期血常规可见白细胞数升高,脑脊液白细胞数增多,蛋白含量明显增高。

2.磁共振检查

MRI 检查可在早期明确脊髓病变的性质、范围、程度。早期,脊髓病变段呈弥漫肿胀、增粗。后期,脊髓不再肿胀,少部分患者出现脊髓萎缩。

(五)常用药物治疗效果的评估

严格按医嘱用药,严禁骤然停药,否则会引发病情加重。急性期大剂量应用糖皮质激素,注意观察患者症状是否改善及其不良反应。长期大量应用糖皮质激素可引起物质代谢和水盐代谢紊乱,出现类肾上腺皮质功能亢进综合征,如浮肿、低血钾、高血压、糖尿病、皮肤变薄、满月脸、水牛背、向心性肥胖、多毛、痤疮、肌无力和肌萎缩等症状,一般不需格外治疗,停药后可自行消退。骨质疏松及椎骨压迫性骨折是各种年龄患者应用糖皮质激素治疗中严重的并发症。

七、主要护理诊断/问题

(1)躯体移动障碍:与脊髓病变有关。

(2)低效性呼吸形态:与呼吸肌麻痹有关。

(3)尿潴留:与膀胱自主神经功能障碍有关。

(4)生活自理缺陷:与肢体瘫痪有关。

(5)潜在并发症:压疮、坠积性肺炎、尿路感染。

八、护理措施

(一)病情观察

监测生命体征,应严密观察有无呼吸困难、心率加快、血压升高、体温升高,有无发绀、吞咽及言语障碍等。定期监测血生化指标。判断瘫痪和感觉平面有无上升,疾病有无进展或加重。

(二)一般护理

1.休息与活动

急性期特别是并发有心肌炎时应卧床休息。如有呼吸肌麻痹应取平卧位,头偏向一侧。恢复期可适当活动与休息相结合,但避免过度劳累。

2.吸氧

给予低流量吸氧。如出现呼吸无力、呼吸困难应及时通知医师,必要时给予气管插管或气管切开、呼吸机辅助呼吸。

(三)合理饮食

保证机体足够的营养,进食高蛋白、高热量、高维生素、易消化、含钾丰富(如橘子、香蕉等)的食物。吞咽困难进食呛咳者,应给予鼻饲,切勿勉强进食,以免引起吸入性肺炎及窒息。口腔护理一天两次,根据患者的情况选择合适的漱口液,可以自理的患者尽量鼓励患者自己洗漱。

(四)皮肤护理

大小便失禁、腹泻、发热、出汗、自主神经功能紊乱等都会使皮肤处于潮湿环境中,发生压疮的危险会增加,必须加强皮肤护理。对骨突或受压部位,如脚踝、足跟、骶尾部等部位常检查,加强营养;使用一些护理用品和用具,如给予气垫床、赛肤润、美皮康和海绵垫等;每2小时翻身、拍背1次。输液以健侧、上肢为原则,输液前认真观察准备输液肢体一侧的皮肤情况,输液后随时观察输液肢体局部及皮肤情况,以免液体外渗造成皮肤红肿;给予洗漱、浸泡时水温勿过热以免造成烫伤,冰袋降温时间勿过长引起冻伤。

(五)康复训练

在脊髓受损初期,就应与康复师根据患者情况制订康复计划,保持各关节的正常功能位,每次翻身后将肢体位置摆放正确,做关节的被动或主动运动。给予日常生活活动训练,使患者能自行穿脱衣服、进食、盥洗、大小便、淋浴及开关门窗、电灯、水龙头等,增进患者的自我照顾能力。

(六)排泄异常的护理

1.尿失禁患者

护理人员要根据给患者输液或饮水的时间,给予排便用品,协助其排便,同时在患者小腹部加压,增加膀胱内压,锻炼恢复自主排尿功能。

2.尿潴留患者

应给予留置导尿管,根据入量(输液、饮水)时间,适时、规律地夹闭、开放尿管,以维持膀胱充盈、收缩功能;同时在排放尿液时可采用一些方法刺激诱导膀胱收缩,如轻敲患者下腹部、听流水声和热敷膀胱区。对留置导尿管的患者:应每天消毒尿道口,观察尿液的色、量是否正常,是否有沉淀,尿道口有无分泌物;当尿常规化验有感染时,可根据医嘱给予膀胱冲洗,再留取化验至正常,注意操作时保持无菌规范;患者病情允许的情况下,尽早拔除尿管。

3.大便秘结的患者

应保持适当的高纤维饮食与水分的摄取。餐后胃肠蠕动增强,当患者有便意感时,指导并协助患者增加腹压来引发排便。每天固定时间进行排便训练,养成排便规律。必要时肛门塞入开塞露,无效时可给予不保留灌肠。

4.大便失禁的患者

选择易消化、吸收的高营养、低排泄的要素饮食,同时指导患者练习腹肌加压与肛门括约肌收缩,掌握进食后的排便时间规律,协助放置排便用品(便盆、尿垫);随时清洁排便后肛门周围皮肤。

(七)心理护理

患者均为突然发病且伴有肢体瘫痪、排泄异常等,严重影响其正常生活,加之对疾病知识、治疗效果不了解容易产生恐惧感。而且本病病程较长,患者可出现不同程度的情绪低落,对治疗和康复缺乏信心,护理人员应及时向患者介绍疾病相关知识,动员和指导家人和朋友在各个方面关心、支持、帮助患者,减轻其思想负担,去除紧张情绪,鼓励患者表达自己的感受,倾听患者的诉说。帮助患者做肢体活动,给予精神上的鼓励及生活支持,树立战胜疾病的信心。

(八)健康教育

(1)瘫痪肢体应早期做被动运动、按摩,以改善血液循环,促进瘫痪肢体的恢复。保持肢体的功能位置,预防足下垂及畸形。同时可配合物理治疗、针灸治疗。

(2)训练患者正确的咳嗽、咳痰方法,变换体位方法。

(3)提出治疗与护理的配合及要求,包括休息与活动、饮食、类固醇皮质激素的应用及其注意事项。

(4)增加营养,增强体质,预防感冒。

(5)带尿管出院者,应指导留置尿管的护理及膀胱功能的训练。

(6)长期卧床者,应每2小时翻身、拍背1次,预防压疮及坠积性肺炎。

(7)出现生命体征改变、肢体感觉障碍、潜在并发症及时就诊。

九、护理效果评估

(1)患者自觉症状(肌力增强、感觉障碍减退)逐渐好转,生活基本自理。

(2)患者大小便失禁,逐渐控制。

(3)患者无泌尿系统感染。

(4)患者皮肤完好,无压疮。

(5)患者大小便潴留逐渐解除,大小便通畅。

(侯世梅)

第九节 帕金森病

一、疾病概述

(一)概念和特点

帕金森病(Parkinson's disease,PD)又称震颤麻痹,是中老年常见的神经系统变性疾病,以静止性震颤、运动减少、肌强直和体位不稳为临床特征,主要病理改变是黑质多巴胺能神经元变性和路易小体形成。

(二)相关病理生理

黑质多巴胺能神经元通过黑质-纹状体通路将多巴胺输送到纹状体,参与基底节的运动调节。由于PD患者的黑质多巴胺能神经元显著变性丢失,黑质-纹状体多巴胺能通路变性,纹状体多巴胺递质浓度显著降低,出现临床症状时纹状体多巴胺浓度一般降低80%以上。多巴胺递质降低的程度与患者的症状严重程度相一致。

(三)病因与发病机制

本病的病因未明,发病机制复杂。目前认为PD非单因素引起,可能为多因素共同参与所致,可能与以下因素有关。

1.年龄老化

本病多见于中老年人,60岁以上人口的患病率高达1‰,应用氟多巴显影的正电子发射断层扫描(PET)也显示多巴胺能神经元功能随年龄增长而降低,并与黑质细胞的死亡数成正比。

2.环境因素

流行病学调查显示,长期接触杀虫剂、除草剂或某些工业化学品等可能是PD发病的危险因素。

3.遗传因素

本病在一些家族中呈聚集现象,包括常染色体显性遗传或常染色体隐性遗传,细胞色素$P450_2D_6$型基因可能是PD的易感基因之一。

高血压脑动脉硬化、脑炎、外伤、中毒、基底核附近肿瘤,以及吩噻嗪类药物等所产生的震颤、强直等症状,称为帕金森综合征。

(四)临床表现

常为60岁以后发病,男性稍多,起病缓慢,进行性发展。首发症状多为震颤,其次为步行障碍、肌强直和运动迟缓。

1.静止性震颤

多从一侧上肢开始,呈现有规律的拇指对掌和手指屈曲的不自主震颤。类似"搓丸"样动作。具有静止时明显震颤,动作时减轻,入睡后消失等特征,故称为"静止性震颤";随病程进展,震颤可逐步涉及下颌、唇、面和四肢。少数患者无震颤,尤其是发病年龄在70岁以上者。

2.肌强直

多从一侧的上肢或下肢近端开始,逐渐蔓延至远端、对侧和全身的肌肉。肌强直与锥体束受损时的肌张力增高不同,后者被动运动关节时,阻力在开始时较明显,随后迅速减弱,呈所谓"折刀"现象,故称"折刀样肌强直"多伴有腱反射亢进和病理反射。

3.运动迟缓

患者随意动作减少,减慢。多表现为开始的动作困难和缓慢,如行走时起动和终止均有困难。面肌强直使面部表情呆板,双眼凝视和瞬目动作减少,笑容出现和消失减慢,造成"面具脸"。手指精细动作很难完成,系裤带、鞋带等很难进行;有书写时字越写越小的倾向,称为"写字过小症"。

4.姿势步态异常

早期走路拖步,迈步时身体前倾,行走时步距缩短,颈肌、躯干肌强直而使患者站立时呈特殊屈曲体姿,行走时上肢协同摆动的联合动作减少或消失;晚期由坐位、卧位起立困难。迈步后碎步、往前冲,越走越快,不能立刻停步,称为"慌张步态"。

(五)辅助检查

(1)一般检查无异常。

(2)头颅CT检查:可显示脑部不同程度的脑萎缩表现。

(3)功能性脑影像:采用PET或SPECT检查有辅助诊断价值。

(4)基因检测:DNA印记技术、PCR、DNA序列分析等,在少数家族性PD患者中可能发现基因突变。

(5)生化检测:采用高效液相色谱(HPLC)可检测到脑脊液和尿中HVA含量降低。

(六)治疗原则

1.综合治疗

应采取综合治疗,包括药物治疗、手术治疗、康复治疗、心理治疗等,药物治疗是首选且主要的治疗手段。

2.用药原则

药物治疗应从小剂量开始,缓慢递增,以较小剂量达到较满意疗效。达到延缓疾病进展、控制症状,尽可能延长症状控制的年限,同时尽量减少药物的不良反应和并发症。

3.药物治疗

早期无须药物治疗,当疾病影响患者日常生活和工作能力时,适当的药物治疗可不同程度的减轻症状,并可因减少并发症而延长生命。以替代药物如复方左旋多巴、多巴受体激动剂等效果较好。

4.外科治疗

采用立体定向手术破坏丘脑腹外侧核后部可以控制对侧肢体震颤;破坏其前部则可制止对侧肌强直。采用γ刀治疗本病近期疗效较满意,远期疗效待观察。

5.康复治疗

进行肢体运动、语言、进食等训练和指导,可改善患者的生活质量,减少并发症。

6.干细胞治疗

干细胞治疗是正在探索中的一种较有前景的新疗法。

二、护理评估

(一)一般评估

1.生命体征

一般无特殊。

2.患者主诉

(1)症状:有无静止性震颤,类似"搓丸"样动作;折刀样肌强直及铅管样肌强直;面具脸;写字过小症以及慌张步态。

(2)发病形式:何时发病,持续时间,症状的部位、范围、性质、严重程度等。

(3)既往检查、治疗经过及效果,是否有遵医嘱治疗。目前情况包括使用药物的名称、剂量、用法和有无不良反应。

3.相关记录

患者认知功能、日常生活能力、精神行为症状、年龄、性别、体重、体位、饮食、睡眠、皮肤、出入量、跌倒风险评估、吞咽功能障碍评定等记录结果。

(二)身体评估

1.头颈部

患者意识是否清楚,睁眼运动是否正常。两侧瞳孔是否等大、等圆、瞳孔对光反射是否灵敏;角膜反射是否正常。头颅大小、形状,注意有无头颅畸形。面部表情是否淡漠、颜色是否正常,有无畸形、面肌抽动、眼睑水肿、眼球突出、眼球震颤、巩膜黄染、结膜充血,额纹及鼻唇沟是否对称或变浅,鼓腮、示齿动作能否完成,伸舌是否居口,舌肌有无萎缩。有无吞咽困难、饮水呛咳,有无声音嘶哑或其他语言障碍。咽反射是否存在或消失。有无头部活动受限、不自主活动及抬头无力;颈动脉搏动是否对称。颈椎、脊柱、肌肉有无压痛。颈动脉听诊是否闻及血管杂音。

2.胸部

无特殊。

3.腹部

无特殊。

4.四肢

四肢有无震颤、肌阵挛等不自主运动,患者站立和行走时步态是否正常。肱二、三头肌反射,桡反射、膝腱反射、跟腱反射是否阳性。

(三)心理-社会评估

1.疾病知识

患者对疾病的性质、过程、防治及预后知识的了解程度。

2.心理状况

了解疾病对其日常生活、学习和工作的影响,患者能否面对现实、适应角色转变,有无人格改变、反应迟钝、记忆力及计算力下降或丧失等精神症状。

3.社会支持系统

了解家庭的组成、经济状况、文化教育背景;家属对患者的关心、支持以及对患者所患疾病的认识程度;了解患者的工作单位或医疗保险机构所能承担的帮助和支持情况;患者出院后的继续就医条件,居住地的社区保健资源或继续康复治疗的可能性。评估患者居住的环境舒适程度及其安全性;评估患者的决策能力,决定患者是否需要代理人;评估服药情况和护理评测需求,是否需要制订临终护理计划;确认患者的主要照料者,并对照料者的心理和生理健康也予以评价。

(四)辅助检查结果的评估

(1)常规检查:一般无特殊。

(2)头颅 CT 检查:脑部有无脑萎缩表现。

(3)功能性脑影像、基因检测、生化检测有无异常。

(五)常用药物治疗效果的评估

1.应用抗胆碱能药物评估

(1)用药剂量、时间、方法的评估与记录。

(2)不良反应的评估:观察并询问患者有无头晕、视力模糊、口干、便秘、尿潴留、情绪不安、抽搐症状。

(3)精神症状的评估:有无出现幻觉等。

2.应用金刚烷胺药物评估

(1)用药剂量、时间、方法的评估与记录。

(2)不良反应的评估:有无神志模糊、下肢网状青斑、踝部水肿。

(3)精神症状的评估:有无出现幻觉等。

3.应用左旋多巴制剂评估

(1)用药剂量、时间、方法的评估与记录。

(2)有无"开、关"现象、异动症及剂末现象。

(3)有无胃肠道症状:初期可出现胃肠不适,表现为恶心、呕吐等。

三、护理诊断

（一）躯体活动障碍

与黑质病变、锥体外系功能障碍所致震颤、肌强直、体位不稳、随意运动异常有关。

（二）长期自尊低下

与震颤、流涎、面肌强直等身体形象改变和言语障碍、生活依赖他人有关。

（三）知识缺乏

缺乏本病相关知识与药物治疗知识。

（四）营养失调：低于机体需要量

与吞咽困难、饮食减少和肌强直、震颤所致机体消耗量增加等有关。

（五）便秘

与消化功能障碍或活动量减少等有关。

（六）语言沟通障碍

与咽喉部、面部肌肉强直，运动减少、减慢有关。

（七）无能性家庭应对

与疾病进行性加重，患者长期需要照顾、经济或人力困难有关。

（八）潜在并发症

外伤、压疮、感染。

四、护理措施

（一）生活护理

加强巡视，主动了解患者的需要，既要指导和鼓励患者自我护理，做自己力所能及的事情，又要协助患者洗漱、进食、淋浴、大小便料理和做好安全防护，增进患者的舒适，预防并发症。主要是个人卫生、皮肤护理、提供生活方便、采取有效沟通方式、保持大小便通畅。

（二）运动护理

告知患者运动锻炼的目的在于防止和推迟关节强直与肢体挛缩；与患者和家属共同制订切实可行的具体锻炼计划。

1.疾病早期

应指导患者维持和增加业余爱好，鼓励患者尽量参加有益的社交活动，坚持适当运动锻炼，注意保持身体和各关节的活动强度与最大活动范围。

2.疾病中期

告诉患者知难而退或简单的家人包办只会加速其功能衰退。平时注意做力所能及的家务，尽量做到自己的事情自己做。起步困难和步行时突然僵住不能动时，应思想放松，尽量跨大步伐；向前走时脚要抬高，双臂要摆动，目视前方，不要目视地面；转弯时，不要碎步移动，否则易失去平衡；护士或家人在协助患者行走时，不要强行拉着走；当患者感到脚粘在地上时，可告诉患者先向后退一步，再往前走，这样会比直接向前容易得多。

3.疾病晚期

应帮助患者采取舒适体位，被动活动关节，按摩四肢肌肉，注意动作轻柔，勿造成患者疼痛和骨折。

(三)安全护理

(1)对于上肢震颤未能控制、日常生活动作笨拙的患者,应谨防烧伤、烫伤等。为端碗持筷困难者准备带有大把手的餐具,选用不易打碎的不锈钢饭碗、水杯和汤勺,避免玻璃和陶瓷制品等。

(2)对有幻觉、错觉、欣快、抑郁、精神错乱、意识模糊或智能障碍的患者应特别强调专人陪护。护士应该认真查对患者是否按时服药,有无错服或误服,药物代为保管,每次送服到口;严格交接班制度,禁止患者自行使用锐利器械和危险品;智能障碍患者应安置在有严密监控区域,避免自伤、坠床、坠楼、走失、伤人等意外发生。

(四)心理护理

护士应细心观察患者的心理反应,鼓励患者表达并注意倾听他们的心理感受,与患者讨论身体健康状况改变所造成的影响、不利于应对的因素,及时给予正确的信息和引导,使其能够接受和适应自己目前的状态并能设法改善。鼓励患者尽量维持过去的兴趣与爱好,多与他人交往;指导家属关心体贴患者,为患者创造好的亲情氛围,减轻他们心理压力。告诉患者本病病程长、进展缓慢、治疗周期长,而疗效的好坏常与患者精神情绪有关,鼓励他们保持良好心态。

(五)用药指导

告知患者本病需要长期或终身服药治疗,让患者了解常用的药物种类、用法、服药注意事项、疗效及不良反应的观察和处理。告诉患者长期服药过程中可能会突然出现某些症状加重或疗效减退,让患者了解用药过程可能出现的"开-关现象""剂末现象"以及应对方法。

(六)饮食指导

告知患者及家属导致营养低下的原因、饮食治疗的原则与目的,指导合理选择饮食和正确进食。给予高热量、高维生素、高纤维素、低盐、低脂适量优质蛋白的易消化饮食,并根据病情变化及时调整和补充各种营养素,戒烟、酒。

(七)健康指导

(1)对于被迫退休或失去工作的患者,应指导或协助其培养新的嗜好。

(2)教会家属协助患者计划每天的益智活动及参与社会交往。

(3)就诊指标:症状加重或者出现精神症状及时就诊。

五、护理效果评估

(1)患者能够接受和适应目前的状态并能设法改善。

(2)患者积极参与康复锻炼,尽量能够坚持自我护理。

(3)患者坚持按时服药,无错服、误服及漏服。

(4)患者未发生跌倒或跌倒次数减少。

(5)患者及家属合理选择饮食和正确进食;进食水时不发生呛咳。

(6)患者大便能维持正常。

(7)患者及家属的焦虑症状减轻。

(侯世梅)

第三章

神经外科护理

第一节　面肌痉挛

面肌痉挛是指以一侧面神经所支配的肌群不自主地、阵发性、无痛性抽搐为特征的慢性疾病。抽搐多起于眼轮匝肌,临床表现:从一侧眼轮匝肌很少的收缩开始,缓慢由上向下扩展到半侧面肌,严重可累及颈肩部肌群。抽搐为阵发性、不自主痉挛,不能控制,情绪紧张、过度疲劳可诱发或加重病情。开始抽搐较轻,持续仅几秒,之后抽搐逐渐延长至几分钟,频率增加,严重者致同侧眼不能睁开,口角向同侧歪斜,严重影响身心健康。女性患者多见,左侧多见,通常在青少年出现,神经外科常用手术方法为微血管减压术(MVD)。

一、护理措施

(一)术前护理

1.心理护理

充分休息,减轻心理负担,消除心理焦虑,并向患者介绍疾病知识、治疗方法及术后康复情况,以及术后可能出现的不适和应对办法,使患者对手术做好充分的准备。

2.饮食护理

营养均衡,可进食高蛋白、低脂肪、易消化食物。

3.术前常规护理

选择性备皮(术侧耳后向上、向下、向后各备皮约 5 cm,尤适用于长发女性,可以很好地降低因外貌改变造成的不良心理应激)、配血、灌肠、禁食、禁水。

(二)术后护理

(1)密切观察患者生命体征、意识、瞳孔变化。

(2)观察患者有无继发性出血。

(3)保持患者呼吸道通畅,如有恶心、呕吐,去枕头偏向一侧,及时清除分泌物,避免吸入性肺炎。

(4)饮食:麻醉清醒 4 小时后且不伴恶心、呕吐,由护士亲自喂第一口水,观察有无呛咳,防止误吸。术后第一天可进流食,逐渐过渡至正常饮食。鼓励营养均衡,并适当摄取汤类食物,多饮水,以缓解低颅内压症状。

(5)体位:去枕平卧4～6小时,患者无头晕、恶心、呕吐等不适主诉,在主管医师协助下给患者垫薄软枕或毛巾垫。如患者出现术后头晕、恶心等明显低颅内压症状,要遵医嘱去枕平卧1～2天。术后2～3天可缓慢坐起,如头晕不适,立即平卧,反复锻炼至症状消失,在他人搀扶下可下床活动,注意避免跌倒。

(6)观察有无颅内感染、切口感染。观察伤口敷料,监测体温4次/天,了解有无头痛、恶心等不适主诉。

(7)手术效果观察:评估术后抽搐时间、强度、频率。部分患者术后面肌痉挛会立即消失,部分患者需要营养受损的神经,一段时间后可消失。

(8)对患者进行健康宣教,告知完全恢复需要3个月时间,加强护患配合。

(9)术后并发症护理。①低颅内压反应:因术中为充分暴露手术视野需放出部分脑脊液,所以导致低颅内压。术后根据情况去枕平卧1～3天,如恶心、呕吐,头偏向一侧,防止误吸。每天补液1 500～2 000 mL,并鼓励患者多进水、汤类食物,促进脑脊液分泌。鼓励床上活动下肢,防止静脉血栓形成。②脑神经受累:因手术中脑神经根受损可致面部感觉麻木,不完全面瘫。不完全面瘫者注意口腔和眼部卫生,眼睑闭合不全者予抗生素软膏涂抹,饭后及时清理口腔,遵医嘱给予营养神经药物,并做好细致解释,健康指导。③听力下降:因术中损失相邻的听神经,所以导致同侧听力减退或耳聋。密切观察,耐心倾听不适主诉,及时发现异常。遵医嘱使用营养神经药物,并注意避免使用损害听力的药物,保持安静,避免噪声。

(三)健康指导

(1)避免情绪激动,去除不安、恐惧、愤怒、忧虑等不利因素,保持心情舒畅。

(2)饮食清淡,多吃含水分、含纤维素多的食物;多食蔬菜、水果。忌烟、酒及辛辣刺激性强的食物。

(3)定期复查病情。

二、主要护理问题

(1)知识缺乏:与缺乏面肌痉挛相关疾病知识有关。

(2)自我形象紊乱:与不自主抽搐有关。

(3)有出血的可能:与手术有关。

(4)有体液不足的危险:与体液丢失过多有关。

(5)有感染的危险:与手术创伤有关。

(种 转)

第二节 脑 疝

当颅腔内某分腔有占位性病变时,该分腔的压力大于邻近分腔,脑组织由高压力区向低压力区移位,导致脑组织、血管及脑神经等重要结构受压或移位,产生相应的临床症状和体征,称为脑疝。

根据移位的脑组织及其通过的硬脑膜间隙和孔道,可将脑疝分为以下常见的 3 类。①小脑幕切迹疝:又称颞叶疝,为颞叶的海马回、钩回通过小脑幕切迹被推移至幕下。②枕骨大孔疝:又称小脑扁桃体疝,为小脑扁桃体及延髓经枕骨大孔被推挤向椎管内。③大脑镰下疝(图 3-1):又称扣带回疝,一侧半球的扣带回经镰下孔被挤入对侧分腔。

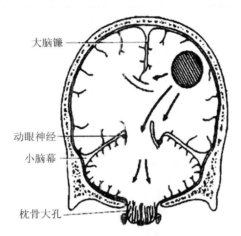

图 3-1　大脑镰下疝(上)、小脑幕切迹疝(中)、枕骨大孔疝(下)

脑疝是颅内压增高的危象和引起死亡的主要原因,常见的有小脑幕切迹疝和枕骨大孔疝。

一、病因和发病机制

　　(1)外伤所致各种颅内血肿,如硬膜外血肿、硬膜下血肿及脑内血肿。

　　(2)颅内脓肿。

　　(3)颅内肿瘤尤其是颅后窝、中线部位及大脑半球的肿瘤。

　　(4)颅内寄生虫病及各种肉芽肿性病变。

　　(5)医源性因素,对于颅内压增高患者,进行不适当的操作如腰椎穿刺,放出脑脊液过多过快,使各分腔间的压力差增大,可促使脑疝形成。

　　发生脑疝时,移位的脑组织在小脑幕切迹或枕骨大孔处挤压脑干,使脑干受压移位导致其实质内血管受到牵拉,严重时基底动脉进入脑干的中央支可被拉断而致脑干内部出血,出血常为斑片状,有时出血可沿神经纤维走行方向达内囊水平。同侧的大脑脚受到挤压会造成病变对侧偏瘫,同侧动眼神经受到挤压可产生动眼神经麻痹症状。钩回、海马回移位可将大脑后动脉挤压于小脑幕切迹缘上致枕叶皮质缺血坏死。移位的脑组织可致小脑幕切迹裂孔及枕骨大孔堵塞,使脑脊液循环通路受阻,颅内压增高进一步加重,形成恶性循环,使病情迅速恶化。

二、临床表现

(一)小脑幕切迹疝

　　(1)颅内压增高:剧烈头痛,进行性加重,伴躁动不安,频繁呕吐。

　　(2)进行性意识障碍:由于阻断了脑干内网状结构上行激活系统的通路,随脑疝的进展,患者出现嗜睡、浅昏迷、深昏迷。

　　(3)瞳孔改变:脑疝初期由于患侧动眼神经受刺激导致患侧瞳孔变小,对光反射迟钝;随病情进展,患侧动眼神经麻痹,患侧瞳孔逐渐散大,直接和间接对光反射均消失,并伴上睑下垂及眼球外斜;晚期,对侧动眼神经因脑干移位也受到推挤时,则出现双侧瞳孔散大,对光反射消失,患者多处于濒死状态(图 3-2)。

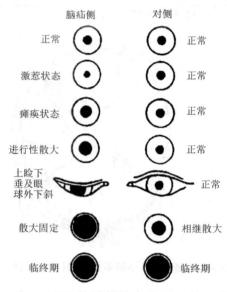

图 3-2　一侧颞叶钩回疝引起的典型瞳孔变化

(4)运动障碍:钩回直接压迫大脑脚,锥体束受累后,病变对侧肢体肌力减弱或麻痹,病理征阳性(图 3-3)。脑疝进展时可致双侧肢体自主活动消失,严重时可出现去皮质强直状,这是脑干严重受损的信号。

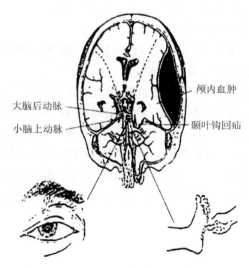

图 3-3　脑疝与临床病症的关系
动眼神经受压导致同侧瞳孔散大,上睑下垂及
眼外肌瘫痪;锥体束受压导致对侧肢体瘫痪,
肌张力增加,腱反射活跃,病理反射阳性

(5)生命体征变化:若脑疝不能及时解除,病情进一步发展,则患者出现深昏迷,双侧瞳孔散大固定,血压骤降,脉搏快弱,呼吸浅而不规则,呼吸、心跳相继停止而死亡。

(二)枕骨大孔疝

枕骨大孔疝是小脑扁桃体及延髓经枕骨大孔被挤向椎管中,又称小脑扁桃体疝。由于颅后窝容积较小,对颅内高压的代偿能力也小,病情变化更快。患者常有进行性颅内压增高的临床表现:头痛剧烈,呕吐频繁,颈项强直或强迫头位;生命体征紊乱出现较早,意识障碍、瞳孔改变出现较晚。因脑干缺氧,瞳孔可忽大忽小。由于位于延髓的呼吸中枢受损严重,患者早期即可突发呼吸骤停而死亡。

三、治疗要点

关键在于及时发现和处理。

(一)非手术治疗

患者一旦出现典型的脑疝症状,应立即给予脱水治疗,以缓解病情,争取时间。

(二)手术治疗

确诊后,尽快手术,去除病因,如清除颅内血肿或切除脑肿瘤等;若难以确诊或虽确诊但病变无法切除者,可通过脑脊液分流术、侧脑室外引流术或病变侧颞肌下、枕肌下减压术等降低颅内压。

四、急救护理

(1)快速静脉输入甘露醇、山梨醇、呋塞米等强效脱水剂,并观察脱水效果。

(2)保持呼吸道通畅,吸氧。

(3)准备气管插管盘及呼吸机,对呼吸功能障碍者,行人工辅助呼吸。

(4)密切观察呼吸、心跳、瞳孔的变化。

(5)紧急做好术前特殊检查及术前准备。

(种 转)

第三节 脑 出 血

脑出血是指原发于脑实质内的出血,主要发生于高血压和动脉硬化的患者。脑出血多发生于 55 岁以上的老年人,多数患者有高血压史,常在情绪激动或活动用力时突然发病,出现头痛、呕吐、偏瘫及不同程度昏迷等。

一、护理措施

(一)术前护理

(1)密切监测病情变化,包括意识、瞳孔、生命体征变化及肢体活动情况,定时监测呼吸、体温、脉搏、血压等,发现异常(瞳孔不等大、呼吸不规则、血压高、脉搏缓慢),及时报告医师立即抢救。

（2）绝对卧床休息,取头高位,15°～30°,头置冰袋,可控制脑水肿,降低颅内压,有利于静脉回流。吸氧可改善脑缺氧,减轻脑水肿。翻身时动作要轻,尽量减少搬动,加床档以防坠床。

（3）神志清楚的患者谢绝探视,以免情绪激动。

（4）脑出血昏迷的患者24～48小时内禁食,以防止呕吐物反流至气管造成窒息或吸入性肺炎,以后按医嘱进行鼻饲。

（5）加强排泄护理:若患者有尿潴留或不能自行排尿,应进行导尿,并留置尿管,定时更换尿袋,注意无菌操作,每天会阴冲洗1～2次,便秘时定期给予通便药或食用一些粗纤维的食物,嘱患者排便时勿用力过猛,以防再出血。

（6）遵医嘱静脉快速输注脱水药物,降低颅内压,适当使用降压药,使血压保持在正常水平,防止高血压引起再出血。

（7）预防并发症:①加强皮肤护理,每天小擦澡1～2次,定时翻身,每2小时翻身1次,床铺干净平整,对骨隆突处的皮肤要经常检查和按摩,防止发生压力性损伤。②加强呼吸道管理,保持口腔清洁,口腔护理每天1～2次;患者有咳痰困难,要勤吸痰,保持呼吸道通畅;若患者呕吐,应使其头偏向一侧,以防发生误吸。③急性期应保持偏瘫肢体的生理功能位。恢复期应鼓励患者早期进行被动活动和按摩,每天2～3次,防止瘫痪肢体的挛缩畸形和关节的强直疼痛,以促进神经功能的恢复,对失语的患者应进行语言方面的锻炼。

（二）术后护理

1.卧位

患者清醒后抬高床头15°～30°,以利于静脉回流,减轻脑水肿,降低颅内压。

2.病情观察

严密监测生命体征,特别是意识及瞳孔的变化。术后24小时内易再次脑出血,如患者意识障碍继续加重、同时脉搏缓慢、血压升高,要考虑再次脑出血可能,应及时通知医师。

3.应用脱水剂的注意事项

临床常用的脱水剂一般是20％甘露醇,滴注时注意速度,一般20％甘露醇250 mL应在20～30分钟内输完,防止药液渗漏于血管外,以免造成皮下组织坏死;不可与其他药液混用;血压过低时禁止使用。

4.血肿腔引流的护理

注意引流液量的变化,若引流量突然增多,应考虑再次脑出血。

5.保持出入量平衡

术后注意补液速度不宜过快,根据出量补充入量,以免入量过多,加重脑水肿。

6.功能锻炼

术后患者常出现偏瘫和失语,加强患者的肢体功能锻炼和语言训练。协助患者进行肢体的被动活动,进行肌肉按摩,防止肌肉萎缩。

（三）健康指导

1.清醒患者

（1）应避免情绪激动,去除不安、恐惧、愤怒、忧虑等不利因素,保持心情舒畅。

（2）饮食清淡,多吃含水分、含纤维素多的食物;多食蔬菜、水果。忌烟、酒及辛辣、刺激性强的食物。

（3）定期测量血压,复查病情,及时治疗可能并存的动脉粥样硬化、高脂血症、冠心病等。

(4)康复活动。应规律生活,避免劳累、熬夜、暴饮暴食等不利因素,保持心情舒畅,注意劳逸结合。坚持适当锻炼。康复训练过程艰苦而漫长(一般为1～3年,长者需终身训练),需要信心、耐心、恒心,在康复医师指导下,循序渐进、持之以恒。

2.昏迷患者

(1)昏迷患者注意保持皮肤清洁、干燥,每天床上擦浴,定时翻身,防止压力性损伤形成。

(2)每天坚持被动活动,保持肢体功能位置。

(3)防止气管切开患者出现呼吸道感染。

(4)不能经口进食者,应注意营养液的温度、保质期以及每天的出入量是否平衡。

(5)保持大小便通畅。

(6)定期高压氧治疗。

二、主要护理问题

(1)疼痛:与颅内血肿压迫有关。

(2)生活自理能力缺陷:与长期卧床有关。

(3)脑组织灌注异常:与术后脑水肿有关。

(4)有皮肤完整性受损的危险:与昏迷、术后长期卧床有关。

(5)躯体移动障碍:与出血所致脑损伤有关。

(6)清理呼吸道无效:与长期卧床所致的机体抵抗力下降有关。

(7)有受伤的危险:与术后癫痫发作有关。

(种 转)

第四节 慢性硬膜下血肿

一、概述

慢性硬膜下血肿是指脑外伤后3周以上出现临床症状者,血肿位于硬脑膜和蛛网膜之间,具有包膜,是小儿和老年颅内血肿中最常见的一种,约占颅内血肿的10%,硬膜下血肿的25%。目前认为,慢性硬膜下血肿是因轻微颅脑外伤造成桥静脉撕裂,血液缓慢渗入硬脑膜下腔而成。血肿以单侧多见,双侧者占20%～25%。男性患者明显多于女性,男女之比为5∶1,当病程长、头颅外伤史不明确时,常被误诊为脑瘤、脑血管病、帕金森综合征等。如诊断不及时,治疗不当,可造成严重后果。临床表现为以颅内高压为主的一组症状。

(一)病因及发病机制

头部外伤是慢性硬膜下血肿最常见的致病原因,50%～84%的患者有明确的头部外伤史。但如果头部外伤轻微,外伤距发病时间较长时,一般容易被患者和家属忽略,部分患者在被追问病史时才被发现。老年人由于脑组织萎缩,硬脑膜与皮质之间的空隙增大,当头部受到突然加速或减速运动时,可引起桥静脉的撕裂或造成皮质与硬脑膜间小交通静脉的损伤渗血。也可由静脉窦、蛛网膜颗粒或硬膜下水瘤受损出血引起。非损伤性硬膜下血肿非常少见。在慢性硬膜下血肿的患者中约有 12.8％的患者伴有高血压,所以,高血压、动脉硬化可能是容易导致出血的原因之一。

此外,一些患有硬膜下血肿的老年患者,常有慢性酒精中毒病史,因长期饮酒可造成肝功能损伤,导致凝血机制障碍,酗酒后又易造成颅脑损伤。还有 12％～38％与应用抗凝治疗有关,如长期服用阿司匹林、双嘧达莫等。

慢性硬膜下血肿的出血来源多为桥静脉或皮质小静脉,血液流至硬脑膜下腔后逐渐凝固,两周左右血肿开始液化,蛋白分解。以后血肿腔逐渐增大,引起颅内压增高,进一步对脑组织造成压迫,使脑循环受阻、脑萎缩及变性。促使血肿不断扩大的原因有以下几种。①血肿被膜反复出血:手术时可见血肿有被膜形成,外壁较厚有时可达数毫米,并富于血管,与硬脑膜粘连紧密,内膜甚薄与蛛网膜易分离。血肿外壁上的小血管不断破裂出血,是造成血肿体积不断增大的原因。②血管活性物质的释放:近期研究表明,血肿的外被膜(血肿被膜的硬脑膜层)不断释放出组织纤溶酶原激活物质到血肿腔内,作用于纤溶酶原使其转化为纤溶酶,促使纤溶活性增加,造成溶血和小血管的再出血,从而使血肿体积不断增大。

(二)病理

慢性硬膜下血肿多位于顶部,一般较大,血肿可覆盖在大脑半球表面的大部分,即额、顶、颞叶的外侧面。血肿的包膜多在发病后 5～7 天初步形成,到 2～3 周基本完成,为一层黄褐色或灰色的结缔组织包膜,靠蛛网膜侧包膜较薄,血管少,与蛛网膜粘连,可轻易剥离;靠近硬脑膜一侧的包膜较厚,与硬脑膜粘连较紧,该包膜在显微镜下有浆细胞、淋巴细胞和吞噬细胞,有丰富的新生毛细血管,亦有血浆渗出,有时见到毛细血管破裂的新鲜出血。血肿内容:早期为黑褐色半固体黏稠物,晚期为黄色或酱油色液体。以往多数学者认为,脑轻微损伤后出血缓慢,量少,血肿内血液分解渗透压较高,脑脊液和周围脑组织水分不断渗入到血肿壁,使血肿逐渐增大,但这种说法已被否定。目前大多认为,包膜外的外层有新生而粗大的毛细血管,血浆由管壁渗出,或毛细血管破裂出血到囊腔内,而使血肿体积不断增大。晚期逐渐出现颅内高压及局灶症状。

(三)临床表现

多数患者在外伤后较长时间内有轻微头痛、头昏等一般症状,亦有部分患者伤后长时间无症状,部分患者外伤史不详。多于 2～3 个月后逐渐出现恶心、呕吐、视物模糊、肢体无力、精神失常等全脑症状和局灶症状。症状大体可归纳为以下几类。

1.颅内高压症状

起初为轻微的头痛,当血肿逐渐增大时方出现明显的颅内压增高的症状如头痛、恶心、呕吐、复视、视盘水肿等。临床上常以颅内压增高为主要症状多见。老年人因为脑萎缩,颅内压增高症状出现较晚或不明显。婴幼儿患者颅内压增高,则表现为前囟饱满,头颅增大,可被误诊为先天性脑积水。

2.精神症状

老年人以精神障碍较为突出,常表现为表情淡漠、反应迟钝、记忆力减退、寡言少语、理解力差,以及进行性痴呆,淡漠,嗜睡,精神失常。痴呆多见于年龄较大者。

3.局灶性症状

患者亦可出现脑神经受损症状,如动眼神经、展神经及面神经损伤的症状;可出现帕金森综合征,表现为震颤、动作缓慢、肌力减退而肌张力增高,也可出现步态不稳及神经功能障碍,如偏瘫、失语、同向偏盲、偏身感觉障碍等,但均较轻。部分患者可出现局灶性癫痫。

(四)辅助检查

1.腰穿

除腰穿脑脊液压力增高外,常规检查可完全正常,病程越长,血肿包膜越厚,脑脊液化验变化越不明显。

2.颅骨 X 线平片

颅骨 X 线平片可显示脑回压迹,蝶鞍扩大,骨质吸收,患病多年患者局部骨板变薄、外突,血肿壁可有圆弧形钙化。婴幼儿可有前囟扩大、颅缝分离和头颅增大等。

3.头部 CT 扫描

头部 CT 扫描是目前诊断慢性硬膜下血肿的最有效方法,早期(伤后 3 周至 1 个月)血肿呈高、低混合密度,新月形或半月形肿块,高密度系点片状新鲜出血,部分可见液平面;中期(1～2 个月)血肿双凸形低密度;后期(2 个月以上)呈低密度区,主要表现颅骨内板与脑表面之间出现新月形、双凸形、单凸形的低密度、高密度或混杂密度区,患侧脑室受压,中线移位,额角向下移位,枕角向内上移位。慢性硬膜下血肿有 17%～25% 表现为等密度,诊断较难。增强扫描更能清楚显示血肿内缘与脑组织交界面呈条状密度增高带,可见血肿包膜强化影,血肿区内无脑沟、脑回。

4.MRI 检查

慢性硬膜下血肿有时在 CT 平片上因呈等密度而显影不清,但在 MR 检查上却相当清晰,既可定性,又可定位,对 CT 检查难以诊断的等密度慢性硬膜下血肿,其诊断准确率高达 100%。早期在 T_1、T_2 加权像上均为高信号,后期血肿在 T_1 加权像上为高于脑脊液的低信号,T_2 加权像上为高信号。例如,发病 3 周左右的硬膜下血肿,在 CT 检查上可能呈等密度,在 T_1 加权像上积血因 T_1 值短于脑脊液而呈高信号,在 T_2 加权像上因长 T_2 而呈高信号。冠状面在显示占位效应方面更明显优于 CT 检查。

5.其他检查

ECT 扫描,显示脑表现的新月形低密度区;脑电图显示局限性病灶;脑超声波检查可显示中线波移位。婴幼儿可行前囟穿刺。

(五)诊断及鉴别诊断

1.诊断依据

(1)轻度头部外伤 3 周以后,逐渐出现头痛、头昏、视盘水肿、偏瘫、癫痫等症状。

(2)腰穿脑脊液压力高,常规变化不明显。

(3)脑血管造影可见颅内板下方新月形"无血管区"。

(4)CT 扫描可确定诊断。

(5)婴幼儿可在前囟外角进行穿刺,可明确诊断。

2.鉴别诊断

(1)外伤性硬膜下积液:外伤性硬膜下积液或称外伤性硬膜下水瘤,系外伤后大量脑脊液积聚硬脑膜下,临床表现与硬膜下血肿相似,半数病例位于双额区,常深入到纵裂前部,占位表现较硬膜下血肿轻。在 CT 扫描上显示为新月形低密度影,CT 值在 7 Hu 左右,近脑脊液密度。无论急性或慢性硬膜下积液在 MR 上均成新月形长 T_1 与长 T_2。信号强度接近脑脊液。慢性硬膜下血肿在 CT 扫描上:早期为高、低混合密度,部分可见液面;中、晚期呈低密度区。在 MR 上可有明显信号变化。

（2）脑蛛网膜囊肿：本病变多位于颅中窝，外侧裂表面，临床表现与慢性硬膜下血肿相似，脑血管造影为脑底或脑表面无血管区，CT 扫描亦为密度减低区，但其形状呈方形或不规则，这点与慢性硬膜下血肿相区别。

（3）其他：脑肿瘤、先天性脑积水，往往与慢性硬膜下血肿在临床上难以区别，但行 CT 扫描及 MRI，多可明确诊断。

（六）治疗

1.非手术疗法

对个别轻度病例，或缓慢性进行性颅内高压，可试用中药或大量脱水药物治疗，但疗效尚需长期观察。未经治疗的慢性硬膜下血肿患者由于高颅压脑疝而死亡，自然吸收的慢性硬膜下血肿少见。

2.手术治疗

手术治疗是公认的最有效的治疗方法。大多数患者需要手术治疗，部分非手术治疗效果不满意，病情继续发展的可行手术治疗，手术治疗包括以下几种。

（1）血肿引流：为近年来盛行的方法，在血肿较厚部位钻孔引流并冲洗血肿后，置入一引流管与脑表面平行，行闭式引流 48～72 小时，此种方法多能顺利治愈，而且简单，损伤小，治愈率高，故多列为首选。近年来 YL-1 型硬通道微刺针微创穿刺引流术因简便易行在临床广泛应用，根据头部 CT 检查定位，选择最后层面中心作为穿刺点。对于 CT 检查显示血肿腔内有明显分隔者，可采用颅骨钻孔神经内镜辅助血肿清除术。

（2）血肿切除。适应证：①血肿引流不能治愈者；②血肿内容为大量凝血块；③血肿壁厚，引流后脑不膨起者。此种方法损伤较大，采用骨瓣开颅，连同血肿囊壁一并切除。

（3）前囟穿刺：适用于婴幼儿血肿，可在两侧前囟外角反复多次穿刺，多数患者可治愈。

二、护理

（一）入院护理

1.急诊入院常规护理

（1）立即通知医师接诊，为患者测量体温、脉搏、呼吸、血压；观察患者的意识、瞳孔变化及肢体活动等情况，如有异常及时通知医师。

（2）了解患者既往史，有无家族史、过敏史、吸烟史等。

（3）根据医嘱正确采集标本，进行相关检查。了解相关化验、检查报告的情况，如有异常及时与医师沟通。

（4）了解患者的心理状态，向患者讲解疾病的相关知识，增强患者治疗信心，减轻焦虑、恐惧心理。

（5）待患者病情稳定后向患者介绍病房环境（医师办公室、护士站、卫生间、换药室、配餐室的位置）、护理用具的使用方法（床单位、呼叫器等）、物品的放置、作息时间及餐卡的办理等；介绍科主任、护士长、负责医师及责任护士。病房应保持安静、舒适，减少人员流动，避免外界刺激和情绪激动。

2.安全防护教育

对于有癫痫发作史的患者，应保持病室内环境安静，减少人员探视，室内光线柔和，避免强光刺激。病室内的热水壶、锐器等危险物品应远离患者，避免癫痫发作时，伤及他人或患者自伤。

若出现癫痫发作前兆时,立即卧床休息。癫痫发作时,在患者紧闭口唇之前,立即把缠有纱布的压舌板、勺子或牙刷把等垫在上下牙齿之间,防止患者咬伤自己的舌头。松开衣领,头偏向一侧,保持呼吸道通畅,通知医师。发作期间口中不可塞任何东西,不可强行灌药,防止窒息。不可暴力制动,防止肌肉拉伤、关节脱臼或骨折,并加床档保护,避免坠床摔伤。有癫痫病史的患者,必须长期坚持服药,不可增减、漏服和停服药物。癫痫发作后,要及时清除患者口腔分泌物,保持呼吸道通畅,并检查患者有无肢体损伤,保证患者良好的休息。

(二)手术护理

1.送手术前

(1)为患者测量体温、脉搏、呼吸、血压及体重;如有发热、血压过高、女性月经来潮等情况均应及时报告医师。

(2)告知患者手术的时间,术前禁食水等准备事项。

(3)修剪指(趾)甲、剃胡须,勿化妆及涂染指(趾)甲等。协助患者取下义齿、项链、耳钉、手链、发夹等物品,并交给家属妥善保管。

(4)根据医嘱正确行药物过敏试验、备血(复查血型)、术区皮肤准备(剃除全部头发及颈部毛发,保留眉毛)后,更换清洁病员服,术区皮肤异常及时通知医师。

(5)遵医嘱术前用药。

(6)携带病历、相关影像资料等物品,平车护送患者入手术室。

2.术后回病房

(1)每15～30分钟巡视患者1次,注意观察患者的生命体征、意识、瞳孔、肢体活动等,如异常及时通知医师。

(2)注意观察切口敷料有无渗血。

(3)密切观察引流液的颜色、性状、量等情况并记录,妥善固定引流管,引流袋置于头旁枕上或枕边,高度与头部创腔保持一致,保持引流管引流通畅;活动时注意引流管不要扭曲、受压,防止脱管。

(4)术后6小时内给予去枕平卧位,头偏向一侧,防止呕吐物误吸引起窒息;头部放置引流管的患者6小时后需平卧位,利于引流;麻醉清醒的患者可以协助床上活动,保证患者的舒适度。

(5)若患者出现不能耐受的头痛,及时通知医师,遵医嘱给予止痛药物,并密切观察患者的生命体征、意识、瞳孔等变化。

(6)术后6小时如无恶心、呕吐等麻醉反应,可遵医嘱进食;对于意识障碍的患者可遵医嘱鼻饲管注食。

(7)对于未留置导尿的患者,指导床上大小便,24小时内每4～6小时嘱患者排尿1次。避免因手术、麻醉刺激、疼痛等原因造成术后的尿潴留。若术后8小时仍未排尿且有下腹胀痛感、隆起时,可行诱导排尿、针刺或导尿等方法。

(8)麻醉清醒可以语言沟通的患者,向其讲解疾病术后的相关知识,增强患者恢复健康的信心,利于早日康复。带有气管插管或语言障碍的患者,可进行肢体语言和书面卡片的沟通,疏导患者紧张、恐惧的情绪。

(9)结合患者的个体情况,每1～2小时协助患者翻身,保护受压部位皮肤;如局部皮肤有压红,可缩短翻身的间隔时间,受压部位应予软枕垫高减压。

（三）术后护理

1.术后第1～3天

（1）每1～2小时巡视患者1次，注意观察患者的生命体征、意识、瞳孔、肢体活动等，如发现有头痛、恶心、呕吐等颅内压增高症状及时通知医师。

（2）注意观察切口敷料有无渗血。

（3）密切观察引流液的颜色、性状、量等情况并记录，妥善固定引流管，并保持引流管引流通畅，勿打折、扭曲、受压，防止脱管，不可随意调整引流袋的高度。

（4）加强呼吸道的管理，鼓励患者深呼吸及有效咳嗽、咳痰，如痰液黏稠不易咳出可遵医嘱予雾化吸入，必要时吸痰。

（5）结合患者的个体情况，每1～2小时协助患者翻身，保护受压部位皮肤；如局部皮肤有压红，可缩短翻身的间隔时间，受压部位应予软枕垫高减压。

（6）指导肢体和语言功能锻炼。

2.术后第4天至出院日

（1）每1～2小时巡视患者1次，注意观察患者的生命体征、意识、瞳孔、肢体活动等，如发现异常及时通知医师。

（2）拔除引流管后注意观察切口敷料有无渗血、渗液及皮下积液等，如有异常及时通知医师。

（3）加强呼吸道的管理，鼓励深呼吸及有效咳嗽。

（4）指导患者注意休息，引流管拔除后指导患者床头摇高，逐渐坐起，再过渡到床边，病室、病区活动时以不疲劳为宜。

（5）指导患者进行肢体和语言功能锻炼。

（四）出院指导

（1）家属应陪伴在患者身边，减轻患者的恐惧心理。

（2）给予患者高热量、高蛋白、高维生素、易消化吸收的饮食。

（3）患者出院后定期复查血压，遵医嘱用药，保持情绪稳定，保持大便通畅，坚持功能锻炼。

（4）1个月后门诊影像学复查。

（种　转）

第五节　颅内压增高症

颅内压增高症是由于颅内任何一种主要内容物（血液、脑脊液、脑组织）容积增加或者有占位性病变时，其所增加的容积超过代偿限度所致。正常人侧卧位时，测定颅内压（ICP）为0.8～1.8 kPa（6.0～13.5 mmHg），>2.0 kPa（15 mmHg）为颅内压增高，2.0～2.6 kPa（15～20 mmHg）为轻度增高，2.6～5.3 kPa（20～40 mmHg）为中度增高，>5.3 kPa（>40 mmHg）为重度增高。

一、病因和发病机制

引起颅内压增高的疾病很多，但发生颅内压增高的主要因素如下。

(一)脑脊液增多

(1)分泌过多,如脉络丛乳头状瘤。

(2)吸收减少:如交通性脑积水,蛛网膜下腔出血后引起蛛网膜粘连。

(3)循环交通受阻:如脑室及脑中线部位的肿瘤引起的梗阻性脑积水或先天性脑畸形。

(二)脑血液增多

(1)脑外伤后<24 小时的脑血管扩张、充血,以及呼吸道梗阻,呼吸中枢衰竭引起的二氧化碳蓄积,高碳酸血症和丘脑下部、鞍区或脑干部位手术,使自主神经中枢或血管运动中枢受刺激引起的脑血管扩张充血。

(2)颅内静脉回流受阻。

(3)出血。

(三)脑容积增加

正常情况下颅内容积除颅内容物体积外有 3%～10%的缓冲体积即代偿容积。因此颅内容积很大,但代偿调节作用很小。常见脑水肿如下。①血管源性脑水肿:多见于颅脑损伤、脑肿瘤、脑手术后。②细胞毒性脑水肿:多见于低氧血症,高碳酸血症,脑缺血和缺氧。③渗透性脑水肿:常见于严重电解质紊乱(Na^+丢失),渗透压降低,水中毒。

(四)颅内占位病变

常见于颅内血肿,颅内肿瘤,脑脓肿和脑寄生虫等。

二、临床表现

(一)头痛

头痛是颅内压增高最常见的症状,有时是唯一的症状。可呈持续性或间歇性,当用力、咳嗽、负重,早晨清醒时和较剧烈活动时加重,这是由颅内压增高使脑膜、血管或神经受挤压、牵扯或炎症变化的刺激所致。急性和重度的颅内压增高可引起剧烈的头痛并常伴喷射性呕吐。

(二)恶心呕吐

多数颅内压增高患者都伴有恶心、不思饮食,重度颅内压增高可引起喷射性呕吐,呕吐之后头痛随之缓解,小儿较成人多见,其原因是迷走神经中枢和神经受刺激所引起。

(三)视力障碍和眼底变化

长期颅内压增高,使视神经受压,眼底静脉回流受阻,引起视神经萎缩,造成视力下降、模糊和复视,眼底视盘水肿,严重者出现失明和眼底出血。

头痛、恶心呕吐、视盘水肿为颅内压增高的 3 个主要症状。

(四)意识障碍

意识障碍是反映脑受压的可靠及敏感指标,当大脑皮质、脑干网状结构广泛受压和损害即可出现意识障碍。颅内压增高早期患者可出现烦躁、嗜睡和定向障碍等意识不清的表现,晚期则出现蒙眬和昏迷。末期出现深昏迷。梗阻性脑积水所引起的颅内压增高一般无意识障碍。

(五)瞳孔变化

由于颅内压不断增高而引起脑移位,中脑和脑干移位压迫和牵拉动眼神经可引起瞳孔对光反射迟钝。瞳孔不圆,瞳孔忽大忽小,一侧瞳孔逐渐散大,光反射消失;末期出现双侧瞳孔散大、固定。

(六)生命体征变化

颅内压增高,患者早期一般不会出现生命体征变化,急性或重度的颅内压增高可引起血压增高、脉压增大,出现呼吸、脉搏减慢综合征,随时有呼吸骤停及生命危险。常见于急性脑损伤患者,而脑肿瘤患者则很少出现血压升高。

(七)癫痫发作

约有 20% 的颅内压增高患者发生癫痫,为局限性癫痫小发作,如口角、单侧上、下肢抽搐,或癫痫大发作,大发作时可引起呼吸道梗阻,加重脑缺氧、脑水肿而加剧颅内压增高。

(八)颅内高压危象(脑疝形成)

1.颞叶钩回疝

幕上肿瘤、水肿、血肿引起急剧的颅内压力增高,挤压颞叶向小脑幕裂孔或下方移位,同时压迫动眼神经、大脑后动脉和中脑,使脑干移位,产生剧烈的头痛、呕吐,血压升高,呼吸、脉搏减慢、不规则。很快进入昏迷,一侧瞳孔散大,对光反射消失,对侧肢体偏瘫,去脑强直。此时如未及时进行降颅压处理则会出现呼吸停止,双侧瞳孔散大、固定、血压下降、心跳停止。

2.枕骨大孔疝

枕骨大孔疝又称小脑扁桃体疝,主要是幕下肿瘤、血肿、水肿致颅内压力增高,挤压小脑扁桃体进入压力偏低的枕骨大孔,压迫延脑和颈 1~2 颈髓,患者出现剧烈头痛、呕吐、呼吸不规则、血压升高、心跳缓慢,随之很快出现昏迷、瞳孔缩小或散大、固定、呼吸停止。

三、护理

(一)护理目标

(1)了解引起颅内压增高的原因,及时对症处理。

(2)通过监测及早发现病情变化,避免意识障碍发生。

(3)颅内压得到控制,脑疝危象得以解除。

(4)患者主诉头痛减轻,自觉舒适,头脑清醒,睡眠改善。

(5)体液恢复平衡,尿比重在正常范围,无脱水症状和体征。

(二)护理措施

(1)每小时观察患者神志、瞳孔变化 1 次。如出现神志不清及瞳孔改变,预示颅内压力增高,需及时报告医师进行降颅内压处理。

(2)观察患者头痛的程度,有无伴随呕吐,对剧烈头痛应及时对症降颅压处理。

(3)每 1~2 小时监测血压、脉搏、呼吸 1 次,观察患者有无呼吸、脉搏慢,血压高,即"两慢一高"征。

(4)保持呼吸道通畅:呼吸道梗阻时,因患者呼吸困难,可致胸腔内压力增高、$PaCO_2$ 增高,致脑血管扩张、脑血流量增多进而使颅内压增高。护理时应及时清除呼吸道分泌物和呕吐物。抬高床头 15°~30°,持续或间断吸氧,改善脑缺氧,减轻脑水肿。

(5)脱水治疗的护理:应用高渗性脱水剂,使脑组织间的水分通过渗透作用进入血循环再由肾脏排出,可达到降低颅内压的目的。常用 20% 甘露醇 250 mL,15~30 分钟内滴完,2~4 次/天;呋塞米 20~40 mg,静脉点滴或肌内注射,2~4 次/天。脱水治疗期间,应准确记录24 小时出入液量,观察尿量、色,监测尿素氮和肌酐含量,注意有无水、电解质紊乱和肝肾功能损害。脱水药物应严格按医嘱执行,并根据病情及时调整脱水药物的用量。

（6）激素治疗的护理：肾上腺皮质激素通过稳定血-脑屏障，预防和缓解脑水肿，改善患者症状。常用地塞米松 5～10 mg，静脉注射；或氢化可的松 100 mg 静脉注射，1～2 次/天；由于激素有引起消化道应激性溃疡出血、增加感染机会等不良反应，故用药的同时应加强观察，预防感染，避免发生并发症。

（7）颅内压监护。①监护方法：颅内压监护有植入法和导管法两种。植入法是将微型传感器植入颅内，传感器直接与颅内组织（硬脑膜外、硬脑膜下、蛛网膜下腔、脑实质等）接触而测压。导管法是以引流出的脑脊液或生理盐水充填导管，将传感器（体外传感器）与导管相连接，借导管内的液体与传感器接触而测压。两种方法的测压原理均是利用压力传感器将压力转换为与颅内压力大小成正比的电信号，再经信号处理装置将信号放大后记录下来。植入法中的硬脑膜外法及导管法中的脑室法优点较多，使用较广泛。②颅内压监护的注意事项：监护的零点参照点一般位于外耳道的位置，患者需平卧或头抬高 10°～15°；监护前注意记录仪与传感器的零点核正，并注意大气压改变而引起的"零点飘移"；脑室法时在脑脊液引流期间每 4～6 小时关闭引流管测压，了解颅内压真实情况；避免非颅内情况而引起的颅内压增高，如出现呼吸不畅、躁动、高热或体位不舒适、尿潴留时应及时对症处理；监护过程严格无菌操作，监护时间以 72～96 小时为宜，防止颅内感染。③颅内压监护的优点：颅内压增高早期，由于颅内容积代偿作用，患者无明显颅内压增高的临床表现，而颅内压监护时可发现颅内压提高和基线不平稳；较重的颅内压升高时，颅内压监护基线水平与临床症状出现及其严重程度一致；有些患者临床症状好转，但颅内压逐渐上升，预示迟发性（继发性）颅内血肿的形成；根据颅内压监护使用脱水剂，可以避免盲目使用脱水剂及减少脱水剂的用量，减少急性肾衰竭及电解质紊乱等并发症的发生。

（8）降低耗氧量：对严重脑挫裂伤、轴索损伤、脑干损伤的患者进行头部降温，降低脑耗氧量。有条件者行冬眠低温治疗。①冬眠低温的目的：降低脑耗氧量，维持脑血流和脑细胞能量代谢，减轻乳酸堆积，降低颅内压；保护血-脑屏障功能，抑制白三烯 B_4 生成及内源性有害因子的生成，减轻脑水肿反应；调节脑损伤后钙调蛋白酶 Ⅱ 活性和蛋白激酶活力，保护脑功能；当体温降至 30 ℃，脑的耗氧量约为正常的 55%，颅内压力较降温前低 56%。②降温方法：根据医嘱首先给予足量冬眠药物，如冬眠Ⅰ号合剂（包括氯丙嗪、异丙嗪及哌替啶）或冬眠Ⅱ号合剂（哌替啶、异丙嗪、双氢麦角碱），待自主神经充分阻滞，御寒反应消失，进入昏睡状态后，方可加用物理降温措施。物理降温方法可采用头部戴冰帽，在颈动脉、腋动脉、肱动脉、股动脉等主干动脉表浅部放置冰袋，此外还可采用降低室温、减少被盖、体表覆盖冰毯等方法。降温速度以每小时下降 1 ℃ 为宜，体温降至肛温 33～34 ℃，腋温 31～33 ℃较为理想。体温过低易诱发心律失常、低血压、凝血障碍等并发症；体温＞35 ℃，则疗效不佳。③缓慢复温：冬眠低温治疗一般为 3～5 天，复温应先停物理降温，再逐步减少药物剂量或延长相同剂量的药物维持时间直至停用；加盖被毯，必要时用热水袋复温，严防烫伤；复温不可过快，以免出现颅内压"反跳"、体温过高或中毒等。④预防并发症：定时翻身拍背、吸痰，雾化吸入，防止肺部感染；低温使心排血量减少，冬眠药物使外周血管阻力降低，在搬动患者或为其翻身时，动作应轻稳，以防发生直立性低血压；观察皮肤及肢体末端，冰袋外加用布套，并定时更换部位，定时局部按摩，以防冻伤。

（9）防止颅内压骤然升高：对烦躁不安的患者查明原因，对症处理，必要时给予镇静剂，避免剧烈咳嗽和用力排便；控制液体摄入量，成人每天补液量＜2 000 mL，输液速度应控制在 30～40 滴/分；保持病室安静，避免情绪紧张，以免血压骤升而增加颅内压。

（种　转）

第六节 脑动静脉畸形

脑动静脉畸形是指脑血管发育障碍引起的脑局部血管数量和结构异常,并对正常脑血流产生影响。动静脉畸形是一团异常的畸形血管,其间无毛细血管,常有一支或数支增粗的供血动脉,引流静脉明显增粗曲张,管壁增厚,内为鲜红动脉血,似动脉,故称之为静脉的动脉化。动静脉畸形引起的继发性病变有出血、盗血。

一、病理和病理生理

(一)病理

脑动静脉畸形可发生在颅内的任何部位。80%～90%位于幕上,以大脑半球表面特别是大脑中动脉供应区的顶、颞叶外侧面最为多见,其次为大脑前动脉供应区的额叶及大脑内侧面,其他部位如枕叶、基底节、丘脑、小脑、脑干、胼胝体、脑室内较少见。幕上病变多由大脑中动脉或大脑前动脉供血,幕下动静脉畸形多由小脑上动脉供血或小脑前下或后下动脉供血。供血动脉一般只有一条,多者可有二三条,回流静脉多为一条,偶有两条。供血动脉及回流静脉多粗大,比正常动、静脉大一倍到数倍。据统计,供血动脉大脑中动脉占60%,大脑前动脉分支占20%,大脑中动脉和大脑前动脉分支联合供血占10%,脉络膜前动脉及椎-基底动脉分支供血少见,小脑后动脉分支占2%左右。回流静脉依其病变的部位分别汇入矢状窦、大脑大静脉、鞍旁静脉丛、岩窦、横窦、直窦、岩上窦等。由于胚胎脑血管首先在软脑膜发育,故动静脉畸形常位于脑表面,亦可位于脑沟内或深部脑组织内。典型的脑动静脉畸形呈圆锥形,锥底在脑表面,锥尖朝向脑室,深达脑室壁,有的伸入脑室与侧脑室脉络丛相连。有少数动静脉畸形呈类球形、长条形或不规则形,边缘不整齐。

畸形血管团的大小不一,小者只有在仔细检查下才能看到,脑血管造影不能显示,只有在术后病理检查时才能发现,有的甚至连常规病理检查亦难发现。而病变大者直径可达8～10 cm,可累及两个脑叶以上,占大脑半球的1/3～1/2或广泛分布在一侧或双侧大脑或小脑半球。病变中的畸形血管纠缠成团,血管管径大小不一,有时较为细小,有时极度扩张、扭曲,甚至其行程迂曲,呈螺旋状或绕成圆圈形。不同大小的动静脉毛细血管交织在一起,其间可夹杂脑组织。显微镜下,动静脉畸形的特点是由大小不等、走向不同的动静脉组成,管腔扩张,管壁动脉内膜增生肥厚,有的突向管腔内,内弹力层极为薄弱,甚至缺失,中层厚薄不一。动脉壁上可附有粥样硬化斑块及机化的血凝块,有的管腔部分堵塞,有的呈动脉瘤样扩张。静脉常有纤维变或玻璃样变而增厚,偶见有钙化。但动脉和静脉常难以区分。畸形血管周围常见有含铁血黄素沉着,夹杂在血管之间的脑组织可变性坏死。

脑动静脉畸形的继发改变,最常见是畸形血管破坏,血肿形成,畸形血管的血栓形成,脑缺血,脑胶质增生,脑萎缩等。畸形血管破裂常表现为蛛网膜下腔出血、脑内出血、硬膜下出血、脑室内出血。脑内出血常由深在动静脉畸形引起,合并血肿形成,表现为血管移位的占位改变,亦可见有造影剂外溢和动脉痉挛等表现。脑缺血可因"盗血"引起,使缺血区脑组织萎缩,脑胶质增生。畸形血管血栓形成一般难以发现,有时造影可见畸形血管内有充盈缺损。

(二)病理生理

由于动静脉畸形的动静脉之间没有毛细血管,血液经动脉直接流入静脉,缺乏血管阻力,局部血流量增加,血循环速度加快。这种血流改变,引起大量"脑盗血"现象。由于动脉血直接流入静脉内,使动脉内压大幅度下降,供血动脉内压由正常体循环平均动脉压的 90% 降至 45.1%~61.8%,而静脉内压上升,引起病变范围内静脉回流受阻而致静脉怒张、扭曲。动脉压的下降以及"脑缺血"现象,使动脉的自动调节功能丧失,致使动脉扩张,以弥补远端脑供血不足。动脉内血流的冲击致使动脉瘤形成,以及静脉长期怒张、扭曲,形成巨大静脉瘤。这都是动静脉畸形破裂出血的因素。静脉内血流加快,血管壁增厚,静脉内含有动脉血,手术时可见静脉呈鲜红色,与动脉难以区别,这被称为静脉的动脉化。随着动静脉的扩张,盗血量日益增加,使病变范围逐渐扩大。

二、临床表现

小型动静脉畸形可没有任何症状或体征,绝大多数脑动静脉畸形可出现一定的临床表现。

(一)性别、年龄

男性较女性多见,男女之比为(1.1~2.0)∶1。可发生在任何年龄,但以 20~30 岁青年为最多见,80% 的患者年龄在 11~40 岁之间。

(二)症状和体征

1.出血

动静脉畸形出血的发生率为 20%~88%,并且多为首发症状。动静脉畸形越小越易出血,这是因为动静脉畸形小,其动静脉管径小,在动静脉短路处的动脉压的下降不显著,小静脉管壁又薄,难以承受较高动脉压力的血液冲击,故易发生破裂出血。动静脉畸形多发生在 30 岁以下的患者,出血前患者常有激动、体力活动及用力大小便等诱因,但亦可没有明显的诱因而发生出血。出血常表现为蛛网膜下腔出血,亦可为脑内出血,40% 形成脑内血肿,少数患者脑内血肿可穿破脑室壁破入脑室或穿破皮层形成硬膜下血肿。动静脉畸形出血具有反复性,再出血率为 23%~50%,每年再出血率为 2% 左右。50% 以上出血 2 次,30% 出血 3 次,20% 出血 4 次以上,最多可达十余次。再出血的病死率为 12%~20%,仅为脑动脉瘤出血死亡的 1/3。再出血的间隔时间少数在数周或数月,多数在 1 年以上,甚至在十几年以后,平均为 4~6 年。有学者报告,13% 的患者于 6 周内再出血。与动脉瘤相比,脑动静脉畸形出血的特点有两个,一是出血的高发年龄小,出血程度轻,再出血率低,再出血间隔时间长且无规律;二是出血后血管痉挛发生率低。

2.癫痫

动静脉畸形患者的癫痫发生率为 30%~60%,其中 10%~30% 以癫痫为首发症状。癫痫多发生在 30 岁以上患者,癫痫可发生在出血之前或出血之后,亦可发生在出血时。癫痫的发生率尚与动静脉畸形的部位及大小有关。额顶区动静脉畸形的癫痫发生率高达 86%,额叶为 85%,顶叶为 58%,颞叶为 56%,枕叶为 55%。动静脉畸形愈大癫痫发生率越高,"脑盗血"严重的大型动静脉畸形癫痫的发生率更高。其癫痫的发作类型与动静脉畸形的部位亦有一定关系,顶叶动静脉畸形多为局限性癫痫发作,额叶者多为全身性癫痫,颞叶者可为颞叶癫痫。

3.头痛

60% 以上的动静脉畸形患者有长期头痛,其中 15%~24% 为首发症状。头痛常限于一侧,一般表现为阵发性非典型的偏头痛,可能与脑血管扩张有关。出血时的头痛较为剧烈且伴有呕吐。

4.进行性神经功能障碍

约40%的病例可出现进行性神经功能障碍,多表现为进行性轻偏瘫、失语、偏侧感觉障碍和同向偏盲等。引起神经功能障碍的主要原因是"脑盗血"引起的脑缺血和动静脉畸形破裂出血形成血肿压迫。

5.颅内血管杂音

部分患者在颅外可听到持续性血管杂音,并在收缩期杂音增强,少数患者自己亦能感觉到颅内血管杂音。

6.智力减退

巨大的动静脉畸形由于累及大脑组织范围广泛,可导致智力减退。

7.颅内压增高

动静脉畸形虽非肿瘤,但亦有一定体积,并且逐渐扩大,少数患者可出现颅内压增高的表现。这主要是由于静脉压增高,动静脉畸形梗阻脑脊液循环,造成脑积水;蛛网膜下腔出血产生交通性脑积水;出血后血肿形成。

8.其他

少数患者可出现眼球突出,头晕耳鸣,视力障碍,精神症状,脑神经麻痹,共济失调及脑干症状等。小儿可因大型动静脉畸形导致静脉血回流过多而右心衰竭。

三、辅助检查

(一)腰穿

出血前多无明显改变,出血后颅内压力多在1.9～3.8 kPa,脑脊液呈均匀血性,提示蛛网膜下腔出血。

(二)颅内平片

多数患者无阳性发现。10%～20%的病例可见病变钙化,20%～30%的钙化为线状、环状、斑状或不规则状,影像常很淡。若脑膜中动脉参与供血,可见颅骨脑膜中动脉沟增宽,颅底像棘孔扩大。颅后窝动静脉畸形致梗阻性脑积水者,可显示有颅内压增高征象。出血后可见松果体钙化移位。

(三)多普勒超声

多普勒超声对动静脉畸形有初步的定性、定位诊断能力。外侧裂附近的动静脉畸形,多普勒超声在同一超声波取样深度,能经颞部直接记录到动静脉畸形、血管畸形本身的血流频谱改变,即同时有朝向和离开超声波探头的重叠的和不规则的多普勒的频移图;还能听到强弱各异的机器样血流杂音。部分患者可探测到侧裂静脉作为引流静脉的特殊性搏动性高流速频谱改变。二维多普勒超声和彩色多普勒超声可直接于新生儿头部准确地发现动静脉畸形,并显示其部位、形态、大小和高血流速度的供血动脉和引流静脉。

经颅多普勒显示动静脉畸形的供血动脉血流速度增快,血管阻力指数和搏动指数下降,尚能显示引流静脉流速较快和独特的搏动性低阻力血流图形。但经颅多普勒不能发现小型动静脉畸形。

(四)脑电图

多数患者脑电图可出现异常,多为局限性的不正常活动,包括 α 节律的减少或消失,波率减慢,波幅降低,有时可出现弥散性 θ 波。有脑内血肿者,可出现局灶的 δ 波。幕下动静脉畸形脑电图常呈不规则的慢波。约 50% 有癫痫史的患者可出现癫痫波形。少数患者一侧大脑半球动静脉畸形可表现为双侧脑电图异常,这是由于"脑盗血"现象,使对侧大脑半球缺血所致。

(五)放射性核素扫描

90%~95% 的幕上动静脉畸形放射性核素扫描时可出现阳性结果。一般用 ^{89}Tc 或 ^{197}Hg 做闪烁扫描连续摄像,多可做出定位诊断,表现为放射性核素集聚。但直径在 2 cm 以下的动静脉畸形常难以发现。

(六)气脑或脑室造影

目前已很少采用此项检查,但对于有明显脑积水征象的患者仍可考虑行气脑或脑室造影。以癫痫发作或进行性轻偏瘫为主要症状的患者 在气脑造影中,可见脑室系统轻度病侧移位,病侧脑室有局限性扩大。后颅窝动静脉畸形在脑室造影中常显现脑干或小脑占位病变,第三脑室以上对称性脑室扩张。

(七)脑血管造影

脑血管造影不仅是确诊本病最可靠的检查方法,也是为下一步制订治疗方案提供资料的重要手段。因此,怀疑出血可能由动静脉畸形引起者,应首选脑血管造影术。上述辅助检查由于不能确诊,临床上很少采用。为全面了解病变的部位、大小、形状、供血动脉和引流静脉,近年来已采用静脉注射剂做数字减影全脑血管造影,并且能减少漏诊率。脑动静脉畸形在脑血管造影的动脉摄片中,可见到一堆不规则的扭曲血管团,其近端有一条或数条粗大的供血动脉,引流静脉亦常于动脉期显影,表现为极度扩张并导入颅内静脉窦,病变远端的动脉充盈不良或不充盈。一般无脑血管移位,如有较大血肿形成,则有血管移位等占位表现。畸形的血管团可呈团块状、网状、囊状或小簇状等。但一少部分患者可因血栓形成而不显影,其原因包括:①血管钙化;②栓子堵塞动静脉畸形的供血动脉;③血流缓慢;④动静脉畸形的组成血管过度扭曲延长,引起管内血流受阻;⑤体液因素引起血管内过度凝结。

(八)CT 扫描

CT 扫描虽不如脑血管造影显示病变详细全貌,但对于定位诊断以及寻找较小的病灶有独到的优点。CT 平扫可显示动静脉畸形的脑出血、脑梗死、脑水肿、脑萎缩、胶质增生、钙化、囊腔形成及脑积水等。病变可为高、低、混杂密度等各种影像,亦可无异常发现(25%)。CT 强化扫描可见病变近缘不整齐、密度不均匀或斑点状高密度影,并可见粗大扩张扭曲的引流静脉。较大的病变可有占位效应。

(九)磁共振

与 CT 检查比较,磁共振在动静脉畸形的检出率、定性及脑萎缩的诊断方面均优于 CT。由于磁共振中颅骨不引起伪像,故对脑回、脑表面的萎缩都能充分观察。动静脉畸形在磁共振中可表现为低信号区,为屈曲蛇行、圆形曲线状或蜂窝状低信号区。在出血病例中,磁共振能抓住血肿和动静脉畸形在磁共振上的不同信号加以识别,并能清楚地显示供血动脉与引流静脉。大多数动静脉畸形内血流呈涡流、高速状态,因而在常用的标准成像序列上会引起信号丢失现象。畸形内缓慢流动血液在第二回波上可呈高信号。另外,T_1 加权像上粗大的引流静脉呈明显无信号影,还可看到增大的静脉窦。在显示隐性动静脉畸形方面磁共振优于 CT。隐性动静脉畸形附近的小出血灶,在磁共振上呈短 T_1 与长 T_2,出血 3 个月仍能清晰可辨。此时,CT 上能见到的高密度血肿早已吸收。

四、诊断与鉴别诊断

(一)诊断

年龄在 40 岁以下的突发蛛网膜下腔出血,出血前有癫痫史或轻偏瘫、失语、头痛史,而无明显颅内压增高者,应高度怀疑动静脉畸形,但确诊有赖于脑血管造影,CT 及磁共振检查有助于确诊。

(二)鉴别诊断

脑动静脉畸形尚需与其他脑血管畸形、烟雾病、原发性癫痫、颅内动脉瘤等相鉴别。

1.脑海绵状血管畸形

这也是青年人反复蛛网膜下腔出血的常见原因之一。出血前患者常无明显临床症状。脑血管造影常为阴性或出现病理性血管团,但看不到增粗的供血动脉或扩张的引流静脉。CT 平扫可表现为蜂窝状低密度区,强化后可见病变轻度增强。但最后需要手术切除及病理检查才能与动静脉畸形相鉴别。

2.原发性癫痫病

脑动静脉畸形常出现癫痫,并且已发生血栓的动静脉畸形更易出现顽固性癫痫发作,这时脑血管造影常不显影,故常误诊为癫痫。但原发性癫痫常见于儿童,对于青年人发生癫痫,并有蛛网膜下腔出血或癫痫出现在蛛网膜下腔出血之后,应考虑为动静脉畸形。另外,动静脉畸形患者除癫痫外,尚有其他症状体征,例如头痛、进行性轻偏瘫、共济失调、视力障碍等。CT 扫描有助于鉴别诊断。

3.脑动脉瘤

脑动脉瘤是蛛网膜下腔出血最常见的原因,发病年龄比脑动静脉畸形大 20 岁左右,即多在 40～50 岁发病,并且女性多见。患者常有高血压、动脉硬化史。癫痫发作少见,而动眼神经麻痹多见。根据脑血管造影不难鉴别。

4.静脉性血管畸形

静脉性血管畸形较少见,有时可破裂出血引起蛛网膜下腔出血,并可出现颅内压增高。脑血管造影没有明显畸形血管显示,有时仅见有一条粗大的静脉带有一些引流属支。CT 扫描显示低密度区,强化扫描可见病变增强。

5.烟雾病

此病多见于儿童及青壮年,儿童以脑缺血为主要表现,成人以颅内出血为主要症状。明确鉴别诊断有赖于脑血管造影。烟雾病脑血管造影表现为颈内动脉狭窄或闭塞,脑基底部有云雾状纤细的异常血管团。

6.血供丰富的脑瘤

脑动静脉畸形尚需与血供丰富的胶质瘤、转移瘤、脑膜瘤及血管母细胞瘤相鉴别。由于这些肿瘤血供丰富,脑血管造影中可见动静脉之间的交通与早期出现静脉,故会与脑动静脉畸形相混淆。但根据发病年龄、病史、病程、临床症状体征等不难鉴别,CT 扫描可有助于明确鉴别诊断。

五、治疗

手术为治疗脑动静脉畸形的根本方法,目的在于减少或消除脑动静脉畸形再出血的机会,减轻盗血现象。手术方法包括血肿清除术、畸形血管切除术、供应动脉结扎术、介入栓塞术。

六、护理措施

(一)术前护理

(1)患者要绝对卧床,并避免情绪激动,防止畸形血管破裂出血。

(2)监测患者生命体征,注意瞳孔变化,若双侧瞳孔不等大,表明有血管破裂出血的可能。

(3)排泄的管理:向患者宣教合理饮食,嘱其多食富含纤维素的食物,如水果、蔬菜等,以防止便秘。观察患者每天粪便情况,必要时给予开塞露或缓泻剂。

(4)注意冷暖变化,以防感冒后用力打喷嚏或咳嗽诱发畸形血管破裂出血。

(5)注意安全,防止患者癫痫发作时受伤。

(6)危重患者应做好术前准备,如剃头。若有出血,应进行急诊手术。

(二)术后护理

(1)严密监测患者生命体征,尤其注意血压变化,如有异常立即通知医师。

(2)给予患者持续低流量氧气吸入,并观察肢体活动及感觉情况。

(3)按时予以脱水及抗癫痫药物,防止患者颅内压增高或癫痫发作。

(4)患者如有引流,应保持引流通畅,并观察引流量、颜色及性质变化。短时间内若引流出大量血性物质,应及时通知医师。

(5)如果患者癫痫发作,应保持呼吸道通畅,并予以吸痰、氧气吸入,防止坠床等意外伤害,用床档保护并约束四肢,口腔内置口咽通气导管,配合医师给予镇静及抗癫痫药物。

(6)长期卧床、活动量较少的患者,应注意其肺部情况,及时给予拍背,促进有效咳痰,防止发生肺部感染,还须定期拍胸部 X 线片,根据胸部 X 线片有重点、有选择性地进行拍背。

(7)术后应鼓励患者进食高蛋白食物,以增加组织的修复能力,保证机体的营养供给。

(8)清醒患者保持头高位(床头抬高 30°),以利血液回流,减轻脑水肿。

(9)准确记录出入量,保证出入量平衡。

(10)对有精神症状的患者,适当给予镇静剂,并注意患者有无自伤或伤害他人的行为。

(11)给予患者心理上的支持,使其对疾病的痊愈有信心,从而减轻患者的心理负担。

七、主要护理问题

(一)脑出血

脑出血与手术伤口有关。

(二)脑组织灌注异常

脑组织灌注异常与脑水肿有关。

(三)有受伤的危险

有受伤的危险与癫痫发作有关。

(四)疼痛

疼痛与手术创伤有关。

(五)睡眠形态紊乱

睡眠形态紊乱与疾病产生的不适有关。

（六）便秘

便秘与术后长期卧床有关。

（七）活动无耐力

活动无耐力与术后长期卧床有关。

（种　转）

第七节　脑动脉瘤

脑动脉瘤是局部动静脉异常改变产生的脑动静脉瘤样突起,好发于组成大脑动脉环的大动脉分支或分叉部。因为这些动脉位于脑底的脑池中,所以动脉瘤破裂出血易引起动脉痉挛、栓塞及蛛网膜下腔出血等。主要见于中年人。脑动脉瘤的病因尚未完全明了,但目前多认为与先天性缺陷、动脉粥样硬化、高血压、感染、外伤有关。

一、临床表现

（一）性别

在多数资料中,女性略多于男性,男女之比为 4∶6。性别比例亦与年龄有一定关系,20 岁以下男女之比为 2.7∶1.0,40 岁以上男性所占比例开始下降,在 40～49 岁之间男女比例为 1∶1,50 岁后女性所占比例增高,60～69 岁男女之比为 1∶3,70 岁以上男女之比为 1∶10。性别发病率亦与动脉瘤的部位有关,据 Sahs 统计,颈内动脉-后交通动脉动脉瘤中,男性占 32%;前交通动脉动脉瘤中,男性占 28%;大脑中动脉动脉瘤中,男性占 41%。

（二）年龄

先天性脑动脉瘤可发生在任何年龄。据文献记载,年龄最小者为生后 64 小时,最大者为 94 岁,约 1/3 的病例在 20～40 岁之间发病,半数以上的患者年龄在 40～60 岁之间。发病高峰年龄为 50～54 岁,10 岁以下及 80 岁以上很少见。

（三）症状和体征

先天性脑动脉瘤患者在破裂出血之前,90% 的患者没有明显的症状和体征,只有极少数患者因动脉瘤影响到邻近神经或脑部结构而产生特殊的表现,如巨大型动脉瘤可引起颅内压增高的症状。动脉瘤症状和体征大致可分为破裂前先兆症状、破裂时出血症状、局部定位体征,以及颅内压增高症状等。

1.先兆症状

40%～60% 的动脉瘤在破裂之前有某些先兆症状,这是因为动脉瘤在破裂前会有一个突然扩大或漏血及脑局部缺血的过程。这些先兆症状在女性患者中出现的机会较多,青年人较老年人发生率高。各部位动脉瘤以颈内动脉-后交通动脉动脉瘤出现先兆症状的发生率最高,后部循环的动脉瘤出现先兆症状最少。概括起来先兆症状可分为 3 类:①动脉瘤漏血症状,表现为全头痛、恶心、颈部僵硬疼痛、腰背酸痛、畏光、乏力、嗜睡等。②血管性症状,表现为局部头痛、眼痛、视力下降、视野缺损和眼球外肌麻痹等,这是由动脉瘤突然扩大引起的。最有定侧和定位意义的先兆症状为眼外肌麻痹,但仅发生在 7.4% 的患者。③缺血性症状,表现为运动障碍、感觉障碍、幻视、平衡功能障碍、眩晕等。以颈内动脉-后交通动脉动脉瘤出现缺血性先兆症状最常见,可达69.2%,椎-基底动脉动脉瘤则较少出现。这些表现可能与动脉痉挛,以及血管闭塞或栓塞有关。

先兆症状中以头痛和眩晕最常见,但均无特异性,其中以漏血症状临床意义最大,应注意早行腰穿和脑血管造影确诊,早期处理以防破裂发生。从先兆症状出现到发生大出血平均为3周,动脉瘤破裂常发生在漏血症状出现后的1周左右。先兆症状出现后不久即有大出血,并且先兆症状的性质和发生率及间隔时间与动脉瘤的部位有关。前交通动脉和大脑前动脉动脉瘤56.5%出现先兆症状,表现为全头痛、恶心呕吐,从症状开始到大出血平均间隔时间为16.9天;大脑中动脉48.8%有先兆症状,表现为全头痛、运动障碍、恶心呕吐等,平均间隔时间为6天;颈内动脉动脉瘤68.8%有先兆症状,表现为局限性头痛、恶心呕吐、眼外肌麻痹等,平均间隔时间为7.3天。

2.出血症状

80%~90%的动脉瘤患者是因为破裂出血引起蛛网膜下腔出血才被发现,故出血症状以自发性蛛网膜下腔出血的表现最多见。出血症状的轻重与动脉瘤的部位、出血的急缓及程度等有关。

(1)诱因与起病:部分患者在动脉瘤破裂前常有明显的诱因,如重体力劳动、咳嗽、用力大便、奔跑、酒后、情绪激动、忧虑、性生活等。部分患者可以无明显诱因,甚至发生在睡眠中。多数患者突然发病,通常以头痛和意识障碍为最常见和最突出的表现。头痛常从枕部或前额开始,迅速遍及全头部及颈项、肩背和腰腿等部位。41%~81%的患者在起病时或起病后出现不同程度的意识障碍。部分患者起病时仅诉说头痛、眩晕、颈部僵硬且程度都不重,无其他症状;部分患者起病时无任何诉说,表现为突然昏倒、深昏迷、迅速出现呼吸衰竭,甚至于几分钟或几十分钟内死亡。部分患者起病时先呼喊头痛,继之昏迷、躁动、频繁呕吐、抽搐,可于几分钟或几十分钟后清醒,但仍有精神错乱、嗜睡等表现。

(2)出血引起的局灶性神经症状:单纯蛛网膜下腔出血很少引起局灶性神经症状。但动脉瘤破裂出血并不都引起蛛网膜下腔出血,尤其是各动脉分支上的动脉瘤,破裂出血会引起脑实质内血肿。蛛网膜下腔出血引起神经症状为脑膜刺激征,表现为颈项强直、克氏征阳性。因脑水肿或脑血管痉挛等引起精神错乱、偏瘫、偏盲、偏身感觉障碍、失语和锥体束征。7%~36%的患者出现视盘水肿,1%~7%的患者出现玻璃体膜下出血等。

脑实质内血肿引起症状与动脉瘤的部位有关,例如大脑前动脉动脉瘤出血常侵入大脑半球的额叶,引起痴呆、记忆力下降、大小便失禁、偏瘫、失语等。大脑中动脉动脉瘤出血常引起颞叶血肿,表现为偏瘫、偏盲、失语及颞叶疝症状等。后交通动脉动脉瘤破裂出血时可出现同侧动眼神经麻痹等。脑实质内血肿尚可引起癫痫,多为全身性发作,如脑干周围积血,还可引起强直性抽搐发作。

(3)全身性症状:破裂出血后可出现一系列的全身性症状。①血压升高:起病后患者血压多突然升高,常为暂时性的,一般于数天到3周后恢复正常,这可能与出血影响下丘脑中枢或颅内压增高有关。②体温升高:多数患者不超过39℃,多在38℃左右,体温升高常发生在起病后24~96小时内,一般于5天至2周内恢复正常。③脑心综合征:临床表现为发病后1~2天内,出现一过性高血压、意识障碍、呼吸困难、急性肺水肿、癫痫,严重者可出现急性心肌梗死(多在发病后第一周内发生),心电图表现为心律失常及类急性心肌梗死改变,即QT时间延长,P波、U波增高,ST段升高或降低,T波倒置等。意识障碍越重,出现心电图异常的概率越高。据报道,蛛网膜下腔出血后心电图异常的发生率为74.5%~100.0%。脑心综合征的发病机制为发病后血中儿茶酚胺水平增高,以及下丘脑功能紊乱,引起交感神经兴奋性增高。另外,继发性颅内高压和脑血管痉挛亦可影响自主神经中枢引起脑心综合征。④胃肠出血:少数患者可出现上消化道出血征象,表现为呕吐咖啡样物或柏油样便,系出血影响下丘脑及自主神经中枢导致胃肠黏膜扩张而出血。患者可出现血糖升高、糖尿、蛋白尿、白细胞计数增多、中枢性高热、抗利尿激素分泌异常及电解质紊乱等。

(4)再出血:动脉瘤一旦破裂将会反复出血,其再出血率为9.8%～30.0%。据统计再出血的时间常在上一次出血后的7～14天内。第1周占10%。11%可在1年内再出血,3%可于更长时间发生破裂再出血。第1次出血后存活的时间愈长,再出血的机会愈小。如患者意识障碍突然加重,或现在症状再次加重,瘫痪加重及出现新的神经系统体征,均应考虑到再出血的可能,应及时复查CT以确定是否有再出血。再出血往往比上一次出血更严重,危险性更大,故对已有出血史的动脉瘤患者应尽早手术,防止再出血的发生。

3.局部定位症状

动脉瘤破裂前可有直接压迫邻近结构而出现症状,尤其是巨大型动脉瘤。破裂后可因出血破坏或血肿压迫脑组织以及脑血管痉挛等而出现相应的症状。而这些症状与动脉瘤的部位、大小有密切关系,故在诊断上这些症状具有定位意义。常见的局部定位症状如下。

(1)脑神经症状:这是动脉瘤引起的最常见的局部定位症状之一,以动眼神经、三叉神经、滑车神经和展神经受累最常见。由于动眼神经走行在颅底,并且行程较长,与大血管关系密切,故可在多处受到动脉瘤的压迫而出现动眼神经麻痹。颈内动脉后交通动脉分叉处的动脉瘤约20%的患者出现动眼神经麻痹;颈内动脉海绵窦段动脉瘤亦可压迫动眼神经引起麻痹;大脑后动脉动脉瘤可在动眼神经通过该动脉的下方时压迫此神经引起麻痹;颈内动脉动脉瘤5%的患者出现滑车神经麻痹或展神经麻痹。动眼神经麻痹表现为病侧眼睑下垂、眼球外展、瞳孔扩大、对光反射消失等,常为不完全性麻痹,其中以眼睑下垂最突出,而瞳孔改变可较轻。颈内动脉动脉瘤、基底动脉动脉瘤常压迫三叉神经后根及半月节而产生三叉神经症状,其中以三叉神经第一支受累最常见,发生率为10%;表现为同侧面部阵发性疼痛及面部浅感觉减退,同侧角膜反射减退或消失,同侧嚼肌无力、肌肉萎缩,张口下颌偏向病侧等。基底动脉动脉瘤最容易引起三叉神经痛的症状。在少数患者中,可以出现三叉神经麻痹的表现。

(2)视觉症状:这是由动脉瘤压迫视觉通路引起的。大脑动脉环前半部的动脉瘤,例如大脑前动脉动脉瘤、前交通动脉动脉瘤可压迫视交叉而出现双颞侧偏盲或压迫视束引起同向偏盲。颈内动脉床突上段动脉瘤可压迫一侧视神经而出现鼻侧偏盲或单眼失明。眼动脉分支处动脉瘤常引起病侧失明。颈内动脉分叉处动脉瘤可压迫一侧视神经或视束,造成一侧鼻侧偏盲或同向性偏盲。大脑后动脉动脉瘤可因破裂出血累及视辐射及枕叶皮层,而产生同向性偏盲或出现幻视等。由于在动脉瘤破裂出血时患者常伴有意识障碍,故不易查出上述视觉症状,因此临床上这些视觉症状的定位诊断意义不大。

(3)眼球突出:海绵窦段颈内动脉动脉瘤破裂出血时,由于动脉瘤压迫或堵塞海绵窦引起眼静脉回流障碍,而出现搏动性眼球突出、结合膜水肿和眼球运动障碍,并可在额部、眶部、颞部等处听到持续性血管杂音。

(4)偏头痛:动脉瘤引起的典型偏头痛并不多见,其发生率为1%～4%。头痛多为突然发生,常为一侧眼眶周围疼痛,多数呈搏动性疼痛,压迫同侧颈总动脉可使疼痛暂时缓解。这种动脉瘤引起的偏头痛,可能是由于颈内动脉周围交感神经丛功能紊乱所致。

(5)下丘脑症状:动脉瘤可直接或间接影响下丘脑的血液供应而引起一系列下丘脑症状,主要表现为尿崩症、体温调节障碍、脂肪代谢障碍、水和电解质平衡紊乱、肥胖症及性功能障碍等。由破裂出血造成的下丘脑损害,可引起急性胃黏膜病变,而出现呕血、便血。

(6)其他症状:大脑中动脉动脉瘤破裂后可出现完全性或不完全性偏瘫、失语。出血早期出现一侧或双侧下肢短暂轻瘫,常为一侧或双侧大脑前动脉痉挛,提示为前交通动脉动脉瘤。在少数病例中,可于病侧听到颅内杂音,一般都很轻,压迫同侧颈动脉时杂音消失。

4.颅内压增高症状

一般认为动脉瘤的直径超过 2.5 cm 的未破裂的巨大型动脉瘤或破裂动脉瘤伴有颅内血肿时可引起颅内压增高。由于巨大型动脉瘤不易破裂出血,它所引起的症状不是出血症状而是类脑瘤症状,主要是动脉瘤压迫或推移邻近脑组织结构引起,并伴有颅内压增高或阻塞脑脊液通路而加速颅内压增高的出现。巨大型动脉瘤引起的类脑瘤表现,除出现头痛、头晕、恶心呕吐、视盘水肿外,尚有类脑瘤定位征,如鞍区动脉瘤,很像鞍区肿瘤;巨大型大脑中动脉动脉瘤突入侧裂可出现额颞肿瘤的表现;巨大型基底动脉动脉瘤可侵及大脑脚、下丘脑、脑干,引起脑积水,很像脑干肿瘤;巨大型小脑上动脉动脉瘤可突入桥小脑角,而出现桥小脑角肿瘤的体征。巨大型动脉瘤引起的眼底水肿改变,与破裂出血时引起的眼底水肿出血改变有所不同,前者为颅内压增高引起的视盘水肿,后者多为蛛网膜下腔出血引起的视盘水肿、视网膜出血,这是由于血液从蛛网膜下腔向前充满了神经鞘的蛛网膜下腔,而使视网膜静脉回流受阻所致。

5.特殊表现

动脉瘤有时会出现一些特殊表现。例如,颈内动脉动脉瘤或前交通动脉动脉瘤可出现头痛、双颞侧偏盲、肢端肥大、垂体功能低下等类鞍区肿瘤的表现。个别病例亦可以短暂性脑缺血发作为主要表现;少数患者在动脉瘤破裂出血后可出现急性精神障碍,表现为急性精神错乱、定向力障碍、兴奋、幻觉、语无伦次及暴躁行为等。

二、诊断

对于绝大多数动脉瘤来说,确诊主要是根据自发性蛛网膜下腔出血和脑血管造影来确诊,腰穿是诊断蛛网膜下腔出血最简单和最可靠的方法。根据临床表现和上述辅助检查确诊动脉瘤并不困难。凡中年以后突发蛛网膜下腔出血,或一侧展神经或动眼神经麻痹;有偏头痛样发作、伴一侧眼肌麻痹;反复大量鼻出血伴一侧视力视野进行性障碍,以及出现嗅觉障碍者,均应考虑到动脉瘤的可能,应及时行辅助检查或脑血管造影以明确诊断。一般来说,如果造影质量良好,造影范围充分,阅片水平较高,则 96% 以上的动脉瘤可以得到确诊。

三、治疗

外科治疗动脉瘤是根本治疗方法。其目的是防止动脉瘤发生出血或再出血。因此,凡没有明显手术禁忌证者均应首先行外科治疗。近几十年来,随着动脉瘤夹的改进和显微技术的应用,手术时机的选择,低温、控制性低血压麻醉的应用等,手术成功率大大提高,降低了手术死亡率和致残率,扩大了手术适应证范围,提早了手术时间,减少了手术中动脉瘤的破裂。

四、护理措施

(一)术前护理

(1)一旦确诊,患者需绝对卧床,暗化病室,减少探视,避免一切外来刺激。情绪激动、躁动不安可使血压上升,增加再出血的可能,适当给予镇静剂。

(2)密切观察患者生命体征及意识变化,每天监测血压2次,及早发现出血情况,尽早采取相应的治疗措施。

(3)胃肠道的管理:合理饮食,勿食用易导致便秘的食物;常规给予口服缓泻剂(如酚酞、麻仁润肠丸),保持排便通畅,必要时给予低压缓慢灌肠。

(4)尿失禁的患者,应留置导尿管。

(5)患者避免用力打喷嚏或咳嗽,以免增加腹压,反射性地增加颅内压,引起脑动脉瘤破裂。

(6)伴发癫痫者,要注意安全,防止发作时受外伤;保持呼吸道通畅,同时给予吸氧,记录抽搐时间,遵医嘱给予抗癫痫药。

(二)术后护理

(1)监测患者生命体征,特别是意识、瞳孔的变化,尽量使血压维持在一个个体化的稳定水平,避免血压过高引起脑出血或血压过低致脑供血不足。

(2)持续低流量给氧,保持脑细胞的供氧。观察肢体活动及感觉情况,与术前对比有无改变。

(3)遵医嘱给予甘露醇及甲泼尼龙泵入,减轻脑水肿;或泵入尼莫地平,减轻脑血管痉挛。

(4)保持引流通畅,观察引流液的色、量及性质,如短时间内出血过多,应通知医师及时处理。

(5)保持呼吸道通畅,防止肺部感染及压疮的发生。

(6)避免情绪激动及剧烈活动。

(7)手术恢复期应多进食高蛋白食物,加强营养,增强机体的抵抗力。

(8)减少刺激,防止癫痫发作,尽量将癫痫发作时的损伤减到最小,装好床档,备好抢救用品,防止意外发生。

(9)清醒患者床头抬高30°,利于减轻脑水肿。

(10)准确记录出入量,保证出入量平衡。

(11)减轻患者心理负担,加强沟通。

五、主要护理问题

(一)脑出血

脑出血与手术创伤有关。

(二)脑组织灌注异常

脑组织灌注异常与脑水肿有关。

(三)有感染的危险

有感染的危险与手术创伤有关。

(四)睡眠形态紊乱

睡眠形态紊乱与疾病创伤有关。

(五)便秘

便秘与手术后卧床有关。

(六)疼痛

疼痛与手术损伤有关。

(七)有受伤的危险

有受伤的危险与手术可能诱发癫痫有关。

(八)活动无耐力

活动无耐力与术后卧床时间长有关。

(种 转)

第八节 脑 膜 瘤

一、概述

脑膜瘤占颅内肿瘤的 19.2%，男女比例为 1∶2。一般为单发，多发脑膜瘤偶尔可见，好发部位依次为矢状窦旁、大脑镰、大脑凸面，其次为蝶骨嵴、鞍结节、嗅沟、小脑脑桥角与小脑幕等部位，生长在脑室内者很少，也可见于硬膜外。其他部位偶见。依肿瘤组织学特征，将脑膜瘤分为五种类型，即内皮细胞型、成纤维细胞型、血管瘤型、化生型和恶性型。

(一)临床表现

1.慢性颅压增高症状

因肿瘤生长较慢，当肿瘤达到一定体积时才引起头痛、呕吐及视力减退等，少数呈急性发病。

2.局灶性体征

因肿瘤呈膨胀性生长，患者常以头疼和癫痫为首发症状。根据肿瘤位置不同，还可以出现视力、视野、嗅觉或听觉障碍及肢体运动障碍等。老年患者多以癫痫发作为首发症状出现，颅压增高症状多不明显。

(二)辅助检查

1.头颅 CT 扫描

典型的脑膜瘤，显示脑实质外圆形或类圆形，高密度或等密度肿块，边界清楚，含类脂细胞者呈低密度，周围水肿带较轻或中度，且有明显对比增强效应。瘤内可见钙化、出血或囊变，瘤基多较宽，并多与大脑镰、小脑幕或颅骨内板相连，其基底较宽，密度均匀一致，边缘清晰，瘤内可见钙化。增强后可见肿瘤明显增强，可见脑膜尾征。

2.MRI 扫描

同时进行 CT 和 MRI 的对比分析，方可得到较正确的定性诊断。

3.脑血管造影

脑血管造影可显示瘤周呈抱球状供应血管和肿瘤染色。同时造影技术也为术前栓塞供应动脉，减少术中出血提供了帮助。

(三)鉴别诊断

需同脑膜瘤鉴别的肿瘤因部位而异，幕上脑膜瘤应与胶质瘤、转移瘤鉴别，鞍区脑膜瘤应与垂体瘤鉴别，桥小脑角脑膜瘤应与听神经瘤鉴别。

(四)治疗

1.手术治疗

手术切除脑膜瘤是最有效的治疗手段，应力争全切除，对受肿瘤侵犯的脑膜和颅骨，亦应切除之，以求达到根治。

（1）手术原则：控制出血，保护脑功能，争取全切除。对无法全切除的患者，则可行肿瘤次全切除或分次手术，以免造成严重残疾或死亡。

（2）术前准备：①肿瘤血运极丰富者可术前行肿瘤供应血管栓塞以减少术中出血。②充分备血，手术开始时做好快速输血准备。③鞍区肿瘤和颅压增高明显者，术前数天酌用肾上腺皮质激素和脱水治疗。④有癫痫发作史者，需术前应用抗癫痫药物、预防癫痫发作。

（3）术后并发症。①术后再出血：术后密切观察神志瞳孔变化，定期复查头部 CT，早期处理。②术后脑水肿加重：对于影响静脉窦和粗大引流静脉的肿瘤切除后应用脱水药物和激素预防脑水肿加重。③术后肿瘤残余和复发：需定期复查并辅以立体定向放射外科治疗等防止肿瘤复发。

2.立体定向放射外科治疗

因其生长位置，有 $17\%\sim50\%$ 的脑膜瘤做不到全切，另外还有少数恶性脑膜瘤也无法全切。肿瘤位于脑深部重要结构难以全切除者，如斜坡、海绵窦区、视丘下部或小脑幕裂孔区脑膜瘤，应同时行减压性手术，以缓冲颅压力，剩余的瘤体可采用 γ 刀或 X 刀治疗，亦可达到很好效果。

3.放疗或化疗

恶性脑膜瘤在手术切除后，需辅以化疗或放疗，防止肿瘤复发。

4.其他治疗

其他治疗包括激素治疗、分子生物学治疗、中医治疗等。

二、护理

（一）入院护理

（1）入院常规护理；常规安全防护教育；常规健康指导。

（2）指导患者合理饮食，保持大便通畅。

（3）指导患者肢体功能锻炼；指导患者语言功能锻炼。

（4）结合患者的个体情况，每 1～2 小时协助患者翻身，保护受压部位皮肤；如局部皮肤有压红，可缩短翻身的间隔时间，受压部位应予软枕垫高减压。

（二）术前护理

（1）每 1～2 小时巡视患者 1 次，观察患者的生命体征、意识、瞳孔、肢体活动，如有异常及时通知医师。

（2）了解患者的心理状态，向患者讲解疾病的相关知识，介绍同种疾病手术成功的例子，增强患者治疗信心，减轻焦虑、恐惧心理。

（3）根据医嘱正确采集标本，进行相关检查。

（4）术前落实相关化验、检查报告的情况，如有异常立即通知医师。

（5）根据医嘱进行治疗、处置，注意观察用药后反应。

（6）注意并发症的观察和处理。

（7）指导患者练习深呼吸及有效咳嗽；指导患者练习床上大小便。

（8）指导患者修剪指（趾）甲、剃胡须，女性患者勿化妆及涂染指（趾）甲。

（9）指导患者戒烟、戒酒。

（10）根据医嘱正确备血（复查血型），行药物过敏试验。

（11）指导患者术前 12 小时禁食，8 小时禁饮水，防止术中呕吐导致窒息；术前晚进半流质饮食，如米粥、面条等。

（12）指导患者保证良好的睡眠，必要时遵医嘱使用镇静催眠药。

（三）手术当天护理

1.送手术前

（1）术晨为患者测量体温、脉搏、呼吸、血压；如有发热、血压过高、女性月经来潮等情况均应及时报告医师，以确定是否延期手术。

（2）协助患者取下义齿、项链、耳钉、手链、发夹等物品，并交给家属妥善保管。

（3）皮肤准备：剃除全部头发及颈部毛发，保留眉毛后，更换清洁的病员服。

（4）遵医嘱术前用药，携带术中用物，平车护送患者入手术室。

2.术后回病房

（1）每 15～30 分钟巡视患者 1 次，注意观察患者的生命体征、意识、瞳孔、肢体活动等，如有异常及时通知医师。

（2）注意观察患者的切口敷料有无渗血。

（3）密切观察引流液的颜色、性状、量等情况并记录，妥善固定引流管，引流袋置于头旁枕上或枕边，高度与头部创腔保持一致，保持引流管引流通畅，活动时注意引流管不要扭曲、受压，防止脱管。

（4）观察留置导尿患者尿液的颜色、性状、量，会阴护理每天 2 次。

（5）术后 6 小时内给予去枕平卧位，6 小时后可床头抬高，麻醉清醒的患者可以协助床上活动，保证患者舒适。

（6）保持呼吸道通畅。

（7）若患者出现不能耐受的头痛，及时通知医师，遵医嘱给予止痛药物，并密切观察患者的生命体征、意识、瞳孔等变化。

（8）精神症状患者的护理：加强患者安全防护，上床档，需使用约束带的患者，应告知家属并取得同意，定时松解约束带，按摩受约束的部位，24 小时有家属陪护，预防自杀，同时做好记录。

（9）术后 24 小时内禁食、水，可行口腔护理，每天 2 次。清醒患者可口唇覆盖湿纱布，保持口腔湿润。

（10）结合患者的个体情况，每 1～2 小时协助患者翻身，保护受压部位皮肤；如局部皮肤有压红，可缩短翻身的间隔时间，受压部位应予软枕垫高减压。

（四）术后护理

1.术后第 1～3 天

（1）每 1～2 小时巡视患者 1 次，注意观察患者的生命体征、意识、瞳孔、肢体活动等，如发现有头痛、恶心、呕吐等颅内压增高症状及时通知医师。

（2）注意观察患者的切口敷料有无渗血。

（3）密切观察引流液的颜色、性状、量等情况并记录，妥善固定引流管，并保持引流管引流通畅，不可随意放低引流袋，以保证创腔内有一定的液体压力。若引流袋放低，会导致创腔内液体引出过多，创腔内压力下降，脑组织迅速移位，扯破大脑上静脉，从而引发颅内血肿。医师根据每天引流液的量调节引流袋的高度。

（4）观察留置导尿患者尿液的颜色、性状、量,会阴护理每天 2 次。

（5）术后引流管放置 3~4 天,引流液由血性脑脊液转为澄清脑脊液时,即可拔管,避免长时间带管形成脑脊液漏。拔除引流管后,注意观察患者的生命体征、意识、瞳孔等变化,切口敷料有无渗血、渗液及皮下积液等,如有异常及时通知医师。

（6）加强呼吸道的管理,鼓励深呼吸及有效咳嗽、咳痰,如痰液黏稠不易咳出可遵医嘱予雾化吸入,必要时吸痰。

（7）术后 24 小时如无恶心、呕吐等麻醉后反应,可遵医嘱进食,由流质饮食逐步过渡到普通饮食,积极预防便秘的发生。

（8）指导患者床上活动,床头摇高,逐渐坐起,逐渐过渡到床边活动(做好跌倒风险评估),家属陪同。活动时以不疲劳为宜。

（9）指导患者进行肢体功能锻炼;进行语言功能锻炼。

（10）做好生活护理,如洗脸、刷牙、喂饭、大小便等,定时协助患者翻身,保护受压部位皮肤,预防压疮的发生。

2.术后第 4 天至出院日

（1）每 1~2 小时巡视患者 1 次,注意观察患者的生命体征、意识、瞳孔、肢体活动等,如发现有头痛、恶心、呕吐等颅内压增高症状及时通知医师;注意观察切口敷料有无渗血。

（2）指导患者注意休息,病室内活动,活动时以不疲劳为宜。对高龄、活动不便、体质虚弱等可能发生跌倒的患者及时做好跌倒或坠床风险评估。

（五）出院指导

1.饮食指导

指导患者进食高热量、高蛋白、富含纤维素、维生素丰富、低脂肪、低胆固醇食物,如蛋、牛奶、瘦肉、新鲜鱼、蔬菜、水果等。

2.用药指导

有癫痫病史者遵医嘱按时、定量口服抗癫痫药物。不可突然停药、改药及增减药量,以避免加重病情。

3.康复指导

对肢体活动障碍者,户外活动须有专人陪护,防止意外发生,鼓励患者对功能障碍的肢体做主动和被动运动,防止肌肉萎缩。

（种　转）

第九节　室管膜瘤

室管膜瘤是一种少见的肿瘤,它来源于脑室与脊髓中央管的室管膜细胞或脑内白质室管膜细胞巢的中枢神经系统。其发生率占颅内肿瘤的 2%~9%,约占胶质瘤的 12%,好发于儿童及青年人,男性多于女性。目前,幕上室管膜瘤手术死亡率降至 0~2%,幕下室管膜瘤手术死亡率为 0~3%。

一、专科护理

(一)护理要点

密切观察患者生命体征、瞳孔、意识、肌力及病情变化,保障患者安全,同时给予疾病相关健康指导,加强患者的心理护理。

(二)主要护理问题

(1)急性疼痛:与术后切口疼痛及颅内压增高有关。

(2)营养失调:低于机体需要量与恶心、呕吐有关。

(3)有受伤害的危险:与神经系统功能障碍引起的视力障碍、肢体运动障碍有关。

(4)焦虑:与脑肿瘤的诊断及担心手术效果有关。

(5)潜在并发症:颅内出血、颅内压增高、脑疝、感染等。

(6)知识缺乏:缺乏相关疾病知识。

(三)护理措施

1.一般护理

病室环境舒适、安静、整洁,空气流通,温度以18~20 ℃为宜。将患者妥善安置在指定床位,更换病服,佩戴身份识别的腕带,并向患者做好入院指导。按照护理程序进行护理评估,制订合理、切实的治疗及护理方案。

2.对症护理

(1)急性疼痛的护理:术后切口疼痛一般发生于术后24小时内,可遵医嘱给予一般止痛剂。颅内压增高所致的头痛,多发生在术后2~4天,头痛的性质多为搏动性头痛,严重时可伴有恶心、呕吐,需给予脱水、激素等药物治疗,降低颅内压,从而缓解头痛症状。也可通过聊天、阅读等分散其注意力,播放舒缓的音乐,进行有节律的按摩,深呼吸、沉思、松弛疗法或积极采取促进患者舒适的方法以减轻或缓解疼痛。

(2)营养失调的护理:因颅内压增高而导致频繁呕吐者,应注意补充营养,维持水、电解质平衡。指导患者每天进食新鲜蔬果,少食多餐,适当限制钠盐摄入。

(3)有受伤害的危险的护理:病室内应将窗帘拉开,保持光线充足、明亮,地面洁净、干燥,物品按照五常法管理,以避免发生跌倒、烫伤等危险情况。嘱患者静卧休息,活动、如厕时应有人陪伴。

(4)焦虑的护理:根据患者及家属的具体情况提供正确的心理指导,了解患者的心理状态以及心理需求,消除患者紧张、焦虑等情绪。鼓励患者正视疾病,稳定情绪,增强战胜疾病的信心。护理人员操作时要沉着冷静,增加患者对医护人员的信任感,从而积极配合治疗。

(5)潜在并发症的观察与护理。①出血:颅内出血是最危险的并发症,一般多发生在术后24~48小时以内。表现为意识的改变,意识清醒后逐渐转为模糊甚至昏迷。因此应严密观察病情,一旦发现患者有颅内出血的倾向,立即报告医师,同时做好再次手术的准备工作。②感染:术区切口感染多于术后3~5天发生,局部可有明显的红肿、压痛及皮下积液。肺部感染多于术后一周左右发生,若不及时控制,可致高热、呼吸功能障碍而加重脑水肿,甚至发生脑疝。应遵医嘱合理使用抗生素,严格执行无菌技术操作,加强基础护理,增强患者机体免疫力。③中枢性高热:多出现于术后12~48小时内,同时伴有意识障碍、呼吸急促、脉搏加快等症状,可给予一般物理降温或冬眠低温疗法。

3.围术期的护理

(1)术前练习与准备:鼓励患者练习床上大小便,练习正确的咳嗽和咳痰方法,术前2周开始停止吸烟。进行术区备皮,做好血型鉴定及交叉配血试验,备血等。指导患者术前6小时开始禁食,术前4小时禁水,以防因麻醉或手术过程中呕吐引起误吸、窒息或吸入性肺炎。择期手术最好在术前1周左右,经口服或静脉提供充分的热量、蛋白质和维生素,以利于术后组织的修复和创口的愈合,提高防御感染的能力。在手术前一天或手术当天早晨,如发现患者有发热、高血压或女性患者月经来潮,应延迟手术日期;手术前夜可给予镇静剂,保证其充分睡眠;进手术室前排空尿液,必要时留置导尿管。

(2)术后体位:全麻未清醒患者,取侧卧位,保持呼吸道通畅。意识清楚、血压较平稳后取头高位,抬高床头15°~30°。幕上开颅术后的患者应卧向健侧,避免头部切口处受压;幕下开颅术后的患者早期宜取无枕侧卧或侧俯卧位。

(3)营养和补液:一般术后第1天可进流质饮食,第2、3天可逐渐给半流质饮食,以后可逐渐过渡到软食和普通饮食。如患者有恶心、呕吐、消化道功能紊乱或出血,术后可禁食1~2天,同时给予静脉补液,待病情平稳或症状缓解后再逐步恢复饮食。术后1~2周为脑水肿期,术后1~2天为水肿形成期,4~7天为水肿高峰期,应适当控制输液量,成人以1 500~2 000 mL/d为宜。脑水肿期间需使用高渗脱水剂而导致排出尿液增多,应准确记录24小时液体出入量,维持水、电解质平衡。

(4)呼吸道的护理:术后要密切观察患者有无呼吸困难或烦躁不安等呼吸道梗阻情况,保持呼吸道通畅。鼓励患者进行深呼吸及有效咳嗽。如痰液黏稠,可进行雾化吸入疗法,促进呼吸道内黏稠分泌物的排出及减少黏液的滞留,从而改善呼吸状况。痰液多且黏稠不易咳出时,可给予气管切开后吸痰。

(5)病情观察及护理:密切观察患者生命体征、意识状态、瞳孔及反射、肢体活动情况等。注意观察手术切口的敷料及引流管的引流情况,使敷料完好、引流管通畅。注意观察有无颅内压增高症状,避免情绪激动、用力咳嗽、用力排便及高压灌肠等。

二、健康指导

(一)疾病知识指导

1.概念

室管膜瘤是一种中枢神经系统肿瘤,约有65%的室管膜瘤发生于后颅窝。其肿瘤常分布在幕上、幕下、脊髓和圆锥-马尾-终丝四个部位。在美国,年龄<15岁的儿童中,室管膜瘤的发病率为3/10万人。室管膜瘤5年生存率为62%。

2.主要的临床症状

由于肿瘤所在部位的不同,室管膜瘤患者表现的临床症状有很大的差别,典型的室管膜瘤见于侧脑室、第三脑室、第四脑室及脑内。其中第四脑室室管膜瘤较常见,肿瘤的主体多位于脑室内,少数肿瘤的主体位于脑组织内。

(1)第四脑室室管膜瘤的临床症状。①颅内压增高症状:肿瘤位于脑室内堵塞室间孔或压迫导水管,从而影响脑脊液循环,致使脑脊液滞留,从而引起脑室扩大和颅内压增高。其特点是间歇性发作,与头位的变化有关。晚期一般常呈强迫头位,头多向前屈或侧屈,可表现为剧烈的头痛、眩晕、呕吐、脉搏、呼吸改变,意识突然丧失及由于展神经核受影响而产生复视、眼球震颤等症状,称为 Brun's 征。②脑干症状与脑神经系统损害症状:脑干症状较少见。可出现脑桥或延髓神经核受累症状,一般多发生在颅内压增高之后,少数也有以脑神经症状为首发症状。③小脑症状:可表现为步态不稳,眼球震颤,小脑共济失调和肌张力减低等。

(2)侧脑室室管膜瘤的临床表现。①颅内压增高症状:当脑肿瘤体积增大引起脑脊液循环障碍时,可出现持续剧烈头痛、喷射状呕吐、视盘水肿等颅内压增高症状。②肿瘤的局部症状:早期由于肿瘤对脑组织的压迫,可出现对侧轻偏瘫、感觉障碍和中枢性面瘫等症状。

(3)第三脑室室管膜瘤的临床表现:第三脑室室管膜瘤极为少见,位于第三脑室后部。早期可出现颅内压增高并呈进行性加重,同时可伴有低热。

(4)脑内室管膜瘤的临床表现:部分室管膜瘤不长在脑室内而位于脑实质中,幕上者多见于额叶和顶叶内,肿瘤位于大脑深部临近脑室,也可显露于脑表面。

3.室管膜瘤的诊断

(1)室管膜瘤的分级:室管膜瘤根据恶性程度的不同分为 4 级。1 级室管膜瘤包括黏液乳头型及室管膜下瘤型,常见于脊髓和第四脑室侧脑室;2 级室管膜瘤乳头型常见于桥小脑角,蜂窝型常见于第四脑室和中线部位,透明细胞型常见于第四脑室中线部位;3 级室管膜瘤间变型常见于大脑半球;4 级室管膜瘤室管膜母细胞瘤型好发于各个部位。其中第 4 级是恶性程度最高的肿瘤。

(2)室管膜瘤的检查:颅骨 X 线平片、CT 扫描、MRI 扫描。

4.室管膜瘤的处理原则

(1)手术治疗:手术全切肿瘤是室管膜瘤的首选方案,首选手术全切除或次全切除肿瘤。

(2)放射疗法:对未能行肿瘤全切除的患者,术后应行放疗。对于成年患者,手术全部切除肿瘤结合术后颅脑脊髓联合放射疗法已经成为治疗的金标准。

(3)化学药物治疗:成年患者术后化学药物治疗无显著效果,但对于复发或幼儿不宜行放疗的患者,化学药物治疗是重要的辅助治疗手段。由于患者肿瘤所在部位难以到达而不能获得全切除,所以化学药物治疗的作用就变得更加明显和确定。

5.室管膜瘤的预后

肿瘤的恶性程度越高,其增殖指数越高,越容易转移,基质金属蛋白酶活性越高,血管内皮的生长因子的表达也越高。因此,虽然当前对室管膜瘤这类少见肿瘤的认识和治疗已经有了一些进展,但仍需要更多临床和基础学科团队共同协作,才能真正改善患者的预后。

(二)饮食指导

(1)以高热量、高蛋白、高维生素、低脂肪、易消化饮食为宜,如鲜鱼、肉、豆制品、新鲜蔬菜及水果等。进食时要心情愉快,不偏食。为防止化疗引起的白细胞、血小板等计数减少,宜多食动物内脏、蛋黄、黄鳝、鸡、桂圆、阿胶等食物。

(2)食物应尽量做到多样化。可采取更换食谱,改变烹调方法,增加食物的色、香、味等方法增强患者的食欲。

(3)应避免进食过热、过酸、过冷、过咸、辛辣的食物,少吃熏、烤、腌泡、油炸类食品,主食粗细粮搭配,以保证营养平衡。

(4)腹泻者在服用止泻剂的同时,应给予易消化、营养丰富的流食或半流质食物,以补充人体所需的电解质,待腹泻症状好转后可适当添加水果和蔬菜,但应少食油腻及粗纤维的食物,避免加快胃肠蠕动而不利于恢复。可多吃富含钾的食物如菠菜、香菇、香蕉、鲜枣、海带、紫菜等。

(5)便秘者可多进食维生素丰富的水果、蔬菜及谷类。

(三)预防指导

(1)避免有害物质侵袭(促癌因素),避免或尽可能少接触有害物质,如周围环境中的致癌因素,包括化学因素、生物因素和物理因素等;自身免疫功能的减弱、激素的紊乱、体内某方面代谢异常及遗传因素等。

(2)要进行适当的体育锻炼。患者可根据自身情况选择散步、慢跑、打太极拳、习剑、游泳等活动项目,运动量以不感到疲劳为度,以增强机体免疫力。

(3)勿进食陈旧、过期、变质、刺激性、产气的食物。

(四)日常生活指导

(1)保持积极、乐观的心态,避免家庭、工作、社会等方面的负性影响。培养广泛的兴趣爱好,作息时间规律。

(2)在体位变化时动作要缓慢,转头不宜过猛过急。洗澡水温不宜过热,时间不宜过长,有专人陪伴。

(3)气候变化时注意保暖,适当增减衣物,防止感冒。

(种　转)

第四章

心胸外科护理

第一节　食管异物

食管异物是临床常见急诊问题之一,常发生于幼童及缺牙老人。食管自上而下有4个生理狭窄,食管入口为第一狭窄,异物最常停留在食管入口。

一、食管异物的常见原因

(1)进食匆忙,食物未经仔细咀嚼而咽下,发生食管异物。

(2)进餐时注意力不集中,大口吞吃混有碎骨的汤饭。

(3)松动的牙齿或义齿脱落或使用义齿咀嚼功能差,口内感觉欠灵敏,易误吞。

(4)小儿磨牙发育不全,食物未充分咀嚼或将物件放在口中玩耍误咽等。

(5)食管本身的疾病,如食管狭窄或食管癌,引起管腔变细。

二、食管异物的临床分级

Ⅰ级:食管壁非穿透性损伤(食管损伤达黏膜、黏膜下层或食管肌层,未穿破食管壁全层),伴少量出血或食管损伤局部感染。

Ⅱ级:食管壁穿透性损伤,伴局限性食管周围炎或纵隔炎,炎症局限且较轻。

Ⅲ级:食管壁穿透性损伤并发严重的胸内感染(如纵隔脓肿、脓胸),累及邻近器官(如气管)或伴脓毒症。

Ⅳ级:濒危出血型,食管穿孔损伤,感染累及主动脉,形成食管-主动脉瘘,发生致命性大出血。

三、食管异物的临床表现

(一)吞咽困难

异物较小时虽有吞咽困难,但仍能进流质食;异物较大时,会并发感染,可完全不能进食,重者饮水也困难。小儿患者常有流涎症状。

(二)疼痛

异物较小或较圆钝时,常仅有梗阻感。尖锐、棱角异物刺入食管壁时,疼痛明显,吞咽时疼痛更甚,患者常能指出疼痛部位。

(三)呼吸道症状

异物较大,向前压迫气管后壁时,或异物位置较高,未完全进入食管内,且压迫喉部时,可有呼吸困难。

(四)其他

食管异物致食管穿破而引起感染的患者发生食管周围脓肿或脓胸,可有胸痛、吐脓。损伤血管表现为呕血、黑便、休克甚至死亡。

四、治疗原则

食管镜下取出异物;有食管穿孔者应禁经口进食、水,采用鼻饲及静脉给予营养;颈深部或纵隔脓肿形成者切开引流;给足量有效抗生素治疗;对症、支持治疗。

五、急救护理

(一)护理目标

(1)密切观察患者病情变化,使患者迅速接受治疗,提高救治成功率。

(2)协助患者迅速进入诊疗程序,完善围术期护理。

(3)预防各种并发症,提高救治成功率。

(4)保持呼吸道通畅,增加患者舒适感。

(5)帮助患者及家庭了解食管异物的有关知识。

(二)护理措施

1.密切观察病情变化

Ⅲ级、Ⅳ级食管异物患者病情危重、多变,胸腔、纵隔受累多见,而大血管损伤出血病死率最高。

(1)给予持续心电、血压监护,密切监视患者心率和心律的变化。必要时需监测中心静脉压和血氧饱和度,随时观察患者的意识、神志变化。

(2)观察患者疼痛的部位、性质和持续时间,胸段食管异物痛常在胸骨后或背;异物位于食管上段时,疼痛部位常在颈根部或胸骨上窝处,为诊断提供依据。

(3)观察患者有无呕血,估计出血量。观察大便次数、性质和量。注意肢体温度和湿度,睑结膜、皮肤与甲床色泽,如有异常及时通知医师。

(4)记录 24 小时出入量,病情危重者应记录每小时尿量。

(5)监测体温变化。食管穿孔后伴有局部严重感染,体温是观察、判断治疗效果的重要指标之一,每 2 小时测量 1 次。如体温过高应给予物理降温,防止高热惊厥;如出现体温不升,伴血压下降、脉搏细速、面色苍白应警惕有大出血的发生,要及时报告医师。

(6)随时监测电解质,患者有不明原因的腹胀和肌无力时,要警惕低血钾,结合检查结果及时补钾。

(7)注意全身基础疾病的护理。既往有糖尿病、肝硬化等全身基础疾病者,预后极差。合并糖尿病者,需监测血糖。合并高血压者,加强血压监测。

2.食管异物取出术的围术期护理

(1)患者入院后,详细询问病史,包括时间、吞入异物的种类、异物是否有尖、吞咽困难及疼痛部位、有无呛咳史等,以便与气管异物鉴别。及时进行胸部 X 线片检查,确定异物存留部位,并通知患者禁食,备好手术器械,配合医师及早手术。

(2)注意患者有无疼痛加剧、发热及食管穿孔等并发症的症状。

(3)患者因异物卡入食管,急需手术治疗,常表现出精神紧张、恐惧,应耐心做好解释工作,说明手术的目的、过程,消除患者不良心理,并指导其进行术中配合,避免手术中患者挣扎,使异物不能取出或引起食管黏膜损伤等并发症。

(4)对异物嵌顿时间过长、合并感染、水与电解质紊乱者,首先应用有效的抗菌药物,静脉补液,给予鼻饲,补充足够的水分与营养,待炎症控制,纠正酸碱平衡紊乱后,及时进行食管镜检查加异物取出术。

(5)术前 30 分钟注射阿托品,减少唾液分泌,以利手术。将患者送入手术室,应将术前拍摄的胸部 X 线片送入手术室,为手术医师提供异物存留部位的相关资料,避免盲目性手术。

(6)术后及时向术者了解手术过程是否顺利,异物是否取出,有无残留异物,并注意体温、脉搏、呼吸的变化,严密观察有无颈部皮下气肿、疼痛加剧、进食后呛咳、胸闷等症状。术后若出现颈部皮下气肿,局部疼痛明显或放射至肩背部,胸部 X 线检查见纵隔气肿等,提示有食管穿孔可能。

(7)术后禁食 6 小时,如病情稳定,可恢复软质饮食,如有食管黏膜损伤或炎症者,勿过早进食,应禁食48 小时以上,以防引起食管穿孔,对发生穿孔者,应给予鼻饲,同时注意观察钾、钠、氯及非蛋白氮的变化,防止发生或加重水与电解质紊乱,从而加重病情。

3.并发症的护理

(1)食管周围炎:食管周围脓肿是较常见的并发症,常表现为局部疼痛加重,吞咽困难和发热。应严密观察患者病情,注意局部疼痛是否加剧,颈部是否肿胀,有无吞咽困难及呼吸困难等,定时测量体温、脉搏、呼吸,体温超过 39 ℃者,在给予药物降温的同时,进行物理降温,按时、按量应用抗菌药物,积极控制炎症,给予鼻饲,加强口腔护理。

(2)食管气管瘘的护理:卧床休息,严密观察患者病情变化,应用大量有效的抗生素、静脉补液、鼻饲饮食,控制病情发展,避免发生气胸。对发生气胸者,进行胸腔闭式引流术,并严格按胸腔闭式引流术常规护理。

(3)食管主动脉瘘的护理:食管主动脉瘘是食管异物最严重的致死性并发症,重点应在预防。一旦疑为此并发症,应严密观察出血先兆,从主动脉损伤到引起先兆性出血,潜伏期一般为 5 天至 3 周,此期间应注意观察患者有无胸骨后疼痛、不规则低热等症状,同时做好抢救的各种准备工作,根据患者情况,配合医师进行手术治疗。

4.保持呼吸道通畅

食管异物严重并发症多有气道压迫和肺部感染问题,通气功能会受到影响,应加强气道管理。

(1)给予半卧位,减轻压迫症状和肺淤血,以利于呼吸。

(2)吸氧。对呼吸困难、低氧血症患者应给予鼻导管或面罩吸氧,并监测血氧饱和度,定时行血气分析。

(3)及时清除气道分泌物:协助患者变换体位,轻拍其背部,鼓励咳嗽,促进呼吸道分泌物排除。对痰液黏稠者,应给予雾化吸入以稀释痰液,利于咳出,必要时可予以吸痰。

(4)有呼吸困难者,应做好气管插管和气管切开的准备。气管切开后做好气管切开护理,及时有效地吸痰。

5.维持营养和水、电解质平衡

(1)密切观察患者病情,严格记录出入量,判断有无营养缺乏、失水等表现。

(2)做好胃管护理。对于食管穿孔患者,最好在食管镜下安置胃管,避免盲法反复下插,加重食管损伤。留置胃管者,要保持通畅、固定,防止脱出。管饲饮食要合理配搭,保证足够的热量和蛋白质,适当的微量元素和维生素,以促进伤口愈合。管饲的量应满足个体需要,一般每天1 500～3 000 mL,具体应结合输入液量、丢失液量和患者饮食量来确定。

(3)维持静脉通畅。外周静脉穿刺困难者,应给予中心静脉置管,保证液体按计划输入。低位食管穿孔要禁止胃管管饲,可给予静脉高营养或胃造瘘。

(4)若有其他严重的基础疾病,应注意相应的特殊饮食要求,如糖尿病要控制糖的摄入,心脏病和肾脏病需限制钠盐及水分,以免顾此失彼。

6.做好心理护理,适时开展健康教育

由于病情重,病程长,患者往往有不良情绪反应,应关心、爱护患者,多与其交谈,建立良好的护患关系。应介绍有关疾病的知识、治疗方法及效果,将检查结果及时告知患者,提高遵医率,消除患者不良情绪。

(三)健康教育

食管异物虽不及气管异物危险,但仍是事故性死亡的一个原因,在护理上应予重视。加强卫生宣教,可减少食管异物发生,食管异物发生后应尽早取出异物,可减少或避免食管异物所致的并发症。健康教育的具体内容为下。

(1)教育人们进食不宜太快,提倡细嚼慢咽,进食时勿高声喧哗、大笑。

(2)教育儿童不要把小玩具放在口中玩耍,小儿口内有食物时不宜哭闹、嬉笑及奔跑等。工作时不要将钉子之类的物品含在口中,以免误吞。

(3)照顾好年岁已高的老人,松动义齿应及时修复,戴义齿者尤应注意睡前将义齿取出,团块食物宜切成小块等。昏迷患者或做食管、气管镜检查者,应取下义齿。

(4)强酸、强碱等腐蚀性物品要标记清楚,严格管理,放在小孩拿不到的地方。

(5)误吞异物后要及时到医院就诊,不要强行自吞。切忌自己吞入饭团、韭菜等食物,以免加重损伤或将异物推入深部,增加取出难度。

(韩海凤)

第二节　气道异物阻塞

一、概述

气道异物阻塞(FBAO)是导致窒息的紧急情况,如不及时解除,数分钟内即可死亡。FBAO造成心脏停搏并不常见,但有意识障碍或吞咽困难的老人和儿童发生人数相对较多。FBAO是可以预防从而避免发生的。

二、原因及预防

任何人突然的呼吸骤停都应考虑到 FBAO。成人通常在进食时易发生,肉类食物是造成 FBAO 最常见的原因。FBAO 的诱因有吞食大块难咽食物、饮酒、老年人戴义齿或吞咽困难、儿童口含小颗粒状食物及物品。注意以下事项有助于预防 FBAO,如:①进食切碎的食物,细嚼慢咽,尤其是戴义齿者;②咀嚼和吞咽食物时,避免大笑或交谈;③避免酗酒;④阻止儿童口含食物行走、跑或玩耍;⑤将易误吸入的异物放在婴幼儿拿不到处;⑥不宜给小儿需要仔细咀嚼或质韧而滑的食物(如花生、坚果、玉米花及果冻等)。

三、临床表现

异物可造成呼吸道部分或完全阻塞,识别气道异物阻塞是及时抢救的关键。

(一)气道部分阻塞

患者有通气,能用力咳嗽,但咳嗽停止时,出现喘息声。这时救助者不宜妨碍患者自行排出异物,应鼓励患者用力咳嗽,并自主呼吸。但救助者应守护在患者身旁,并监视患者的情况,如不能解除,即求救紧急医疗服务(EMS)系统。

FBAO 患者可能一开始表现为通气不良,或一开始通气好,但逐渐恶化,表现乏力、无效咳嗽、吸气时高调噪音、呼吸困难加重、发绀。对待这类患者要同对待气道完全阻塞患者一样,须争分夺秒的救助。

(二)气道完全阻塞

患者已不能讲话,呼吸或咳嗽时,双手抓住颈部,无法通气。对此征象必须能够立即明确识别。救助者应马上询问患者是否被异物噎住,如果患者点头确认,必须立即救助,帮助解除异物。由于气体无法进入肺脏,如不能迅速解除气道阻塞,患者很快就会意识丧失,甚至死亡。如果患者已意识丧失、猝然倒地,则应立即实施心肺复苏,进行抢救。

四、治疗

(一)解除气道异物阻塞

对气道完全阻塞的患者,必须争分夺秒地解除气道异物。通过压迫使气道内压力骤然升高,产生人为咳嗽,把异物从体内排除。具体可采用以下方法。

1.腹部冲击法(Heimlish 法)

此法可用于有意识的站立或坐位患者。急救者站在患者身后,双臂环抱患者腰部,一手握拳,握拳手的拇指侧抵住患者腹部,位于剑突下与脐上的腹中线部位,再用另一手握紧拳头,快速向内向上用拳头冲击腹部,反复冲击腹部直到把异物排出。如患者意识丧失,立即开始心肺复苏术(CPR)。采用此法后,应注意检查有无危及生命的并发症,如胃内容物反流造成误吸、腹部或胸腔脏器破裂。除必要时,不宜随便使用。

2.自行腹部冲击法

气道阻塞患者本人可一手握拳,用拇指抵住腹部,部位同上,再用另一只手握紧拳头,用力快速向内、向上使拳头冲击腹部。如果不成功,患者应快速将上腹部抵压在一硬质物体上,如椅背、桌缘、护栏,用力冲击腹部,直到把异物排出。

3.胸部冲击法

患者是妊娠末期或过度肥胖者时,救助者双臂无法环抱患者腰部,可用胸部冲击法代替Heimlish法。救助者站在患者身后,把上肢放在患者腋下,将胸部环抱住。一只手握拳,拇指侧放在胸骨中线,避开剑突和肋骨下缘,另一只手握住拳头,向后冲压,直至把异物排出。

(二)对意识丧失者的解除方法

1.解除 FBAO 中意识丧失

救助者立即开始 CPR。在 CPR 期间,经反复通气后,患者仍无反应,急救人员应继续 CPR,严格按 30∶2 的按压/通气比例。

2.发现患者时已无反应

急救人员初始可能不知道患者发生了 FBAO,在反复通气数次后,若患者仍无反应,应考虑到 FBAO。可采用以下方法。

(1)在 CPR 过程中,如果有第二名急救人员在场,一名实施救助,另一名启动急救医疗服务体系(EMSS),患者保持平卧。

(2)用舌-上颌上提法开放气道,并试用手指清除口咽部异物。

(3)如果通气时患者胸廓无起伏,应重新摆正头部位置,注意开放气道,再尝试通气。

(4)异物清除前,如果通气后仍未见胸廓起伏,应考虑进一步抢救措施[如凯利钳,马吉拉镊,环甲膜穿刺/切开术]来开通气道。

(5)如异物取出,气道开通后仍无呼吸,需继续缓慢人工通气。再检查脉搏、呼吸、反应。如无脉搏,即行胸外按压。

五、急救护理

急性呼吸道异物短时间内可危及生命,护士必须有强烈的风险意识,争分夺秒地协助抢救治疗工作。

(一)做好抢救准备

备氧气、吸引器、电动负压吸引器、纤维支气管镜、直接喉镜、气管插管及气管切开包等急救物品。使用静脉留置针建立静脉通道。完善术前准备,与手术室联系,做好气管、支气管镜检查的准备。询问过敏史。一旦出现极度呼吸困难,立即协助医师抢救,给予氧气吸入。

(二)病情观察

密切观察患者的呼吸情况,判断异物所在部位及运动情况。异物进入喉部及声门下时,患者有剧烈呛咳、喉喘鸣、声嘶、面色发绀、吸气性呼吸困难等症状,可在数分钟内引起窒息。发现上述情况立即报告医师抢救。观察双肺呼吸动度是否相同、两侧呼吸音是否一致,吸气时胸骨上窝、锁骨上窝、肋间隙有无凹陷,有无喘鸣、口唇发绀,咳嗽及咳嗽的性质,有无颈静脉怒张及颈胸部皮下气肿。持续监护生命体征和血氧饱和度,记录各项目的基础数据。观察有无颅内压增高或颅内出血的征象,注意瞳孔大小、神经反射,有无惊厥、四肢震颤及肌张力增高或松弛等。

(三)尽量保持患者安静

安排在单人间,保持环境安静。使患者卧床,安定其情绪,避免其紧张,集中进行检查和治疗,尽量避免刺激。减少患儿哭闹,避免因大哭导致异物突然移位阻塞对侧支气管或卡在声门后引起窒息或增加耗氧量。禁饮食。

(四)向患者及家属介绍手术过程及注意事项

确定实施经气管镜取异物者,遵医嘱给予可托品等术前用药。向患者及家属介绍手术的过程,术中、术后可能发生的并发症,配合治疗及护理的注意事项等。检查手术知情同意书是否签字。

(五)术后护理

(1)全麻术后麻醉尚未清醒前,设专人护理,取平卧位,头偏向一侧,防止误吸分泌物,及时吸净患者口腔及呼吸道分泌物,保持呼吸道通畅,持续吸氧。

(2)严密观察呼吸的节率、频率及形态,保持呼吸道通畅,血氧饱和度应保持在 95％～100％。观察有无口唇发绀、烦躁不安、鼻翼翕动,注意呼吸有无喉鸣或喘鸣音,监测心电和血氧饱和度。检查口腔中有无分泌物和血液,观察双侧胸部呼吸动度是否对称一致。触诊患者颈部、胸部有无皮下气肿,如有应及时通知医师处理,并标记气肿的范围,以便动态观察。检查患者牙齿有无松动或脱落,并详细记录。

(3)了解术中情况和处理结果,包括异物是否取出、异物的种类、有无异物残留,术中是否发生呼吸暂停、出血、心力衰竭、气胸等并发症,便于进行有预见性和针对性的护理。

(4)并发症的观察与护理。①喉头水肿:婴幼儿患者,施行支气管镜取出异物术后,可发生喉头水肿。如患儿出现声音嘶哑、烦躁不安、吸气性呼吸困难等症状,应考虑有喉头水肿。此时应密切观察呼吸情况,有无口唇、面色发绀等窒息的前驱症状。遵医嘱给予吸氧,应用足量抗生素及激素,定时雾化吸入。若患者症状经上述处理仍无缓解,并呈进行性加重,应及时告知医师,必要时行气管切开术解除梗阻。②气胸和纵隔气肿:术后患者出现咳嗽、胸闷、不同程度的呼吸困难时,应考虑可能并发气胸。立即听诊双肺呼吸音,密切观察呼吸情况、血氧饱和度等,及时通知医师。做好紧急胸腔穿刺放气和胸腔闭式引流的准备,并做好相应护理。③支气管炎、肺炎:注意呼吸道感染的早期征象。反复出现体温升高、咳嗽、气促、多痰等,在确定无异物残留的情况下应考虑是否发生并发支气管炎、肺炎等感染问题。应鼓励患者咳嗽,帮助其每小时翻身 1 次,定时拍背,促进呼吸道分泌物排出,必要时超声雾化吸入,湿化气道、稀释痰液,使其便于咳出。根据医嘱给予抗生素治疗。

(六)健康指导

呼吸道异物是最常见的儿童意外危害之一,但可以预防。应加强宣传教育,使人们认识到呼吸道异物的危险性,掌握预防知识。

(1)避免给幼儿吃花生、瓜子、豆类等带硬壳的食物,避免给孩子玩能够进入口、鼻孔的细小玩具。

(2)教育儿童进食应保持安静,避免其间逗笑、哭闹、嬉戏或受惊吓,以免深吸气时将食物误吸入气道。

(3)教育儿童不要口中含物玩耍。成人要纠正口中含物作业的不良习惯。

(4)加强对昏迷及全麻患者的护理,防止呕吐物被吸入下呼吸道,活动义齿应取下。

(韩海凤)

第三节　血胸与气胸

一、血胸

(一)概述

胸部穿透性或非穿透性创伤,由于损伤了肋间或乳内血管、肺实质、心脏或大血管而形成血胸。成人胸腔内积血输出在 0.5 L 以下,称为少量血胸;积血 0.5～1.0 L 为中量血胸;胸积血 1 L 以上,称为大量血胸。内出血的速度和量取决于出血伤口的部位及大小。肺实质的出血常能自行停止,但心脏或其他动脉出血需要外科修补。根据出血的量分为少量血胸、中量血胸、大量血胸(图 4-1)。

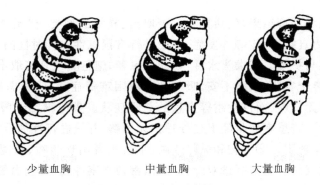

少量血胸　　　　　中量血胸　　　　　大量血胸

图 4-1　血胸示意图

(二)护理评估

1.临床症状的评估与观察

患者多因失血过多处于休克状态,胸膜腔内积血压迫肺及纵隔,导致呼吸系统循环障碍,患者严重缺氧。血胸还可能继发感染引起中毒性休克,如合并气胸,则伤胸部叩诊鼓音,下胸部叩诊浊音,呼吸音下降或消失。

2.辅助检查

根据病史体征可做胸腔穿刺,如抽出血液即可确诊,行胸部 X 线检查可进一步证实。

(三)护理问题

1.低效型呼吸形态

与胸壁完全受损及可能合并肺实质损伤有关。

2.气体交换障碍

与肺实质损伤及有关。

3.恐惧

与呼吸窘迫有关。

4.有感染的危险

与污染伤口有关。

5.有休克的危险

有效循环输出缺失及其他应激生理反应有关。

(四)护理措施

1.维持有效呼吸

(1)半卧位,卧床休息。膈肌下降利于肺复张,减轻疼痛及非必要的氧气需要量。如有休克应采取中凹卧位。

(2)吸氧:根据缺氧状态给予鼻导管及面罩吸氧,并及时发现患者有无胸闷、气短、烦躁、发绀等缺氧症状及皮肤、黏膜的情况。

(3)协助患者翻身,鼓励深呼吸及咳痰。为及时排出痰液可给予雾化吸入及化痰药,必要时吸痰以排出呼吸道分泌物,预防肺不张及肺炎的发生。

2.维持正常心排血量

(1)迅速建立静脉通路,保证通畅。

(2)在监测中心静脉压的前提下,遵医嘱快速输液、输血、给予血管活性药物等综合抗休克治疗。

(3)严密观察有无胸腔内出血征象:脉搏增长,血压下降;补液后血压虽短暂上升,又迅速下降;胸腔闭式引流量,>200 mL/h,并持续 3 小时以上。必要时开胸止血。

3.病情观察

(1)严密监测患者生命体征,注意神志、瞳孔、呼吸的变化。

(2)抗休克:观察是否有休克的征象及症状,如皮肤苍白、湿冷、不安、血压过低、脉搏浅快等情形。若有立即通知医师并安置一条以上的静脉通路输血、补液,并严密监测病情变化。

(3)如出现心脏压塞(呼吸困难、心前区疼痛、面色苍白、心音遥远)应立即抢救。

4.胸腔引流管的护理

严密观察失血量,补足失血及预防感染。如有进行性失血、生命体征恶化应做开胸止血手术,清除血块以减少日后粘连。

5.心理护理

(1)提供安静舒适的环境。

(2)活动与休息:保证充足睡眠,劳逸结合,逐渐增加活动量。

(3)保持排便通畅,不宜下蹲过久。

二、气胸

(一)概述

胸膜腔内积气称为气胸(图 4-2)。气胸是由于利器或肋骨断端刺破胸膜、肺、支气管或食管后,空气进入胸腔所造成。气胸分 3 种。

1.闭合性气胸

闭合性气胸即伤口伤道已闭,胸膜腔与大气不相通。

2.开放性气胸

开放性气胸即胸膜腔与大气相通。可造成纵隔扑动:吸气时,健侧胸膜腔负压升高,与伤侧压力差增大,纵隔向健侧移位;呼气时,两侧胸膜腔压力差减少,纵隔移向正常位置,这样纵隔随呼吸来回摆动的现象,称为纵隔扑动。

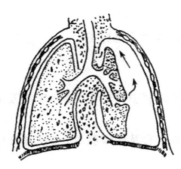

图 4-2　气胸示意图

3.张力性气胸

张力性气胸即有受伤的组织起活瓣作用,空气只能入不能出,胸膜腔内压不断增高如抢救不及时,可因急性呼吸衰竭而死亡。

(二)护理评估

1.临床症状评估与观察

(1)闭合性气胸:小的气胸多无症状。超过 30％的气胸,可有胸闷及呼吸困难;气管及心脏向健侧偏移;伤侧叩诊呈鼓音,呼吸渐弱,严重者有皮下气肿及纵隔气肿。

(2)开放性气胸:患者有明显的呼吸困难及发绀,空气进入伤口发出嘶嘶的响声。

(3)张力性气胸:重度呼吸困难,发绀常有休克,颈部及纵隔皮下气肿明显。

2.辅助检查

根据上述指征,结合胸部 X 线即可确诊,必要时做患侧第 2 肋间穿刺来确诊。

(三)护理问题

1.低效性呼吸形态

与胸壁完全受损及可能合并肺实质损伤有关。

2.疼痛

与胸部伤口及胸腔引流管刺激有关。

3.恐惧

与呼吸窘迫有关。

4.有感染的危险

与污染伤口有关。

(四)护理措施

1.维持或恢复正常的呼吸功能

(1)半卧位,卧床休息。膈肌下降利于肺复张、疼痛减轻及增加非必要的氧气需要量。

(2)吸氧:根据缺氧状态给予鼻导管及面罩吸氧,并及时发现患者有无胸闷、气短、烦躁、发绀等缺氧症状及皮肤、黏膜的情况。

(3)协助患者翻身,鼓励其深呼吸及咳痰,及时排出痰液,可给予雾化吸入及化痰药,必要时吸痰,排出呼吸道分泌物,预防肺不张及肺炎的发生。

2.皮下气肿的护理

皮下气肿在胸腔闭式引流(图 4-3)第 3～7 天可自行吸收,也可用粗针头做局部皮下穿刺,挤压放气。纵隔气肿加重时,要在胸骨柄切迹上做一 2 cm 的横行小切口。

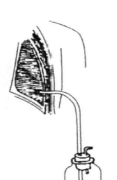

图 4-3　胸腔闭式引流

3.胸腔引流管的护理

(1)体位:半卧位,利于呼吸和引流。鼓励患者进行有效的咳嗽和深呼吸运动,利于积液排出,恢复胸膜腔负压,使肺复张。

(2)妥善固定:下床活动时,引流瓶位置应低于膝关节,运送患者时双钳夹管。引流管末端应在水平线下 2~3 cm,保持密封。

(3)保持引流通畅:闭式引流主要靠重力引流,水封瓶液面应低于引流管胸腔出口平面 60 cm,任何情况下不得高于胸腔,以免引流液逆流造成感染。高于胸腔时,引流管要夹闭。定时挤压引流管以免阻塞。水柱波动反应残腔的大小与胸腔内负压的大小。其正常时上下可波动 4~6 cm。如无波动,患者出现胸闷气促,气管向健侧移位等肺受压的症状,应疑为引流管被血块堵塞,应挤捏或用负压间断抽吸引流瓶短玻璃管,促使其通畅,并通知医师。

(4)观察记录:观察引流液的量、性状、颜色、水柱波动范围,并准确记录。若引流量多 ≥200 m/h,并持续 2~3 小时以上,颜色为鲜红色或红色,性质较黏稠、易凝血则疑为胸腔内有活动性出血,应立即报告医师,必要时开胸止血。每天更换水封瓶并记录引流量。

(5)保持管道的密闭和无菌:使用前注意引流装置是否密封,胸壁伤口、管口周围用油纱布包裹严密,更换引流瓶时双钳夹管,严格执行无菌操作。

(6)脱管处理:如引流管从胸腔滑脱,立即用手捏闭伤口处皮肤,消毒后油纱封闭伤口协助医师做进一步处理。

(7)拔管护理:24 小时引流液<50 mL,脓液<10 mL,胸部 X 线检查示肺膨胀良好、无漏气,患者无呼吸困难即可拔管。拔管后严密观察患者有无胸闷、憋气、呼吸困难、切口漏气、渗液、出血、皮下气肿等症状。

4.急救处理

(1)积气较多的闭合性气胸:经锁骨中线第 2 肋间行胸膜腔穿刺,或行胸膜腔闭式引流术,迅速抽尽积气,同时应用抗生素预防感染。

(2)开放性气胸:用无菌凡士林纱布加厚敷料封闭伤口,再用宽胶布或胸带包扎固定,使其转变成闭合性气胸,然后穿刺胸膜腔抽气减压,解除呼吸困难。

(3)张力性气胸:立即减压排气。在危急情况下可用一粗针头在伤侧第 2 肋间锁骨中线处刺入胸膜腔,尾部扎一橡胶手指套,将指套顶端剪一约 1 cm 开口起活瓣作用(图 4-4)。

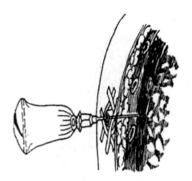

图 4-4　气胸急救处理

5.预防感染

(1)密切观察患者体温变化,每 4 小时测体温一次。

(2)有开放性气胸者,应配合医师及时清创缝合。伤口换药或更换引流瓶应严格遵循无菌操作。

(3)遵医嘱合理应用化痰药及抗生素。

6.健康指导

(1)教会或指导患者腹式呼吸及有效排痰。

(2)加强体育锻炼,增加肺活量和机体抵抗力。

(韩海凤)

第四节　冠状动脉粥样硬化性心脏病

冠状动脉粥样硬化性心脏病是指冠状动脉发生严重粥样硬化性狭窄或阻塞,或在此基础上合并痉挛,以及血栓形成,造成管腔阻塞,引起冠状动脉供血不足、心肌缺血或心肌梗死的一种心脏病,简称冠心病。其病变发展缓慢,阻塞性病变主要位于冠状动脉前降支的上、中 1/3,其次为右冠状动脉,再次为左回旋支及左冠状动脉主干,后降支比较少见。处理原则包括内科药物治疗、介入治疗和外科治疗,应根据病情选择单种或多种方法联合治疗。外科治疗主要是应用冠状动脉旁路移植术(coronary artery bypass grafting,CABG,简称"搭桥")。冠状动脉旁路移植物一般选用大隐静脉、乳内动脉。近年来,在心脏跳动下进行的冠状动脉旁路移植术取得很大进展,术后约有 90％以上的患者症状消失或减轻,心功能改善,可恢复工作,延长寿命。

一、疾病特点

(一)病因

1.可改变的危险因素

主要有高血压、吸烟、血脂异常、糖尿病、超重/肥胖,控制四大危险因素(高血压、吸烟、血脂异常、糖尿病)可使缺血性心血管病发病率减少 80％,重点防治高血压和戒烟可使缺血性心血管发病的危险性降低 2/3。

2.不可改变的危险因素

性别、年龄、家族史。冠心病的发作常常与季节变化、情绪激动、体力活动增加、饱食、大量吸烟和饮酒等有关。

(二)症状及体征

(1)阵发性的前胸压榨性疼痛感,主要位于胸骨后,可放射于心前区和左上肢尺侧,常发生于劳力负荷增加时,持续数分钟,休息或含服硝酸甘油后缓解。

(2)发生心肌梗死时胸痛剧烈,持续时间长(常常超过半小时),硝酸甘油不能缓解,并可有恶心、呕吐、出汗、发热,甚至发绀、血压下降、休克、心力衰竭。

(3)部分患者的症状并不典型,仅仅表现为心前区不适、心悸或乏力,或以胃肠道症状为主。

(4)可伴有全身症状,如发热、出汗、惊恐、恶心、呕吐等。

(5)心绞痛发作时可出现心音减弱,心包摩擦音,并发室间隔穿孔,乳头肌功能不全者,可于相应部位听到杂音。心律失常时听诊心律不齐。

(三)辅助检查

1.心电图

心电图是冠心病诊断中最早、最常用和最基本的诊断方法。与其他诊断方法相比,心电图使用方便,易于普及,当患者病情变化时便可及时捕捉其变化情况,并能连续动态观察和进行各种负荷试验,以提高其诊断敏感性。无论是心绞痛或心肌梗死,都有其典型的心电图变化,特别是对心律失常的诊断更有其临床价值,当然也存在一定的局限性。

2.心电图负荷试验

主要包括运动负荷试验和药物试验(如双嘧达莫,异丙肾上腺素试验等)。心电图是临床观察心肌缺血最常用的简易方法。当心绞痛发作时,心电图可以记录到心肌缺血的心电图异常表现。但许多冠心病患者尽管冠状动脉扩张的最大储备能力已经下降,通常静息状态下冠状动脉血流量仍可维持正常,无心肌缺血表现,心电图可以完全正常。为揭示减少或相对固定的血流量,可通过运动或其他方法,给心脏以负荷,诱发心肌缺血,进而证实心绞痛的存在。运动试验对于缺血性心律失常及心肌梗死后的心功能评价也是必不可少的。

3.动态心电图

动态心电图是一种可以长时间连续记录并编集分析心脏在活动和安静状态下心电图变化的方法。常规心电图只能记录静息状态短暂仅数十次心动周期的波形,而动态心电图于 24 小时内可连续记录多达 10 万次左右的心电信号,可提高对非持续性异位心律,尤其是对一过性心律失常及短暂的心肌缺血发作的检出率,因此扩大了心电图临床运用的范围,并且出现时间可与患者的活动与症状相对应。

4.核素心肌显像

根据病史,心电图检查不能排除心绞痛时可做此项检查。核素心肌显像可以显示缺血区,明确缺血的部位和范围大小。结合运动试验再显像,则可提高检出率。

5.冠状动脉造影

冠状动脉造影是目前冠心病诊断的"金标准"。可以明确冠状动脉有无狭窄、狭窄的部位、程度、范围等,并可据此指导进一步治疗所应采取的措施。同时,进行左心室造影,可以对心功能进行评价。冠状动脉造影的主要指征:①对内科治疗下心绞痛仍较重者,明确动脉病变情况以考虑旁路移植手术;②胸痛似心绞痛而不能确诊者。

6.超声和血管内超声

心脏超声可以对心脏形态,室壁运动及左心室功能进行检查,是目前最常用的检查手段之一。对室壁瘤、心腔内血栓、心脏破裂、乳头肌功能等有重要的诊断价值。血管内超声可以明确冠状动脉内的管壁形态及狭窄程度,是一项很有发展前景的新技术。

7.心肌酶学检查

心肌酶学检查是急性心肌梗死的诊断和鉴别诊断的重要手段之一。临床上根据血清酶浓度的序列变化和特异性同工酶的升高等肯定性酶学改变,便可明确诊断为急性心肌梗死。

二、冠脉搭桥术术后护理

(一)执行外科术后护理常规。

(1)评估麻醉方式、手术方式、术中情况,以及用药情况。

(2)评估术后患者的意识状态、自理能力、疼痛、皮肤及各种安全评估。

(3)密切观察患者生命体征,意识状态、瞳孔及神志等情况。遵医嘱给予心电监护。

(4)保持呼吸道通畅,及时清理呼吸道分泌物,遵医嘱给予氧气吸入、心电监护。

(5)根据手术类型、麻醉方式及神志情况取恰当体位,注意保暖,防止受凉,并注意保护患者安全。

(6)妥善固定各种引流管并保持通畅,防止扭曲、打折、受压,防止脱落,注意观察引流液颜色、性质及量,并准确记录,出现异常及时通知医师。

(7)观察手术切口有无渗血、红肿等感染征象,敷料有无脱落,保持切口部位清洁干燥。

(8)根据医嘱及病情,合理安排输液顺序及滴速,注意营养补充和饮食情况。根据手术性质、麻醉方式遵医嘱给予肠内或肠外营养,给予禁食不禁水、流质、半流质和普通饮食。维持患者营养、水及电解质、酸碱平衡等。

(9)禁食、留置胃管期间,生活不能自理的患者,给予患者口腔护理或协助患者进行口腔清洁,根据口腔情况选择口腔护理频次。留置尿管期间,女患者进行会阴擦洗,男患者进行尿道口擦洗。

(10)皮肤护理:应用压力性损伤评估工具定时对皮肤进行评估,按时为患者实施预防皮肤损伤的护理措施,如给予体位垫、气垫床、骨隆突处给予泡沫敷料等,防止压力性损伤的发生。

(11)休息和活动:保持病室安静,减少对患者的干扰,保证其休息。术后无禁忌,鼓励患者尽早活动,减少相关并发症发生;术后指导患者下肢运动或穿抗血栓压力带、运用下肢静脉回流泵,预防深静脉血栓形成;但对休克、极度衰弱或手术本身需要限制活动者,则不宜早期活动。

(二)执行全身麻醉后护理常规。

(1)妥善搬运、安置患者,根据医嘱连接心电监护、氧气、胃肠减压、尿袋、引流袋等,保持各管路畅通,并妥善固定。

(2)保持呼吸道通畅,麻醉未清醒前取平卧位、头偏向一侧,密切监测患者的生命体征及意识状态,每10~30分钟测量血压、脉搏、呼吸及血氧饱和度一次,可根据医嘱实施连续心电监护直至生命体征平稳。监护过程做好相关记录,发现异常及时报告医师。

(3)患者清醒后根据医嘱给予饮食或禁食水,密切观察有无恶心、呕吐、呛咳等不适。注意及时清理口腔内分泌物、呕吐物,防止舌后坠抑制呼吸。

(4)患者清醒后根据医嘱、手术部位和各专科特点决定体位。加强皮肤护理,定时翻身。

(5)做好安全护理,患者躁动时加床挡或使用约束带,防止患者坠床,同时积极寻找躁动原因。

(6)密切观察患者有无反流、误吸、气道梗阻、手术部位出血等并发症发生。

(7)做好患者指导对术后仍存在严重疼痛,需带自控镇痛泵出院的患者,应教会患者及家属正确使用及护理方法。若出现镇痛泵断裂、脱落或阻塞者,及时就医。

(三)执行术后疼痛护理常规。

1.准确评估、记录疼痛

评估疼痛的部位、程度、性质、持续时间、间隔时间、疼痛表达方式、疼痛加剧/缓解的因素、疼痛对患者影响有无伴随症状等;掌握疼痛评估方法;疼痛评估方法准确,评估结果客观。同时加强对患者疼痛感受的主动询问,倾听患者主诉。

2.合理应用超前镇痛

避免术后疼痛对机体产生的不利影响。术后麻醉药物药效尚未消失时,应按计划根据医嘱及时使用镇痛药。镇痛药物使用应遵循三阶梯给药原则。

3.避免诱发或加剧术后疼痛的因素

(1)创造安静的休息环境,调节光线,减少噪音,保持适宜的温度和湿度。

(2)加强心理护理,消除患者紧张情绪,尽量使患者保持平静心情。

(3)保持良好体位,定时更换卧位,确保患者的舒适。

(4)通过躯体或精神上的活动,转移患者对疼痛的注意力,如深呼吸、腹式呼吸、播放音乐等方式。

(5)对于因胸部疼痛影响呼吸者,应协助翻身、咳嗽,拍背时应避开切口,以不影响患者疼痛为宜;患者咳痰前可先给予止痛药,以防止因疼痛不敢咳嗽导致肺部并发症发生。

4.疼痛评分

疼痛评分低于5分,每天评估2次;如评分高于5分,每天评估3次。

5.自控镇痛术(PCA)的护理常规

(1)评估患者基本情况,全面了解患者病情。除生理状况外,还需考虑患者的智力、文化水平、年龄、经济能力等,对存在PCA禁忌证者,应选择其他镇痛方法。

(2)护士应掌握PCA泵的使用方法、参数设定(负荷量、背景剂量、锁定时间、限制剂量)和镇痛药特性。

(3)实施PCA前,应向患者及家属解释PCA的作用原理及不良反应,经患者及家属同意后方可使用。使用期间做好宣教指导,指导患者正确使用PCA泵,避免由于知识缺乏造成患者自行给药过量或给药不及时。

(4)患者术后返回病房时,护士应与麻醉师做好交接,确保PCA泵运行通畅,导管固定有效,熟悉PCA泵常见报警原因及处理方法。

(5)使用PCA泵时,若经硬膜外给药,应协助患者正确体位,防止导管受压、牵拉、打折导致管路不通或脱出,保持导管通畅。

(6)使用静脉PCA泵时,尽量使用单独的静脉通路,如必须使用PCA静脉通路输注其他液体,应严格控制初始给药速度,防止将导管内镇痛药快速冲入体内而发生危及生命的情况。

(7)患者回病房意识清醒后,将PCA手柄放在患者手里,告知患者疼痛时按动手柄,护士每30分钟进行一次疼痛评估,以及时调整镇痛药物剂量。

(8)PCA泵应低于患者心脏水平放置,电子PCA泵勿接近磁共振仪器,不可在高压氧舱内使用。

(9)PCA泵使用期间,应密切观察用药量、药物浓度、镇痛效果及不良反应,定时监测患者呼吸情况,记录患者的镇痛治疗方案。老年患者、低血容量患者在持续使用PCA时将增高呼吸抑制发生率。如镇痛效果不佳,及时通知医师,酌情追加药量。

(10)预防感染:无论静脉PCA还是硬膜外PCA,穿刺时严格无菌操作,穿刺点消毒密封。导管留置时间不超过2周,2周后宜重新穿刺置管,如发现硬膜外腔有感染征象,应立即拔出导管,进行抗感染治疗。

(11)预防并发症:患者使用PCA过程中如出现皮肤瘙痒、恶心呕吐、嗜睡、呼吸抑制、腹胀便秘、尿潴留等不良反应,护士应查看用药量、浓度、速度有无异常,防止药物过量引起或加重各种不良反应;如患者出现呼吸抑制等药物不良反应时,应及时采取抢救措施并详细记录。

6.早期观察及时处理镇痛治疗产生的并发症

(1)呼吸抑制:临床表现为患者意识状态改变、嗜睡、呼吸深度减弱。接受镇痛治疗的患者应尽量行血氧饱和度监测,使用PCA泵镇痛的患者应定期监测生命体征,确保患者安全。

(2)尿潴留:多发生于镇痛治疗后24～48小时,应遵医嘱留置导尿管或静脉注射纳洛酮等。

(3)恶心呕吐:常见于用药后4～6小时,可遵医嘱使用甲氧氯普胺、东莨菪碱等药物治疗。

(4)腹胀便秘:对使用镇痛药物的患者应常规使用通便药。

(5)皮肤瘙痒:发生率较高,阿片类镇痛药用量增大时,发生率更高,应遵医嘱对症处理。

(6)过度镇静:硬膜外腔使用麻醉性镇痛药后还需定时进行镇静评分,根据评分结果调整镇痛药剂量。

(7)硬膜外感染:置管操作应严格无菌,每天查看置管局部并更换敷料,疑似感染时立即终止硬膜外镇痛,必要时采取相应的对症处理。

7.做好患者教育指导

止痛前后向患者讲解止痛的方法,注意事项,可能出现的并发症等;掌握正确咳嗽的方法,协助患者变换体位,减少因身体活动不当对手术切口的压力或牵拉,缓解切口疼痛。

(四)病情观察

早期动态监测血流动力学及做好记录,术后血压应控制在不低于术前血压的2.7～4.0 kPa(20～30 mmHg),根据血压、心律和心率变化,调节药物速度和浓度。维持正常的血容量及水、电解质平衡,观察每小时尿量、尿质、颜色,记出入量,每天监测血糖。

(五)呼吸机护理

维持人工呼吸机辅助呼吸,及时清除呼吸道分泌物,改善肺通气。

(六)执行胸腔闭式引流护理常规。

1.严格无菌操作,防止感染发生

(1)保持引流装置无菌。

(2)每24小时更换水封瓶1次,当引流液超过水封瓶容量2/3时应及时更换。更换水封瓶时应协助患者取坐位,鼓励患者咳嗽并挤压引流管。用两把大弯血管钳夹闭胸腔引流管,距离伤口至少10 cm,尽量减少夹闭时间。在无菌纱布保护下分离胸腔引流管与连接管。用消毒棉球沿胸腔引流管口切面向外螺旋消毒两次。在无菌纱布保护下将胸腔引流管与更换的水封瓶长管连接,用胶带固定连接处。然后松开大弯血管钳,挤压胸腔引流管,同时嘱患者深吸气后咳嗽,观察水柱波动情况。妥善固定胸腔引流管,将水封瓶固定于水封瓶架上,保持水封瓶低于患者胸部水平以下 60～100 cm,防止发生逆行感染。

(3)保持胸壁引流口处敷料清洁干燥,如有渗湿,应及时更换。

2.保持引流装置密闭,防止气体进入胸膜腔

(1)随时检查引流装置密闭情况及引流管是否衔接牢固。

(2)水封瓶保持直立,长玻璃管没入水中 3～4 cm,避免空气进入胸膜腔。

(3)妥善固定引流管,防止滑脱。

(4)若发生水封瓶被打破或接头滑脱时则应立即用血管钳夹闭或反折近胸端引流管,再行更换。如患者有气胸或胸腔引流管不断排出大量气体时,应禁止夹闭胸腔引流管,直接更换水封瓶,防止造成张力性气胸。

(5)若引流管自胸壁伤口意外脱出,应立即用手顺纹理方向捏紧引流口周围皮肤(注意不要直接接触伤口),立即通知医师处理。对于气胸的患者,应该用密闭的无菌纱布覆盖穿刺部位,同时确保气体可以逸出。

(6)搬运患者时,保持引流管和引流瓶低于患者胸部,引流管没入液面以下 2～4 cm,尽量不要夹闭引流管。若无法保证则用双重用两把大弯血管钳夹闭引流管。夹闭引流管的同时应注意监测,若患者出现血氧降低、呼吸困难等症状则应打开夹闭的引流管恢复引流状态,并立即通知医师。

3.保持引流管通畅

(1)防止引流管受压、扭曲和阻塞,可根据水封瓶长玻璃管中水柱波动情况判断引流管是否通畅。若引流管通畅,则不推荐常规挤压引流管以防堵塞;若引流管引流不畅,则可挤压堵塞处疏通引流管;若挤压后仍引流不畅,应及时通知医师。

(2)协助患者半坐卧位,鼓励患者咳嗽和深呼吸,促进胸腔内液体和气体排出。

4.观察和记录

(1)观察患者生命体征,胸痛及呼吸困难程度,呼吸频率、节律等。

(2)观察胸腔引流管局部情况,有无红、肿、热、痛及皮下气肿等,如有异常及时通知医师。

(3)查看水封瓶密闭性,水柱波动情况(正常水柱波动 4～6 cm)。

(4)密切观察并记录引流液的量、颜色和性质。若出血量多于 100～200 mL/h 且连续 3 小时,呈鲜红色,有血凝块,同时伴有脉搏增快,提示有活动性出血的可能,应及时通知医师。

5.拔管

(1)拔管指征:一般术后 72 小时,无气体、液体排出,或引流量在 100 mL 以下(脓胸、乳糜胸除外),X 线检查肺膨胀良好,即可拔管。

(2)拔管及拔管后护理:拔管时嘱患者深吸气、憋气,在吸气末复张时迅速拔管,并立即用凡士林加厚敷料封闭胸壁伤口。拔管后 24 小时内注意观察患者有无胸闷、呼吸困难、切口漏气、渗液、出血和皮下气肿等,如有异常及时通知医师。拔管后第二天需更换敷料。

6.健康指导

(1)指导患者深呼吸、正确咳嗽及变换体位的方法,并指导其进行呼吸功能锻炼。

(2)指导患者预防脱管的方法及活动时注意事项。

(七)体温护理

进行体温监测,体温＞38 ℃时应及时采取降温措施。低温体外循环患者应积极复温,注

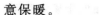

意保暖。

(八)用药护理

根据医嘱抗凝治疗,用药期间密切注意出血倾向,如出血、胃肠道不适等,必要时减用或暂停抗凝药,但尽量避免用凝血类药。

(九)加压包扎

弹力绷带加压包扎取血管侧肢体,并抬高 15°～30°,观察患肢皮肤颜色、温度、张力等情况。间断活动患肢,预防血栓形成。

(十)并发症观察及护理

1.低心排血量综合征

术后早期应用扩血管药,补足血容量,纠正酸中毒。一旦临床出现烦躁或精神不振、四肢湿冷、发绀、甲床毛细血管再充盈减慢、呼吸急促、血压下降、心率加快、尿量减少 <0.5 mL/(kg·h)、血气分析提示代谢酸中毒等,提示出现低心排血量综合征,应立即报告医师。

2.心律失常

以心房颤动、心房扑动和室性心律失常为主。通过监测心率的快慢、维持满意的心律,减低心肌耗氧量,维持水、电解质及酸碱平衡,给予患者充分镇静。发生心律失常可给予镁剂或利多卡因等抗心律失常药物,必要时安装临时起搏器。

3.急性心肌梗死

减少心肌氧耗,保证循环平稳。术后早期给予患者保暖有利于改善外周循环并稳定循环,能有效防止心绞痛及降低心肌梗死再发生。

4.出血

患者引流量 >200 mL/h,持续 3～4 小时,临床上即认为有出血并发症。术后严格控制收缩压在 12.0～13.3 kPa(90～100 mmHg);定时挤压引流,观察引流液的色、质、量;静脉采血检查ACT,使其达到基础值范围,确认肝素已完全中和。若出现大量快速出血,血压下降,应立即床旁紧急开胸止血。

5.脑卒中

术后需每小时观察记录瞳孔及对光反射,注意观察患者意识和四肢活动情况。

(十一)健康指导

(1)保持心情愉快,避免情绪过于激动。

(2)合理饮食,进食高蛋白、低脂、易消化饮食,禁忌烟酒、咖啡及辛辣刺激食物。

(3)保持大便通畅,遵医嘱服用缓泻剂,注意排便情况。

(4)应在医师指导下逐渐恢复体力活动及工作,注意劳逸结合。

(5)用药指导:①应定时、定量服用,不可随意中途停药、换药或增减药量。②注意药物的不良反应:服用阿司匹林时可出现皮下出血点或便血,服用阿替洛尔时如出现心率减慢应减量或逐渐停药。③胸部疼痛发作持续时间 >30 分钟,且含药效果不佳,疼痛程度又较重,应考虑心肌梗死的发生,应迅速就近就医,以免延误治疗抢救时机。

(6)出院后每半月复查 1 次,以后根据病情可逐渐减为每 1～2 个月复查 1 次。

(韩海凤)

第五章

骨科护理

第一节　颈椎骨折脱位

一、概述

颈椎,指颈椎骨。颈椎位于头部以下、胸椎以上的部位。成人颈椎椎弓根骨椎通道的全长平均值约为 29 mm。颈椎骨折是一种严重的创伤性损伤,颈椎椎体骨折的同时,伴有椎节严重脱位者,称为颈椎骨折脱位。这是一种典型的完全性损伤。在临床上并不少见,多伴有脊髓损伤,好发于 $C_4 \sim C_7$ 3 个椎间隙。应注重现场急救,保持呼吸道通畅,及早安全转运,避免继发损伤,严密观察生命体征。颈椎损伤常引起脊髓损伤,导致高位截瘫。

二、发病机制

这种骨折脱位暴力作用更强,造成的破坏更大,临床症状更严重。常见于屈曲性损伤,椎体的压缩性骨折与小关节脱位几乎同时发生。也可见于垂直性暴力,在引起椎体爆裂性骨折的同时,小关节出现半脱位或交锁征,此种颈椎完全性损伤的伤情多较重,且大多数合并有颈脊髓损伤,仅少数矢状径较宽的"幸运性损伤"者例外。

三、临床表现

(一)颈部症状

颈部疼痛,活动障碍,颈肌痉挛,颈部广泛性压痛,以损伤椎节的棘突和棘间压痛最明显。

(二)脊髓损伤症状

除少数幸运者之外,一般均有程度不同的瘫痪体征,而且脊髓完全性损伤的概率较高,损伤平面以下感觉、运动和括约肌功能障碍。

(三)影像学检查

X 线平片可以显示骨折及脱位情况。椎前阴影增宽。CT 扫描可以显示有无碎骨片移位。脊髓及其他软组织的损伤范围和程度需借助 MRI 图像。

四、并发症

因伤情严重,当瘫痪平面高,颈 4 平面的骨折脱位有可能由于呼吸肌麻痹引起呼吸困难,并继发坠积性肺炎;腹胀、压疮及尿路感染亦相当常见。

五、诊断与检查

主要依靠临床症状、体征和 X 线、CT、MRI、椎动脉造影等,可精确定性定位诊断,但 X 线平片仍是最简单、便捷、低廉的首选方法。

(一)外伤史

多系强烈外伤所致。

(二)临床表现

如前所述其症状多较复杂、危重,应全面检查。

(三)影像学检查

骨折及脱位的判定主要依据 X 线平片及 CT 扫描;但对软组织损伤情况及脊髓状态的判定,仍以 MRI 图像为清晰,应设法及早进行检查。

(四)其他辅助检查

如椎动脉造影、肌电图、体感诱发电位检查等。

六、急救

由于受伤者受力点多在头顶部,有时患者可有昏迷。现场应首先考虑有无颅脑及其他重要脏器的合并伤。现场急救应注意保持呼吸道通畅、注意观察生命体征,给予吸氧、颈椎制动。采用正确的搬运方法,避免颈椎伸屈或扭转,否则极易加重脊髓损伤,以确保安全转运。在急救、搬运过程和给患者翻身时一定要牵引头部,保持头部与躯体成为轴位,院内急救应持续保持颈椎稳定。尤其是 C_6 椎体以上的完全性脊髓损伤患者,更有可能由于呼吸肌麻痹而造成呼吸困难,肺部痰液无法咳出,导致呼吸衰竭。必要时应尽早切开气管,机械辅助呼吸。

七、治疗

(一)保持呼吸道通畅

呼吸道的通畅具有重要意义,对呼吸困难者给予吸氧,尤其是对颈 5 椎节以上的完全性脊髓损伤者更应注意,宜及早行气管切开。

(二)恢复椎管形态及椎节稳定

用牵引疗法使颈椎制动,还可酌情采取前路或后路手术疗法。

(三)消除椎管内致压因素

切除椎管内致压物,一般多选择颈前路手术。对个别病情严重者,也需同时予以颈后路固定术。对全身情况不佳者则可暂缓实施。

(四)促进脊髓功能的恢复

在减压的基础上,尽快地消除脊髓水肿及创伤反应,及早给予激素和脱水药物,伤后 8 小时的患者,应用大剂量激素疗法(甲泼尼龙)有较好疗效,第 1 小时内给予 30 mg/kg,继续 23 小时内给予 5.4 mg/(kg·h),同时,预防呼吸、泌尿系统感染和压疮,并积极做好其他术前准备。

八、护理措施

(一)术前护理

1.心理护理

患者神志清楚,易产生紧张、恐惧、焦虑、绝望的心理状态,情绪低落,不愿与人交谈,对生活绝望。因此,应多与患者进行沟通,介绍手术过程及手术成功的病例,关心、鼓励患者,解除其心理压力,增强信心,以良好的心理状态配合治疗与护理。

2.术前锻炼

(1)减少术后呼吸系统并发症,术前戒烟,进行呼吸功能训练,指导患者练习深呼吸活动,增加肺的通气量。并进行有效咳嗽,嘱患者深呼吸,在呼气末咳出,重复多次。

(2)指导患者做气管推移训练:气管推移训练主要是为颈椎前路手术做准备。告知患者气管推移训练的重要性,以取得积极配合。术前3~5天,指导患者或护士用示指、中指、环指将气管向左侧推移,必须超过中线,持续5~10分钟,逐渐增至15~20分钟,每天3~4次。

3.体位

受伤后应保持颈椎的稳定,采取正确的卧位,头、枕、颈部垫以棉垫保证颈部的稳定,以防头、颈部转动,翻身时采取轴向翻身法,即应使头、肩和髋部保持在同一平面,以保持颈椎固定不变,侧卧位时,颈部垫枕,避免过度屈伸和旋转,防止颈椎损伤加重。

4.湿化气道

给予雾化吸入,患者病情允许的情况下,尽量采取头高脚低位,床头抬高15°~30°,增大气体交换量,增加呼吸深度,有利于雾滴在终末支气管沉降。

5.皮肤护理

采用平卧位或侧卧位,应用马蹄枕或沙袋固定头部,避免因局部组织长期受压引起缺血缺氧而易发生压疮,应做到五勤(勤翻身、勤擦洗、勤按摩、勤更换、勤整理)。每2小时翻身1次,采取轴线翻身,特别注意患者足跟部用软枕垫起,防止压疮。为患者更换床单、内衣或使用便盆时,一定要将患者躯体抬起,避免拖、拉、拽而损伤皮肤。

(二)术后护理

1.体位护理

颈部制动,术后6小时内不宜进行全身翻身,术后6小时进行定时轴位翻身,术后2天可适当抬高床头,在颈托固定下逐渐过渡到半卧位,以减轻颈部水肿。

2.监测生命体征变化

监测血压、心率、呼吸、血氧饱和度,特别是呼吸情况,注意呼吸的节律及频率,注意血氧饱和度的变化,必要时进行血气分析。观察患者切口敷料渗出情况及切口引流情况。

3.保持气道通畅

保持鼻导管通畅,持续性低流量吸氧,每分钟2~3 L,以提高血氧饱和度和氧分压。教会及鼓励患者做有效的深呼吸及咳嗽、咳痰,痰液黏稠时给予氧化雾化吸入,以利排痰,做好体位排痰,必要时吸痰,严格无菌操作,防止交叉感染。

4.呼吸肌功能锻炼

通过呼吸肌功能锻炼,对于颈椎损伤患者可增大通气量,增强呼吸肌收缩力量,增强咳嗽、咳痰的能力,提高呼吸肌抗疲劳能力。方法是嘱患者采取深而慢的呼吸动作,经鼻吸气腹部鼓起、经口呼气腹部内收,呼气时嘴唇皱起,如吹哨,每天 3～4 次,每次练习 10 分钟,以达到锻炼呼吸肌及改善肺功能的目的。

5.呼吸道的护理

应严密观察患者的呼吸,备好氧气、吸引器及各种急救药品。鼓励患者进行有效的咳嗽、咳痰、深呼吸,每 2 小时帮助患者翻身拍背 1 次,气管切开患者应进行吸痰、湿化气道、清洁口腔等护理,定时消毒气管切开伤口,用人工鼻覆盖气管口,雾化吸入每天 2 次。

6.伤口的护理

正常情况下术后 24 小时内切口引流液量应少于 100 mL,若引流量过多、色鲜红、切口敷料渗出多或局部隆起,颈部增粗且患者自觉呼吸费力,提示有活动性出血及局部血肿形成,应及时通知医师进行紧急处理。

7.饮食指导

术后 1～2 天给予温凉流质饮食,以减少咽部的充血水肿,2 天后改半流质,逐渐过渡到普食,应告知患者多食高蛋白富含维生素、粗纤维的易消化的食物。

8.高热护理

颈椎损伤患者因自主神经系统紊乱,导致体温调节功能减退,常会出现高热。此种高热与感染性高热不同,应以物理降温为主,采用冰帽、酒精擦浴,并嘱患者多饮水。其次可遵医嘱应用激素,但应严密观察,以防消化道出血等并发症。

9.加强基础护理

预防并发症的发生 注意保暖,定时拍背排痰,清理呼吸道,预防坠积性肺炎。按时给予翻身,保持床单清洁干燥,每天按摩骨突部位,做好皮肤护理,防止压疮发生。躁动患者谨慎使用镇静剂,应设专人看护,给予适当约束,防止坠床及意外发生。

10.疼痛护理

采用连续评估方法,教会患者用自我放松法和转移注意力法等来缓解疼痛,3 分以下的疼痛可采用精神分散法、松弛法、意象法等缓解疼痛。3 分及以上的疼痛需用镇痛药物治疗,患者用药后 30 分钟进行再次评估,并进行相应的处理,直至疼痛缓解。

11.加强功能锻炼

术后早期进行肢体锻炼,包括肢体按摩及关节被动活动,避免关节强直和肌肉萎缩。患者在术后 6～8 周,骨折已基本愈合时,尽可能进行肢体主动锻炼,循序渐进,注意安全,以免跌伤。功能锻炼应贯穿于住院直至出院后的恢复期,持之以恒。

12.预防并发症

(1)预防呼吸系统感染:经常变换体位,每次翻身后叩击胸背部以利排痰,必要时给予雾化吸入,保持病室内空气新鲜、流通、温湿度适宜。

(2)预防泌尿系统感染、结石及便秘:鼓励患者多饮水,不输液的患者每天饮水 3 000～4 000 mL,每天擦洗会阴 2 次,保持局部清洁、干燥,膀胱冲洗每天 2 次,每天更换引流袋,每 14 天更换尿管并妥善固定,观察记录尿的性质、量、颜色,定时开放,每 4～6 小时开放 1 次,定期做尿常规检查,养成定时排便的习惯,保证每 2～3 天大便 1 次,必要时可应用润滑剂或缓泻剂。鼓励进食富含维生素、高蛋白、富含纤维素的食物。

(3)预防压疮:术后常规卧电动气垫床,注意保持床铺平整、清洁、干燥和患者皮肤清洁、干燥;对皮肤受压局部给予定时按摩,病情允许时每 2～4 小时轴位翻身 1 次。

13.康复护理

从被动到主动,由简单到复杂,从弱到强,由床上到床下,从静止到运动的原则。

(1)防止肌肉萎缩、关节强直:防止关节长期不活动而强直,失去正常功能。做肢体被动运动,可保持关节韧带活动度,减慢肌肉萎缩,防止肌腱韧带退化和关节强直。各关节各方向被动活动时,幅度应从小到大,可做髋关节伸展及内旋,膝关节屈伸,踝关节内外旋等运动,同时按摩脚趾末梢小关节到大关节,以促进血液循环。

(2)肢体运动锻炼:对不全瘫痪的患者在伤后或术后 2 周即可行徒手体操训练,继而试用哑铃、拉力器增强臂力。下肢训练是利用床上吊环平衡牵引,充分使膝、踝等关节活动。伤后 3 个月进行躯干上部的平衡训练,依靠背部支具先倾斜 30°,再逐渐坐直。然后进行离床训练,最后借助工具站立、使用轮椅或行走。

(三)健康教育

增长患者对疾病的康复知识,使患者了解每项治疗、护理措施的目的、作用,以取得患者的积极配合,提高护理质量。对出院患者要做好出院指导:①嘱患者禁烟、多饮水,家属不得在室内吸烟,保持室内空气新鲜,鼓励患者自己咳嗽排痰、做深呼吸,在呼气末咳嗽,重复数次。②3 个月内带石膏颈围保护颈部,避免颈部屈伸和旋转活动。③若颈部出现剧烈疼痛或吞咽困难、有梗塞感,及时回院复查。④术后 3 个月,经拍 X 线片示植骨椎间隙已完全融合后,可进行颈部功能锻炼,开始时做颈部屈伸、旋左、旋右活动,然后再做颈部旋转活动。功能锻炼要循序渐进,若出现颈部不适时应暂时停止。

（韩海凤）

第二节 寰枢椎脱位

一、疾病概述

(1)定义:寰枢椎脱位是指先天畸形、创伤、退变、肿瘤、感染和手术等因素造成的寰椎与枢椎骨关节面失去正常的对合关系,发生关节功能障碍和/或神经压迫的病理改变。

(2)解剖:第一颈椎又叫寰椎,它没有椎体和棘突,由前后弓和侧块组成。寰椎容易发生脱位,与其解剖结构有着密切的关系。寰椎无椎体,寰、枢椎之间有 4 个关节,齿状突与寰椎前弓中部组成前关节,寰椎横韧带和齿状突组成后关节(即齿状突关节),寰椎外侧由两侧侧块下关节面和枢椎上关节面组成两个关节突关节。寰枢椎间无椎间盘组织,关节囊大而松弛,关节面平坦,活动范围较大,即局部的解剖结构不够坚固,稳定性较差。

(3)病因:寰枢椎脱位是上颈椎最常见的严重损伤。外伤多见,也有因颈部感染,韧带松弛,姿势不良及先天性畸形或不明原因引起。若不及时治疗,其脱位程度常进行性加重,导致脊髓高位受压而危及生命。

(4)临床表现:无特有体征,主要取决于脱位程度、是否对脊髓造成压迫,以及致伤机制的不同,临床表现差异较大。轻者颈痛,头痛,眩晕、恶心,呕吐,活动受限;重者因血管、神经脊髓受压出现不同程度的瘫痪,如不及时诊治,可导致终身残疾甚至死亡。①颈枕部疼痛及头颈部异常体位:寰椎前脱位伴旋转移位时,头部可斜向一侧。儿童头颈部外伤所致的寰枢椎半脱位多呈斜颈体征。②眩晕或视力障碍:寰椎向前脱位,位于寰椎横突孔中的椎动脉受到牵拉而引起供血不足时,可发生眩晕或视力障碍。③颈髓或延髓损害所引起的症状:颈脊髓压迫性病变可引起肢体麻木、四肢力弱、颈肌萎缩、手指精细动作障碍、行路不稳及踩棉花感等,而延髓部缺血性病变可表现为四肢运动麻痹、构音障碍及吞咽困难等症状。

(5)临床动态分型:可复型、难复型和不可复型寰枢椎脱位,该临床分型反映了患者寰枢椎脱位的病理机制和病变过程。所谓可复性寰枢椎脱位,是指经手法或颅骨牵引可复位者;难复性寰枢椎脱位(或称固定性脱位),指由于韧带、肌肉的挛缩或瘢痕粘连的形成,颅骨牵引不能使之复位、经口咽前路松解术后再牵引才可复位者;不可复性寰枢椎脱位是指长期瘢痕形成伴骨关节结构变性、经口咽前路松解再行牵引亦不能复位者。

(6)诊断标准:X线检查是诊断寰枢椎脱位最可靠的诊断方法,正位片可观察双侧椎板宽度是否对称,棘突位置是否有移动;侧位片可观察椎体排列,关节突关节位置的微细改变及棘突的位移及观察颈椎的生理曲度的改变;斜位片主要观察椎间孔的形态 Luschka 关节部骨质增生的程度。对所有患者进行颈椎正侧位、开口位 X 线片和 CT 扫描及三维重建,并进行颅骨牵引,在 X 线上观察 C_1 后弓和 C_2 峡部的高度,走行方向及后缘对应的解剖关系。

(7)治疗原则:除积极治疗原发病和损伤外,以矫正脱位、解除压迫、重建稳定、恢复功能为主。角度牵引配合手法复位治疗寰枢关节脱位是高效的方法。

(8)可复性寰枢椎脱位的手术治疗:治疗主要以复位、固定与融合为主。手术方式有前路齿突螺钉内固定术和后路寰枢椎后弓融合术。

二、护理评估

(一)健康史
评估受伤时间、原因和部位,受伤时的体位,急救、搬运和运送方式等。

(二)身体状况
身体状况包括 3 个方面,具体如下。

(1)局部:躯体、肢体麻痹平面的变化,肢体感觉、运动的恢复状况。

(2)全身:有无高热、压疮、坠积性肺炎等并发症的出现。

(3)辅助检查:主要为影像学检查结果。

(三)心理-社会状况
患者对功能失调的感性认识和对现况的承受能力。患者及其家属对疾病治疗的态度。

三、护理诊断/问题

(一)清理呼吸道低效
呼吸肌麻痹、全麻插管术后、颈部过度制动所致。

(二)血肿压迫
伤口渗血多且引流不畅。

(三)潜在并发症——窒息
进食不当,误入气管。

四、预期目标

(1)患者呼吸道通畅。

(2)患者伤口引流通畅,无血肿压迫。

(3)患者体位舒适,未出现头颈部剧烈移动。

(4)患者未出现窒息,患者一旦出现窒息,能得到及时地抢救。

五、护理措施

(一)术前护理

1.心理护理

通常,患者和家属对脊柱手术缺乏一定的了解,大多会存在紧张、焦虑和恐惧不安等不良情绪。首先要建立良好的护患关系,取得患者的信任,帮助患者了解病情,使患者配合医护人员做好各项必要的检查和治疗。耐心讲解手术前后的注意事项、术后可能出现的不适及减轻不适的方法。

2.口腔护理

手术为口咽入路,术前口腔准备十分重要。术前常规请相关科室检查,术前1周对患者的牙石、龋齿进行对症处理;指导患者进食温凉软食,禁食烫食及粗糙食物,避免损伤口腔黏膜。术前7天用1∶5 000氯己定溶液或生理盐水100 mL加庆大霉素8万U漱口,每天4次,使用有效的抗生素,术前3天给予甲硝唑片口服,每次0.4 g,每天3次。复方呋喃西林滴鼻液滴鼻。术晨留置胃管,指导并鼓励患者做有效咳嗽和深呼吸运动。

3.术前训练

防止废用综合征的发生,对肢体功能障碍者被动活动四肢,每天4~6次,每次20~30分钟,包括肢体屈、伸、收、展、旋转及手的抓握动作。术前需有创气管切开,训练患者床上进食、大小便,教患者用手势、表情、肢体语言进行沟通,了解患者的需求及想表达的内容,便于治疗和护理。方法:患者侧卧,训练患者卧床吞咽水、食物。

4.颅骨牵引的护理

注意保持牵引的位置、方向和重量安全有效、枕下支架无阻力。防止颅钉松动,发现异常及时报告医师。保持牵引孔干燥,每天用盐水和酒精棉签清洁牵引孔周围皮肤并保持头面部清洁。翻身时应一人手扶头颈,一人手托肩背,注意轴向翻身,脊柱不可过旋。骶尾部垫水垫,定时按摩,防止压疮,随时了解观察患者的不良感受,及时处理。牵引重量5~6 kg,维持牵引重量一般2~3 kg;保持有效牵引,牵引松动的螺栓要及时旋紧。用75%乙醇纱条包绕针眼部位,每天更换1次;用消毒液喷洒牵引针道口,每天3次,防止针道感染;协助患者翻身,每2~3小时1次。翻身时保持头部与牵引弓、颈、躯干三点一线。

5.完善术前准备

纠正营养不良状况,给予胃肠外静脉营养疗法。吸烟可增加呼吸道分泌物引起咳嗽,加重术后伤口疼痛,延缓伤口愈合,且此手术需行气管切开,吸烟会延长气管堵管时间,因此,对吸烟患者要劝其立即戒烟。术前1天配血、备皮及药敏试验。术前30分钟常规置胃管,留置尿管、肌内注射术前用药。床旁备无菌口腔护理盘、气管切开护理操作盘。

(二)术后护理

1.搬运及卧位

术后搬运:患者由手术医师负责其头部、颈部,保持自然中立位,切忌扭转过屈或过伸,要注意保持头部、颈部、躯干轴位,防止扭动,术后尽量避免搬动患者头颈部,以免造成或加重颈、延髓损伤。患者头下垫高度为 5 cm 的枕头,颈部两侧置沙袋制动,严防头颈部突然转动,遵医嘱准确、及时地使用脱水剂和少量激素,以减轻脊髓、颈部水肿,防止窒息。

2.密切观察病情变化

(1)密切观察术后患者(尤其是术前有瘫痪者)有无呼吸困难等缺氧症状,并做如下准备:置抽吸装置于床旁,有痰时及时抽吸,保持呼吸道通畅,于床旁备气管切开包。

(2)动态监测 BP、P 及 SpO_2 变化,持续 2~3 天。

(3)手术的牵拉刺激脊髓产生水肿,术后 4~5 天是水肿高峰期。术后 4~5 天注意四肢感觉运动的改变,并要与术前比较,重点预防脊髓创伤性水肿的发生,发现异常应及时报告并处理。

(4)翻身时进行整体协调。

3.观察局部渗血情况

警惕血肿压迫脊髓、气管而窒息。①保持伤口内置负压引流装置通畅,以防术后肌肉创面渗血而致血肿。②观察颈部伤口敷料渗血及颈部肿胀情况。若伤口敷料渗血多,颈部逐渐肿胀,且负压引流装置引流量少,则很可能出现由于渗血导致肿胀,压迫脊髓、气管而窒息。③一旦发现肿胀明显且伴有气促、发绀等窒息前兆,立即报告医师,积极静脉用止血药及扩容,并做好血肿清除术的准备。

4.呼吸道护理

(1)术中常规行气管切开,术后定时气管内吸痰,保持呼吸道通畅。严格无菌操作,防止呼吸道感染。手术当天即行雾化吸入,每天 2 次。雾化后行轴位翻身、拍背、排痰,每次吸痰时套管内加入生理盐水 2~3 mL,以湿化痰液,利于吸痰。

(2)密切观察患者的呼吸形态改变,脊髓受到的某种压力突然解除时,可出现不同程度水肿。脊髓损伤者尤其突出。深夜熟睡时,迷走神经兴奋性增高会加重呼吸肌麻痹症状,因此,夜间谨防呼吸骤停发生。

(3)术后 5~6 天当口腔咽部切口愈合、痰液减少后,可先试行堵管 1 天,无呼吸困难后,在无菌操作下拔除气管导管。

5.神经系统功能的观察

术后麻醉清醒后立即检查患者双手握力、双上肢及双下肢感觉运动功能,截瘫平面与术前进行对比,应警惕神经功能紊乱的发生。

6.疼痛护理

评估患者疼痛的程度。为患者提供舒适安静的环境。帮助患者调整舒适的体位。术后禁止头部前屈,平卧位颈下垫薄枕,使头部处于过伸位。翻身时保持头颈、躯干一致,不可自行翻身。遵医嘱给止痛药到术后 3 天。

7.口腔护理

切口位于口腔,术后预防口腔感染非常重要。上颈椎经口入路手术最易出现的术后并发症是经口的医源性感染,需特别加强口腔的护理。及时吸出口腔内分泌物及残存物,吸引时压力不可过大,用生理盐水行口腔护理,每天口腔护理4次。雾化吸入,每天2次,连续7天。在呼吸平稳的情况下应尽早拔管,以减轻吞咽困难,同时患者可更多吞咽唾液而保持伤口干净。预防伤口发生炎症、水肿。每天数次向鼻腔内滴入复方呋喃西林滴鼻液,防止呼吸道逆行感染。

8.预防压疮

加强皮肤护理,避免发生压疮,术后平卧6小时后每2小时轴位翻身1次,注意带颈围保护颈椎,防止颈部过伸、过屈、旋转,导致手术失败。翻身后在肩背臀处垫枕,使患者感觉舒适。

9.功能锻炼

骨科患者的康复与功能锻炼与患者愈后关系密切,患者术后第2天开始进行床上四肢的功能锻炼,以增强肌力,术后10天戴颈围,于床上坐起活动,逐渐床边活动,至自己行走,指导患者活动量由小到大,循序渐进。

10.饮食护理

(1)术后当天禁食,以后根据颈部肿胀、喉部舒适程度、呼吸道分泌物量来决定进食时间与种类(进食流质→半流质→软食)。

(2)饮水、进食速度宜慢且均匀。

(3)术后鼻饲流质可防止存留食物,摩擦伤口引起疼痛或感染,并保持伤口清洁。胃管内注入流质,维持鼻饲1周以上至伤口愈合

(4)少量多餐,每次鼻饲前需抽取胃液,了解有无应激性溃疡的发生,以及胃管的位置。每次注食量200 mL,每天6次,温度在38℃左右。

六、护理评价

(1)患者呼吸道是否通畅,有无痰鸣音。

(2)患者伤口引流是否通畅。

(3)患者颈部是否得到了妥善的制动。

(4)患者进食方式与种类是否依病情而异。

(5)患者一旦出现窒息,是否得到了急救。

康复指导:对康复期出院患者,应做好出院宣教、康复指导、定期复查,做好回访及随诊工作,让患者满意而归,增强对抗疾病的信心。

不完全截瘫患者的护理:术后24小时嘱患者做上肢运动,配合足背伸和股四头肌收缩、循序渐进,防止肌肉萎缩。尿管定时开放,训练膀胱舒缩功能,尽早恢复排尿功能。3天后戴颈托可扶坐起,2周拆线后戴颈托站立行走,宜缓慢进行,注意潜在直立性低血压,要搀扶防止摔伤。

对全瘫患者的护理:每天检查和评估者感觉平面是否改善,并与术前进行比较。每天被动活动全身各关节3次,每次30分钟,防止关节强直及肌肉萎缩,为防足下垂可穿木底板鞋固定。帮助患者增加肺活量,练习吹气球。全身支持疗法,保持精神愉快,提高机体抵抗力。行中医针灸、按摩理疗配合康复治疗。

(韩海凤)

第三节 锁骨骨折

一、基础知识

(一)解剖生理

锁骨又名"锁子骨""缺盆骨",位于胸廓前上部两侧,全骨浅居皮下,桥架于胸骨与肩峰之间,是联系肩胛带与躯干的唯一支架。其骨干较细,内侧 2/3 呈三棱棒形,凸向前,有胸锁乳突肌和胸大肌附着,中外 1/3 交界处是骨折的好发部位。锁骨的功能是支持肩胛骨,使上肢骨与胸廓之间保持一定的距离,从而保证上肢的灵活运动。骨折后,近折端受胸锁乳突肌的牵拉而向上向后移位,远折端因上肢本身重量牵拉而向下移位,又因胸大肌、斜方肌、背阔肌的牵拉而向前向内移位,造成断端重叠(图 5-1)。锁骨骨折可发生于各种年龄,但多见于儿童及青壮年,约有 2/3 为儿童患者,又以幼儿多见。

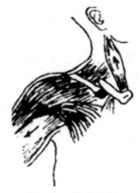

图 5-1　锁骨骨折

(二)病因

直接暴力和间接暴力均可造成锁骨骨折,但多为间接暴力所致。

(三)分类

1.横断骨折

跌倒时肩部外侧或手掌先着地,向上传导的外力经肩锁关节传至锁骨而发生骨折,以斜形或横断骨折为多。除有重叠移位,内侧段因胸锁乳突肌的牵拉向后上方移位,外侧段则由于上肢的重力和胸大肌、斜方肌、三角肌的牵拉而向前下方移位。

2.青枝骨折

幼儿骨质柔嫩而富有韧性,多发生青枝骨折。

3.粉碎骨折

直接暴力所致,多因棒打、撞击等外力直接作用于锁骨而造成横断或粉碎骨折。粉碎骨折若严重移位,骨折片向下、向内移位时刺破胸膜或肺尖,可造成气胸、血胸。

(四)临床表现

骨折后局部疼痛、肿胀明显,锁骨上、下窝变浅或消失,骨折处异常隆起,出现功能障碍,患肩下垂并向前、内倾斜。患者常以健手托着患侧肘部,以减轻上肢重力牵拉而引起的疼痛。幼儿如不愿活动上肢,穿衣伸袖时哭闹,提示有锁骨骨折。X线检查,可了解骨折和移位情况。

二、治疗原则

(1)幼儿青枝骨折用三角巾悬吊即可,有移位骨折用"8"字绷带固定1～2周。

(2)少年或成年人有移位骨折,手法复位"8"字石膏固定。手法复位可在局麻下进行。患者坐在木凳上,双手叉腰,肩部外旋后伸挺胸,医师站于背后,一脚踏在凳上,顶在患者肩胛间区,双手握住两肩向后、向外、向上牵拉纠正移位。复位后用纱布棉垫保护腋窝,用绷带缠绕两肩在背后交叉呈"8"字形,然后用石膏绷带同样固定,使两肩固定在高度后伸、外旋和轻度外展位置。固定后即可练习握拳、伸屈肘关节及双手叉腰后伸,卧木板床休息,肩胛区可稍垫高,保持肩部后伸。3～4周后拆除。锁骨骨折复位并不难,但不易保持位置,愈合后上肢功能无影响,所以临床不强求解剖复位。

(3)锁骨骨折合并神经、血管压迫症状,畸形愈合影响功能,不愈合或少数要求解剖复位者,可切开复位内固定。

三、护理

(一)护理要点

(1)手法复位固定患者,要经常检查固定情况,既保持有效固定,又不能压迫腋窝。若发现患肢有麻木、发凉、运动障碍时,说明固定过紧,压迫血管神经,应及时调整固定。

(2)对粉碎性骨折,不必强行按压碎片使之复位,以防其刺伤肺尖及臂丛神经。对此种类型患者要严密观察呼吸及患肢运动情况,以便及时发现有无气胸、血胸及神经症状。

(3)术后患者要严密观察伤口渗血及末梢血液循环、感觉、运动情况,发现问题及时记录并处理。

(4)保持正常的固定姿势。复位后,站立时保持挺胸提肩,卧位时应去枕仰卧于硬板床上。两肩胛间垫一窄枕,以使两肩后伸、外展,维持良好的复位位置。局部未加固定的患者,不可随便更换卧位。

(二)护理问题

有肩关节强直的可能。

(三)护理措施

(1)向患者解释功能锻炼的目的是促进气血运行,防止患肢肿胀,避免肩关节僵直,以取得患者配合。

(2)正确适时指导患者功能锻炼。

(四)出院指导

(1)锁骨骨折复位固定后,极少发生骨折不愈合,即使复位稍差,骨折畸形愈合,也不影响上肢功能,应先向患者及家属说明情况。

(2)复位固定后即出院的患者,应告诉其保持正确姿势,早期禁止做肩前屈动作,防止骨折移位;解除外固定出院的患者,应告诉其全面练习肩关节活动的要求:首先分别练习肩关节每个方向的动作,重点练习薄弱方面如肩前屈,活动范围由小到大,次数由少到多,然后进行各方面动作的综合练习,如肩关节环转活动,两臂做"箭步云手"等。不可过于急躁,活动幅度不可过大,力量不可过猛,以免造成软组织损伤。

(3)按时用药,患者出院时将药的名称、剂量、时间、用法、注意事项,向患者介绍清楚。

(4)饮食调养,骨折早期宜进清淡可口、易消化的半流质或软食;骨折中后期,饮食宜富有营养,增加钙质、胶质和滋补肝肾食品的摄入。

(5)注意休息,保持心情愉快,勿急躁。

(韩海凤)

第四节　肱骨干骨折

一、基础知识

(一)解剖生理

肱骨干是指肱骨外科颈下 1 cm 至肱骨髁上 2 cm 之间的部分,肱骨干中下 1/3 交界处后外侧有桡神经沟,此处骨折易损伤桡神经;肱骨中段有营养动脉穿入下行,中段以下骨折易损伤营养血管而影响骨折愈合。此外,肱骨干骨折有时也伤及由上臂经过的肱动脉、肱静脉、正中神经和尺神经。

(二)病因

直接暴力和间接暴力均可造成肱骨干骨折,肱骨干的上 1/3、中 1/3 骨质较为坚硬。该段骨折多由直接暴力引起,如棍棒打击、重物挤压和机器缠绞等,折线多为横断或粉碎。肱骨干周围有许多肌肉附着,由于肩部和上臂周围肌肉牵拉,在不同平面的骨折可造成不同方向的移位。

(三)分类

1.肱骨干上 1/3 骨折

骨折线若在胸大肌附着点以下,三角肌止点以上,则近折端受三角肌、喙肱肌、肱二头肌和肱三头肌的牵拉而向上向外移位。

2.肱骨干中 1/3 骨折

骨折线若在三角肌止点以下,近折端受三角肌牵拉向前、向外移位,远折端受肱二头肌、肱三头肌牵拉而向上移位。如患者将患肢屈肘悬于胸前,远折端将向内旋转移位。

3.肱骨干下 1/3 骨折

多为间接暴力引起,折线多为斜形或螺旋形,暴力方向、前臂和肘关节的位置不同可引起不同移位,大多都有成角移位(图 5-2)。

(四)临床表现

伤后患臂疼痛、肿胀明显、活动障碍,患肢不能抬举,局部有明显环形压痛和纵向叩击痛。检查时必须注意腕及手指的功能,以便确定是否合并有神经损伤。肱骨中下 1/3 骨折常易合并桡神经损伤,桡神经损伤后,可出现腕下垂、掌指关节不能伸直,拇指不能伸展,手背第 1、2 掌骨间(虎口区)皮肤感觉障碍。

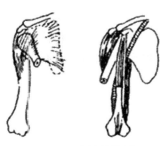

图 5-2 肱骨干骨折

二、治疗原则

(一)手法复位小夹板固定

肱骨干各型骨折均可在局麻下或臂丛麻醉下行手法整复,根据 X 线检查移位情况,分析受伤机制,采取复位手法。麻醉后,纵向牵引纠正重叠,推按骨折两断端复位,小夹板固定。长管型石膏也可固定,但限制肩、肘关节活动。若石膏过重造成骨端分离,影响骨折愈合。

(二)骨折合并桡神经损伤

骨折无移位,神经多为挫伤,用小夹板或石膏固定,观察 1~3 个月,神经无恢复可手术探查。骨折移位明显,桡神经有嵌入骨折断端可能。手法复位可造成神经断裂,应特别小心。手术探查神经时,同时做骨折复位内固定。晚期神经损伤多为压迫或粘连,应考虑手术治疗。

(三)开放骨折

伤势轻、无神经受损,可彻底清创,关闭伤口,闭合复位外固定,变开放伤为闭合伤。伤情重、错位多可彻底清创,探查神经、血管,同时复位,固定骨折。

(四)陈旧性肱骨干骨折不愈合

肱骨干骨折无论用石膏或小夹板固定,都因肢体重量悬吊作用很少发生重叠、旋转及成角畸形,而因牵拉过度造成延迟愈合或不愈合者则多见,用石膏固定尤为常见。治疗肱骨干骨折时,要注意骨折断端分离,早期发现及时处理。已经不愈合者,应手术内固定并植骨促进愈合。

三、护理要点

(一)非手术治疗及术前护理

(1)减轻或预防不良情绪。

(2)给予高蛋白、高热量、高维生素、含钙丰富的饮食。

(3)U 形石膏托固定时可平卧。患肢以枕垫起,悬垂固定,2 周内只能取坐位或半坐位。

(4)合并桡神经损伤者应注意预防皮肤溃疡。

(5)外固定期间注意观察伤肢血液循环;合并桡神经损伤者观察感觉和运动功能恢复情况;注意肱动脉、肱静脉损伤情况。如发生可出现远端皮肤苍白、皮温低、肿胀、发绀、湿冷等。

(6)功能锻炼。①早、中期:骨折固定后立即进行伤臂肌肉的收缩活动。握拳、腕伸屈及主动耸肩等动作,每天 3 次。②晚期:去除固定后逐渐行摆肩。做肩屈伸、内收、外展、内外旋等练习。

(二)术后护理

(1)内固定术后或使用外展架固定者,宜半卧位,平卧位时患肢下垫软枕。

(2)疼痛的护理:①找出引起疼痛的原因。②手术切口疼痛可用镇痛药;缺血性疼痛及时解除压迫;感染时及时处理伤口,应用抗生素。③移动时保护患处。

(3)预防血管痉挛:进行神经修复和血管重建术后,可能出现血管痉挛,应做到以下几点。①避免一切不良刺激;②1周内应用扩血管、抗凝药物;③密切观察患肢血液循环变化;④功能锻炼。

四、健康指导

(1)注意保持功能体位。

(2)合并桡神经损伤者遵医嘱服用神经营养药物。

(3)继续进行功能锻炼:复位固定后即可进行手指主动伸屈运动。外固定或手术内固定者,2～3周后进行腕、肘关节的主动运动和肩关节的内收、外展运动;4～6周后进行肩关节的旋转活动。

(4)复诊:U形石膏固定者,肿胀消退后复诊;悬吊石膏固定2周后更换长臂石膏托,维持6周左右;伴桡神经损伤者,定期复查肌电图。

(韩海凤)

第五节　尺、桡骨干骨折

尺、桡骨干骨折可由直接暴力、间接暴力、扭转暴力引起,青少年多见,占各类骨折的6%。

一、病因与发病机制

(一)直接暴力

由重物打击、机器或车轮直接碾压,导致同一平面的横形或粉碎性骨折。

(二)间接暴力

跌倒时手掌着地,暴力通过腕关节向上传导,暴力作用首先使桡骨骨折。若暴力较强,则通过骨间膜向内下方传导,可引起低位尺骨斜形骨折。

(三)扭转暴力

跌倒时前臂旋转、手掌着地,或手遭受机器扭转暴力,导致不同平面的尺桡骨螺旋形骨折或斜形骨折。可并发软组织撕裂、神经血管损伤,或合并其他处骨折。

二、临床表现

伤侧前臂出现疼痛、肿胀、成角畸形及功能障碍,主要不能进行旋转活动。局部明显压痛,严重者出现剧痛、患肢肿胀、手指屈曲。可扪及骨折端、骨摩擦感及假关节活动。听诊骨传导音减弱或消失。严重者可发生骨筋膜室综合征。

三、实验室及其他检查

正位及侧位X线片可见骨折的部位、类型及移位方向,及是否合并有桡骨头脱位或尺骨小头脱位。

四、诊断要点

可依据临床检查,X 线正、侧位片确诊。

五、治疗要点

(一)手法复位外固定

可在局部麻醉或臂丛神经阻滞麻醉下进行。重点是矫正旋转移位,恢复骨膜紧张度,紧张的骨间膜牵动骨折端复位。复位成功后,用小夹板或石膏托固定。

(二)切开复位内固定

不稳定骨折或手法复位失败者倾向于切开复位,螺钉钢板或髓内针内固定术治疗。

六、护理要点

(一)保持有效的固定

注意观察石膏或夹板是否有松动和移位。

(二)维持患肢良好血液循环

术后抬高患肢,观察患肢皮肤的颜色、温度、有无肿胀及桡动脉搏动情况。如出现剧痛,手部皮肤苍白、发凉、麻木,被动伸指疼痛,桡动脉搏动减弱或消失等表现时,提示骨筋膜室综合征的发生。如有缺血表现,立即通知医师处理。

(三)康复锻炼

术后 2 周开始练习手指屈伸活动和腕关节活动。4 周后开始练习肘、肩关节活动。8～10 周后 X 线片证实骨折愈合后,可进行前臂旋转活动。

（韩海凤）

第六节　胸椎管狭窄症

脊椎管狭窄症多发生在腰椎和颈椎,胸椎管狭窄症(TSS)较少见。随着诊断技术的发展和认识水平的提高,确诊胸椎管狭窄症的病例逐渐增多。

一、病因与病理

(一)退变性胸椎管狭窄

退变性胸椎管狭窄见于中年以上,主要由于胸椎的退行变性致椎管狭窄,其病理改变主要有以下几点。

(1)椎板增厚骨质坚硬,有厚达 20～25 mm 者。

(2)关节突起增生、肥大、向椎管内聚,特别是上关节突向椎管内增生前倾,压迫脊髓后侧方。

(3)黄韧带肥厚可达 7～15 mm。在手术中多可见到黄韧带有不同程度骨化。骨化后的黄韧带与椎板常融合成一整块骨板,使椎板增厚可达 30 mm 以上。多数骨质硬化,如象牙样改变。少数病例椎板疏松、出血多,又称为黄韧带骨化症。

(4)硬膜外间隙消失,胸椎硬膜外脂肪本来较少,于椎管狭窄后硬膜外脂肪消失而静脉淤血,故切开一处椎板后,常有硬膜外出血。

(5)硬脊膜增厚,有的病例可达 2~3 mm,约束着脊髓。当椎板切除减压后,硬膜搏动仍不明显,剪开硬膜后,脑脊液搏动出现。多数病例硬膜轻度增厚,椎板减压后即出现波动。由上述病理改变可以看出,构成胸椎管后壁及侧后壁(关节突)的骨及纤维组织,均有不同程度增厚,向椎管内占位使椎管狭窄,压迫脊髓。在多椎节胸椎管狭窄,每椎节的不同部位,其狭窄程度并不一致,以上关节突上部最重,由肥大的关节突、关节囊与增厚甚至骨化的黄韧带一起向椎管内突入,呈一横行骨纤维嵴或骨嵴压迫脊髓。在下关节突起部位则内聚较少,向椎管内占位少,压迫脊髓较轻。二者相连呈葫芦腰状压迫,多椎节连在一起则呈串珠状压痕。脊髓造影或 MRI 改变显示此种狭窄病理。胸椎退变,上述胸椎管狭窄仅是其病理改变的一部分。还可见到椎间盘变窄,椎体前缘侧缘骨赘增生或形成骨桥,后缘亦有骨赘形成者,向椎管内突出压迫脊髓。胸椎管退变性狭窄病例,除胸椎退变外,还可见到颈椎或腰椎有退行改变,本组中以搬运工人、农民等重体力劳动者较多,胸椎退变可能与重劳动有关。

(二)胸椎后纵韧带骨化所致胸椎管狭窄

可以是单椎节,亦可为多椎节,增厚并骨化的后纵韧带可达数毫米,向椎管内突出压迫脊髓。

(三)胸椎间盘突出

多发生在下部胸椎,单独椎间盘突出压迫胸脊髓或神经根者,称胸椎间盘突出症;本节所指系多椎节或单节椎间突出或膨出,与胸椎退变性改变在一起者,构成胸椎管狭窄的因素之一。

(四)其他

脊柱氟骨症亦可致胸椎管狭窄,使骨质变硬、韧带退变和骨化,可引起广泛严重椎管狭窄,患者长期饮用高氟水,血氟、尿氟增高,血钙、尿钙、碱性磷酸酶增高,X 线片脊柱骨质密度增高可资诊断。此外,尚有少数病例,在胸椎退变基础上,伴有急性胸椎间盘突出,损伤脊髓,此种病例多有轻微外伤,发病较急。

二、临床表现

(一)发病部位和节段

发病部位以下半胸椎为多,累及 T_6~T_{12} 节段者占 87%,向下可达腰,累及上部胸椎 T_1~T_5 者占 4.8%。少数病例病变呈间隔型或跳跃型,即两段病变椎节之间有无狭窄的节段,如病变累及 T_6~T_7、T_9~T_{11} 和 T_8 为无狭窄节。

(二)病史与发病年龄

胸椎管狭窄症的病史,一般均较长,慢性发病,从 6 个月至 20 年不等,平均 5 年左右;发病年龄,最年轻 28~30 岁,是极少数,大多为中年以上,50 岁左右发病最多,可达 60 余岁;男性较多,占 80% 以上,女性不及 20%。

(三)发病较缓慢

起初下肢麻木、无力、发凉、僵硬不灵活。双下肢可同时发病,也可一侧下肢先出现症状,然后累及另一下肢。半数患者有间歇跛行,行走一段距离后症状加重,须弯腰或蹲下休息片刻方能再走。较重者站立及步态不稳,需持双拐或扶墙行走,严重者截瘫。半数病例胸腹部有束紧感或束带感,胸闷、腹胀,如病变平面高,严重者有呼吸困难。半数患者有腰背痛,有的时间长达数年,仅有 1/4 患者伴腿痛,疼痛多不严重。大小便功能障碍出现较晚,多为解大小便无力,尿失禁约占 1/10。患者一旦发病,多呈进行性加重,缓解期少而短。病情发展速度快慢不一,快者数月即发生截瘫。

(四)物理检查

多数患者呈痉挛步态,行走缓慢。脊柱多无畸形,偶有轻度驼背、侧弯。下肢肌张力增高,肌力减弱。膝及踝反射亢进。髌阵挛和踝阵挛阳性。巴宾斯基征(Babinski 征)、奥本海姆征(Oppenheim 征)、戈登征(Gordon 征)等上神经单位体征。胸部及下肢感觉减退或消失,胸部皮肤感觉节段性分布明显,准确检查有助于确定椎管狭窄的上界,70%患者胸椎压痛明显,压痛范围大,棘突叩击痛并有放射痛。伴有腿痛者直腿抬高受限,确切上界参考 MRI 确定。

三、治疗

(一)手术适应证和时机选择

目前对退变性胸椎管狭窄,尚无有效的非手术疗法,手术减压是解除压迫,恢复脊髓功能的唯一有效的方法。因此,诊断一经确立,应尽早手术治疗,特别是脊髓损害发展较快者。

(二)手术途径选择

(1)后路全椎板切除减压术是首选方法,可直接解除椎管后壁的压迫,减压后脊髓轻度后移,间接缓解前壁的压迫,减压范围可按需要向上下延长,在直视下手术操作较方便和安全;合并有旁侧型椎间盘突出者可同时摘除髓核。

(2)以后纵韧带骨化为主要因素的椎管狭窄,尤以巨大孤立型后纵韧带骨化,后路手术效果不佳,会引起症状加重,应从侧前方减压切除骨化块,可解除脊髓压迫。

(3)胸椎管狭窄合并中央型椎间盘突出时,从后路手术摘除髓核很困难且易损伤脊髓及神经根,也以采用侧前方减压为宜。侧前方入路可切除后纵韧带骨化块、严重椎体后缘增生骨赘和摘除突出的髓核,还可以切除一侧椎弓根、后关节-椎板及黄韧带以充分减压。

四、护理

(一)术前护理

1.心理护理

对大多数患者而言,手术都是一个强烈的刺激源。焦虑是术前患者最明显的心理特征,焦虑程度对手术效果及预后均有很大影响。对患者必须做好术前心理健康教育,进行心理疏导,耐心倾听患者意见,了解其心理动态;认真地向患者阐明手术的必要性和重要性,介绍有关专家根据病情反复研究的最佳手术方案,使患者深感医务人员高度的责任心,以缓解其不良心理状态,增加食欲,保证充足睡眠,提高机体免疫能力。消除患者紧张焦虑情绪,使患者增加战胜疾病的信心,以最佳的心理状态配合手术。

2.进行手术后适应性训练

(1)床上大便练习:骨科患者由于治疗需要,需长期卧床,胃肠蠕动减弱,易产生便秘。因此,在术前应做好以下健康教育:①嘱患者多饮水,多食新鲜蔬菜和水果,多食粗纤维食物,如韭菜、芹菜、香蕉等;②指导患者按摩腹部,以脐为中心,按顺时针方向进行,促进肠蠕动;③指导患者养成每天定时床上排便的习惯。

(2)床上排尿练习:骨科患者由于治疗需要,需长期卧床,排尿方式发生改变,引起紧张、恐惧心理,担心尿液污染伤口及床单,造成排尿困难。因此,术前进行床上排尿训练,指导患者用手掌轻轻按压下腹部,增加腹压,以利尿液排出。

(3)关节、肌肉功能锻炼:进行肌肉的主动、被动收缩练习和关节屈伸运动,为术后肢体功能锻炼打下基础,以便更好、更快地恢复肢体功能,减少术后并发症发生。

3.体位及翻身训练

指导患者练习轴位翻身,翻身时脊柱成一直线,不可扭转,以适应术后翻身需要。

4.指导患者掌握深呼吸和有效咳嗽的方法

用鼻深吸气后,屏气数秒,然后微微张嘴缓慢将气体呼出,在将气体呼出的同时,连续咳嗽2次,休息数秒,再深吸气、咳嗽。如此反复,其目的是增加肺通气量,利于痰液排出,避免肺部感染的发生。

5.一般术前护理

完善术前各项检查,如肝功能、血糖、心电图等,对于老年患者的常见病如糖尿病、高血压病、心脏病等,应积极进行治疗,排除不利手术的因素。指导术前禁烟禁酒,加强营养支持,以增强体质。术前备皮、交叉配血、抗生素试验,术前晚予以灌肠。

(二)术后护理

1.生命体征监测

术后予心电监护,密切观察患者生命体征变化,监测血压、脉搏、呼吸及血氧饱和度,做好记录,同时注意观察患者的神志、面色、口唇颜色、皮肤黏膜变化、尿量,有无打哈欠、头晕等血容量不足的早期症状。询问患者有何不适,给予吸氧。每4小时测体温1次,术后3天内体温可升高达38.5 ℃左右,应向患者讲解是术后吸收热所致,不用紧张,7天内可恢复正常,如体温持续39 ℃以上数天,应警惕感染的可能,及时通知医师。

2.脊髓神经功能观察

神经损伤的原因可以是手术直接造成、间接损伤和术中强行减压;胸段脊髓对缺血及术中的刺激耐受性差,可能也是损伤的原因;硬膜外血肿可直接压迫脊髓,造成脊髓损伤,导致双下肢麻木、疼痛、活动障碍、大小便障碍等一系列神经系统症状,以及原有的神经症状加重。因此术后应密切观察神经功能的恢复情况;全身麻醉清醒后,以钝形针尖如回形针尖轻触患者双下肢或趾尖皮肤,观察有无知觉或痛觉、双下肢活动,以及肢体温度、颜色,观察排尿、排便情况并及时记录。早期发现神经功能异常非常重要,脊髓功能的恢复与症状出现的时间有直接关系。如发现异常应立即通知医师及时对症处理。

3.切口引流管的护理

应保持切口敷料干燥完整,注意观察切口敷料渗血情况,如果渗血较多,要及时通知医师,更换敷料,观察切口有无红肿,警惕感染的可能。术后切口处放置负压引流管,目的是为了防止切口内形成血肿压迫硬脊膜造成再手术的危险,并防止血肿感染、机化、粘连。在放置引流管期间,应确保引流管固定、畅通,并观察记录引流液的性质、颜色和量。48小时后引流液逐渐减少,可拔除引流管。

4.体位护理

手术回病房后予去枕平卧4~6小时,头偏向一侧,以利于后路手术切口压迫止血和预防全身麻醉术后呕吐。由护士协助患者,一手置患者肩部,一手置患者臀部,两手同时用力,作滚筒式翻身,动作应稳而准,避免拖、拉、推动作。翻身时要保持整个脊柱平直,勿屈曲扭转,避免脊柱过度扭曲造成伤口出血,一般平卧2~3小时,侧卧15~30分钟,左右侧卧及平卧交替使用。

5.排泄的护理

(1)排便异常的护理。①预防便秘:多饮水,给予高热量、高蛋白、高维生素的饮食,少吃甜食及易产气食物,避免腹胀。由于卧床,肠蠕动减弱,易出现便秘,每天按摩下腹部3～4次,以脐为中心,按顺时针方向进行,促进肠蠕动,预防便秘。出现便秘时,用开塞露塞肛或带橡胶手套将干结的粪便掏出;②排便失禁的护理:排便失禁者,由于液状或糊状粪便浸泡在肛周,易导致局部皮肤糜烂。因此,要及时轻轻擦拭和清洗肛周皮肤,并用润滑油保护。

(2)排尿异常的护理。①尿失禁的护理:女性尿失禁者,选择适当型号的双腔气囊导尿管进行导尿并妥善固定,留置尿管;男性尿失禁者,用保鲜袋将阴茎套住,并妥善固定,每2小时清洗并更换1次。②尿潴留的护理:立即诱导患者自行排尿,如热敷按摩、外阴冲洗、听流水声等。诱导排尿失败者,给予导尿并妥善固定,留置尿管或间歇性清洁导尿。③留置尿管的护理:定时夹管训练,白天每3～4小时放尿1次,夜间每4～5小时放尿1次,以训练膀胱逼尿肌的功能。遵医嘱每天2次膀胱冲洗,防止感染。④间歇性清洁导尿:选用橡胶导尿管,操作者洗手或戴手套,插管前用温盐水冲洗会阴部或碘伏消毒尿道口,然后插导尿管(导尿管前端蘸少量石蜡油)至所需深度,见尿液流出,然后右手扶住导尿管,左手按摩膀胱,力量由轻到重使尿液慢慢流出(或嘱患者自己按摩)。

6.并发症的护理

(1)脊髓损伤:这是最严重的并发症。临床表现为原有的截瘫症状加重,或术前脊髓神经功能正常的患者出现双下肢麻木、疼痛、活动障碍、大小便障碍等一系列神经系统症状。因此全身麻醉清醒后应立即观察下肢的活动、感觉等是否同术前一致,如出现上述情况应立即向医师汇报并及时处理。

(2)脑脊液漏:在胸椎管狭窄手术时脑脊液漏发生的可能性较其他手术大,尤其是黄韧带骨化与硬脊膜粘连时更易发生。临床表现为切口敷料渗出增多,渗出液颜色为淡红色,患者自觉头痛、头晕、恶心等不适。一旦出现脑脊液漏,应立即报告医师,患者取去枕平卧位,将负压引流改为普通引流,或者减低负压球负压,必要时拔除引流管,加强换药,保持切口敷料清洁,并用消毒棉垫覆盖后沙袋加压,保持床单清洁干燥,静脉应用抗生素及等渗盐水,必要时抽吸切口皮下脑脊液,探查伤口,行裂口缝合或修补硬脊膜或肌瓣填塞。

(3)血肿形成:术后血肿形成多见于当天,有伤口局部血肿和椎管内血肿。主要为切口渗血较多而引流不畅。伤口局部血肿有增加伤口感染的可能,并引起切口裂开;椎管内血肿可引起脊髓压迫。术后密切观察伤口情况及双下肢感觉、运动情况及双下肢肌力,如发现双下肢感觉、运动功能较术前减弱或出现障碍应及时报告医师。如诊断明确,应立即再次手术行血肿清除。

(4)预防双下肢深静脉栓塞甚至肺栓塞:指导并协助、鼓励患者早期进行四肢肌肉和各关节的运动。促进下肢静脉血液循环,抬高下肢,促进下肢静脉血液回流。若无胸部、脑部外伤者,突然出现胸闷、发绀、烦躁不安、呼吸困难进行性加重、血压下降等症状,应警惕肺栓塞的发生,立即做好抢救准备并通知医师。

(5)自主神经功能紊乱:胸段脊髓损伤后可出现自主神经功能紊乱,加之卧床,在坐起或站起时易出现直立性低血压;指导患者逐渐抬高床头等以纠正。还有可能出现心律失常等症状,需要监测心率、心律情况。

(6)预防压疮:避免局部皮肤长期受压,每2小时更换1次体位;翻身时,头颈和躯体要在同一水平线。同时做好皮肤护理,保持床单、内衣及皮肤清洁、干燥,避免皮肤受潮湿的刺激,保持床单、内衣的平整,避免皮肤局部受压。在更换内衣、床单、体位时,应避免拖、拽等摩擦性动作,以免损伤皮肤。

(7)肢体关节挛缩:如患者肢体能运动,鼓励患者进行主动运动。如患者肢体无运动,应进行各关节被动运动,保持正确的体位摆放,否则可能出现关节挛缩,最常见的为踝跖屈畸形。

7.其他护理

(1)患者年龄大时,静脉输液,除脱水药外,速度不宜过快,防止急性肺水肿的发生。

(2)合并高血压患者,遵医嘱指导患者服用降压药,每天监测血压,避免排便用力过大。

(3)合并糖尿病的患者,遵医嘱指导患者服用降糖药或皮下注射胰岛素,每天监测空腹及餐后 2 小时血糖。

(韩海凤)

第七节　腰椎间盘突出症

一、临床表现

(一)疼痛

腰痛是最早的症状。由于腰椎间盘突出是在腰椎间盘退行性变的基础上发展起来的,所以在突出以前的椎间盘退行性变即可出现腰腿痛。腰部的疼痛多数是由慢性肌肉失衡、姿势不当或情绪紧张引起。椎间关节引起的牵涉性疼痛是由椎旁肌肉、韧带、关节突关节囊、椎间盘或硬膜囊受损引起,疼痛在腰骶部或患侧下肢。若是腰部的肌肉慢性劳损,其疼痛一般局限于腰骶部,不向下肢放射。神经根引起的牵涉性疼痛,其支配的皮节易出现刺痛、麻木感,若前根的运动神经受压,可出现支配肌肉的力量下降和萎缩。

(二)下肢放射痛、麻木

主要是因为突出的椎间盘对脊神经根造成化学性和机械性刺激,表现为腰部至大腿及小腿后侧的放射性疼痛或麻木感。肢体麻木多与下肢放射痛伴发。麻木是突出的椎间盘压迫本体感觉和触觉纤维引起的。有少数患者自觉下肢发凉、无汗或出现下肢水肿,这与腰部交感神经根受到刺激有关。中央型巨大突出者,可出现会阴部麻木、刺痛、排便及排尿困难,男性阳痿,双下肢坐骨神经疼痛。

(三)肌肉萎缩

腰椎间盘突出较重者,常伴有患下肢的肌萎缩,以踇趾背屈肌力减弱多见。

(四)活动范围减小

腰椎间盘突出常引起腰椎的活动度受限,前屈受限病变多在上腰椎,侧屈受限有神经根受刺激的情况存在,伸展受限多有关节突关节的病损。

(五)马尾神经症状

主要表现为会阴部麻木和刺痛感,排便和排尿困难。

(六)体格检查

可发现腰椎生理曲度改变,腰背部压痛和叩痛,步态异常,直腿抬高试验阳性等。

二、护理

(一)术前护理

1.心理护理

腰椎间盘突出症大多病程长、反复发作、痛苦大,给生活及工作带来极大不便,心理负担重,故应深入病房与患者交流谈心,了解患者所思所虑,给予正确疏导,解除患者各种疑虑。针对自身疾病转归不了解的患者,护理人员应根据患者的年龄、性别、文化背景、职业、性格特点,耐心向患者介绍疾病的病因、解剖知识、临床症状、体征,使患者对自己的疾病有一概括的了解,且能正确描述自己的症状,掌握本病的基本知识,能配合治疗及护理。对担心手术不成功及预后的患者,要向患者介绍主管医师技术水平及可靠性,简明扼要介绍手术过程、注意事项及体位的要求,介绍本病区同种疾病成功患者现身说法,增强患者对手术信心,使患者身心处于最佳状态接受手术。

2.术前检查

本病患者年龄一般较大,故术前应认真协助患者做好各项检查,了解患者全身情况,是否有心脏病、高血压、糖尿病等严重全身疾病,如有异常给予相应的治疗,使各项指标接近正常,减少术后并发症的发生。

3.体位准备

术前3～5天,指导患者在床上练习大小便,防止术后卧床期间因体位改变而发生尿潴留或便秘。

4.皮肤准备

术前3天嘱患者洗澡清洁全身,活动不便的患者认真擦洗手术部位,术前1天备皮、消毒,注意勿损伤皮肤。

(二)术后护理

1.生命体征观察

术后监测体温、脉搏、血压、呼吸及面色等情况,持续心电监护,每1小时记录1次,发现异常立即报告医师。观察患者双下肢运动、感觉情况及大小便有无异常,及时询问患者腰腿痛和麻木的改善情况。如发现患者体温升高同时伴有腰部剧烈疼痛,这是椎间隙感染的征兆,应及时给予处理。

2.切口引流管的护理

观察伤口敷料外观有无渗血及脱落或移位,伤口有无红肿和缝线周围情况。术后一般需在硬膜外放置负压引流管,观察并准确记录引出液的色、质、量。保持引流通畅,防止引流管扭曲、受压、滑出。第1天引流量应<400 mL,第3天应<50 mL,此时即可拔除引流管,一般术后48～72小时拔管。若引流量大,色淡,且患者出现恶心、呕吐、头痛等症状,应警惕脑脊液漏,及时报告医师。有资料报道腰椎间盘突出症术后并发脑脊液漏的发生率为2.65%。

3.体位护理

术后仰卧硬板床4～6小时,以减轻切口疼痛和术后出血,以后则以手术方法不同可以侧卧或俯卧位。翻身按摩受压部位,必要时加铺气垫床,避免压疮发生,翻身时保持脊柱平直勿屈曲、扭转,避免拖、拉、推等动作。

4.饮食护理

术后给予清淡、易消化、富有营养的食物,如蔬菜、水果、米粥、汤类。禁食辛辣、油腻、易产气

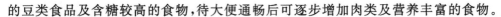

的豆类食品及含糖较高的食物,待大便通畅后可逐步增加肉类及营养丰富的食物。

5.尿潴留及便秘的护理

了解患者产生尿潴留的原因,给予必要的解释和心理安慰,给患者创造良好排便环境,让患者听流水声及用温水冲洗会阴部,必要时用穴位按摩排尿或导尿解除尿潴留。指导患者掌握床上大便方法,术后3天禁食辛辣及含糖较高的食物,多食富含粗纤维蔬菜、水果。按结肠走向按摩腹部,每天早晨空腹饮淡盐水1杯。必要时用缓泻剂灌肠解除便秘。

6.并发症的护理

(1)脑脊液漏:由多种原因引起,如锐利的骨刺、手术时硬膜损伤。表现为恶心、呕吐和头痛等,伤口负压引流量大,色淡。患者去枕平卧,伤口局部用1 kg沙袋压迫,同时减轻引流球负压。遵医嘱静脉输注林格液。必要时探查伤口,行裂口缝合或修补硬膜。

(2)椎间隙感染:是椎节深部的感染,多见于椎间盘造影、髓核化学溶解或经皮椎间盘切除术后。表现为背部疼痛和肌肉痉挛,并伴有体温升高,MRI是可靠的检查手段。一般采用抗生素治疗。

三、健康教育

(1)向患者说明术后功能锻炼对恢复腰背肌的功能及防止神经根粘连的重要性。因为虽然手术摘除了突出的髓核,解除了对神经根的压迫和粘连,但受压后(尤其是病程较长者)所出现的神经根症状及腰腿部功能恢复,仍需一个较长的过程,而手术又不可避免地引起不同程度的神经根粘连;进行功能锻炼对防止神经根粘连,增加疗效起着重要作用,科学合理的功能锻炼,可促进损伤组织的修复,使肌肉恢复平衡状态,改善肌肉萎缩,肌力下降等病理现象,有利于纠正不良姿势。功能锻炼的原则:先少量活动,以后逐渐增加运动量,以锻炼后身体无明显不适为度、持之以恒。

(2)直腿抬高锻炼:术后2~3天,指导患者做双下肢直腿抬高锻炼,每次抬高应超过40°,持续30~60秒,2~3次/天,15~30分钟/次,高度逐渐增加,以能耐受为限。

(3)腰背肌功能锻炼:术后应尽早锻炼以恢复腰背肌的功能,缩短康复过程。腰背肌功能锻炼时应严格掌握锻炼时间及强度,遵循循序渐进、持之以恒的原则。一般开窗减压、半椎板切除术患者术后1周,全椎板切除术3~4周,植骨融合术后6~8周开始。具体锻炼方法:五点支撑法,患者先仰卧位,屈肘伸肩,然后屈膝伸髋,同时收缩背伸肌,以双脚、双肘及头部为支点,使腰部离开床面,每天坚持锻炼数十次。1~2周后改为三点支撑法,患者双肘屈曲贴胸,以双脚及头枕为三支点,使整个身体离开床面,每天坚持数十次,最少持续4~6周。飞燕法:先俯卧位,颈部向后伸,稍用力抬起胸部离开床面,两上肢向背后伸,两膝伸直,再从床上抬起双腿,以腹部为支撑点,身体上下两头翘起,3~4次/天,20~30分钟/次。功能锻炼应坚持锻炼半年以上。

(韩海凤)

第六章

产科护理

第一节 多胎妊娠

一、概述

(一)定义

一次妊娠宫腔内同时有两个或两个以上的胎儿时为多胎妊娠,以双胎妊娠为多见。随着辅助生殖技术广泛开展,多胎妊娠发生率明显增高。

(二)类型特点

多胎妊娠包括由一个卵子受精后分裂而形成的单卵双胎妊娠和由两个卵子分别受精而形成的双卵双胎妊娠,双卵双胎妊娠约占双胎妊娠的 70%,两个卵子可来源于同一成熟卵泡或两侧卵巢的成熟卵泡。

(三)治疗原则

1.妊娠期

及早诊断出双胎妊娠者并确定羊膜绒毛性,增加其产前检查次数,注意休息,加强营养,注意预防贫血、妊娠期高血压疾病的发生,防止早产、羊水过多、产前出血等。

2.分娩期

观察产程和胎心变化,如发现有宫缩乏力或产程延长,应及时处理。第一个胎儿娩出后,应立即断脐,助手扶正第二个胎儿的胎位,使其保持纵产式,等待 15～20 分钟后,第二个胎儿自然娩出。如等待 15 分钟仍无宫缩,则可人工破膜或静脉滴注催产素促进宫缩。如发现有脐带脱垂或怀疑胎盘早剥时,即手术助产。如第一个胎儿为臀位,第二个胎儿为头位,应注意防止胎头交锁导致难产。

3.产褥期

第二个胎儿娩出后应立即肌内注射或静脉滴注催产素,腹部放置沙袋,防止腹压骤降引起休克,同时预防发生产后出血。

二、护理评估

(一)健康史

评估本次妊娠的双胎羊膜绒毛膜性,孕妇的早孕反应程度,食欲、呼吸情况,以及下肢水肿、静脉曲张程度。

(二)生理状况

1.孕妇的并发症

妊娠期高血压疾病、妊娠期肝内胆汁瘀积症、贫血、羊水过多、胎膜早破、宫缩乏力、胎盘早剥、产后出血、流产等。

2.围产儿并发症

早产、脐带异常、胎头交锁、胎头碰撞、胎儿畸形及单绒毛膜双胎特有的并发症,如双胎输血综合征、选择性生长受限、一胎无心畸形等;极高危的单绒毛膜单羊膜囊双胎,由于两个胎儿共用一个羊膜腔,两胎儿间无羊膜分隔,因脐带缠绕和打结而发生宫内意外的可能性较大。

(三)辅助检查

1.B超检查

B超检查可以早期诊断双胎、畸胎,能提高双胎妊娠的孕期监护质量。在妊娠6～9周,可通过孕囊数目判断绒毛膜性;妊娠10～14周,可以通过双胎间的羊膜与胎盘交界的形态判断绒毛膜性。单绒毛膜双胎羊膜分隔与胎盘呈"T"征,而双绒毛膜双胎胎膜融合处夹有胎盘组织,所以胎盘融合处表现为"双胎峰"(或"λ"征)。

妊娠18～24周,最晚不要超过26周,对双胎妊娠进行超声结构筛查。双胎容易因胎儿体位的关系影响结构筛查质量,有条件的医院可根据孕周分次进行包括胎儿心脏在内的结构筛查。

2.血清学筛查

唐氏综合征在单胎与双胎妊娠孕中期血清学筛查的检出率分别为60%～70%和45%,其假阳性率分别为5%和10%。由于双胎妊娠筛查检出率较低,而且假阳性率较高,目前并不推荐单独使用血清学指标进行双胎的非整倍体筛查。

3.有创性产前诊断

双胎妊娠有创性产前诊断操作带来的胎儿丢失率要高于单胎妊娠,以及后续的处理如选择性减胎等也存在危险性,建议转诊至有能力进行宫内干预的产前诊断中心进行。

(四)高危因素

多胎妊娠者可出现妊娠期高血压疾病、妊娠肝内胆汁瘀积症、贫血、羊水过多、胎膜早破、宫缩乏力、胎盘早剥、产后出血、流产等多种并发症。

(五)心理-社会因素

双胎妊娠的孕妇在孕期必须适应两次角色转变,首先是接受妊娠,其次当被告知是双胎妊娠时,必须适应第二次角色转变,即成为两个孩子的母亲;双胎妊娠属于高危妊娠,孕妇既兴奋又常常担心母儿的安危,尤其担心胎儿的存活率。

三、护理措施

(一)常规护理

(1)增加产前检查的次数,每次监测宫高、腹围和体重。

（2）注意休息；卧床时最好取左侧卧位，增加子宫、胎盘的血供，减少早产的机会。

（3）加强营养，尤其是注意补充铁、钙、叶酸等，以满足妊娠的需要。

（二）症状护理

双胎妊娠孕妇胃区受压致食欲缺乏、食欲减退，因此应鼓励孕妇少量多餐，满足孕期需要，必要时给予饮食指导，如增加铁、叶酸、维生素的供给。因双胎妊娠的孕妇腰背部疼痛症状较明显，应注意休息，可指导其做骨盆倾斜运动，局部热敷也可缓解症状。采取措施预防静脉曲张的发生。

（三）用药护理

双胎妊娠可能出现妊娠期高血压疾病、妊娠肝内胆汁瘀积症、贫血、羊水过多、胎膜早破、胎盘早剥等多种并发症，按相应用药情况护理。

（四）分娩期护理

（1）阴道分娩时严密观察产程进展和胎心率变化，以及时处理问题。

（2）防止第二胎儿胎位异常、胎盘早剥；防止产后出血的发生；产后腹部加压，防止腹压骤降引起的休克。

（3）如行剖宫产，需要配合医师做好剖宫术前准备和产后双胎新生儿护理准备；如系早产，产后应加强对早产儿的观察和护理。

（五）心理护理

帮助双胎妊娠的孕妇完成两次角色转变，使其接受成为两个孩子母亲的事实。告知双胎妊娠虽属高危妊娠，但孕妇不必过分担心母儿的安危，说明保持心情愉快、积极配合治疗的重要性，指导家属准备双份新生儿用物。

四、健康指导

护士应指导孕妇注意休息，加强营养，注意阴道流血量和子宫复旧情况，防止产后出血。并指导产妇正确进行母乳喂养，选择有效的避孕措施。

五、注意事项

合理营养，注意补充铁剂，防止妊娠期贫血。妊娠晚期特别注意避免疲劳，加强休息，预防早产和分娩期并发症。

（刘光丽）

第二节　前置胎盘

一、概述

（一）定义

正常妊娠时，胎盘附着于子宫体部的前壁、后壁或侧壁。妊娠 28 周后，若胎盘附着于子宫下段、下缘，达到或覆盖宫颈内口，位置低于胎先露部，称为前置胎盘。前置胎盘是妊娠晚期的严重并发症之一,也是妊娠晚期阴道流血最常见的原因。国外报道其发病率为 0.5%,国内报道前置胎盘发生率为 0.24%~1.57%。按胎盘边缘与宫颈内口的关系,将前置胎盘分为 4 种类型:完全性前置胎盘、部分性前置胎盘、边缘性前置胎盘、低置胎盘。妊娠中期超声检查发现胎盘接近或覆盖宫颈内口时,称为胎盘前置状态。

(二)主要发病机制

由于人工流产、多胎妊娠、经产妇等原因,胎盘需要扩大面积、吸取营养,以供胎儿需求的胎盘面积扩大导致的前置胎盘及孕卵着床部位下移导致胎盘前置。

(三)处理原则

抑制宫缩、止血、纠正贫血和预防感染。根据阴道流血量、有无休克、妊娠周数、产次、胎位、胎儿是否存活、是否临产及前置胎盘类型等综合做出决定。凶险性前置胎盘患者应当在有条件的医院处理。

二、护理评估

(一)健康史

除个人健康史外,在孕产史中尤其注意识别有无剖宫产术、人工流产术及子宫内膜炎等前置胎盘的易发因素;此外,妊娠经过中,特别是孕 28 周后,是否出现无痛性、无诱因、反复阴道流血症状,并详细记录具体经过及医疗处理情况。

(二)临床表现

1.症状

典型症状为妊娠晚期或临产时,发生无诱因、无痛性反复阴道流血。初次出血量一般不多,剥离处血液凝固后,出血停止;也有初次即发生致命性大出血而导致的休克。阴道流血发生时间、反复发生次数、出血量多少与前置胎盘类型有关。

2.体征

患者一般情况与出血量有关,大量出血者呈现面色苍白、脉搏增快微弱、血压下降等休克表现。腹部检查:子宫软,无压痛,大小与妊娠周数相符。由于子宫下段有胎盘占据,影响先露入盆,故胎先露高浮,常并发胎位异常。反复出血或一次出血量过多可使胎儿宫内缺氧,严重者胎死宫内。当前置胎盘附着于子宫前壁时,可在耻骨联合上方闻及胎盘杂音。临产时检查见宫缩为阵发性,间歇期子宫完全松弛。

(三)辅助检查

1.超声检查

推荐使用经阴道超声进行检查,其准确性明显高于经腹超声,并具有安全性。当胎盘边缘未达到宫颈内口时,测量胎盘边缘距宫颈内口的距离;当胎盘边缘覆盖宫颈内口时,测量胎盘边缘超过宫颈内口的距离,结果应精确到毫米。

2.MRI检查

有条件的医院对于怀疑合并胎盘植入者,可选择 MRI 检查。与经阴道超声检查相比,MRI 对胎盘定位无明显优势。

(四)高危因素

前置胎盘的高危因素包括流产史、宫腔操作史、产褥期感染史、高龄、剖宫产史、吸烟、双胎妊娠,以及妊娠 28 周前超声检查提示胎盘前置状态等。

(五)心理-社会因素

患者的一般情况与出血量的多少密切相关。大量出血时可见面色苍白、脉搏细速、血压下降等休克症状,孕妇及其家属可因突然阴道流血而感到恐惧或焦虑,既担心孕妇的健康,更担心胎儿的安危,可能显得恐慌、紧张、手足无措等。

三、护理措施

(一)常规护理

1.保证休息,减少刺激

孕妇需住院观察,阴道流血期间绝对卧床休息,尤以左侧卧位为佳,血止后可适当活动。并定时间断吸氧,每天 3 次,每次 1 小时,以提高胎儿血氧供应。此外,还需避免各种刺激,以减少出血机会。医护人员进行腹部检查时动作要轻柔,禁做阴道检查及肛查。

2.检测生命体征,以及时发现病情变化

严密观察并记录孕妇生命体征,阴道流血的量、色、时间及一般状况,监测胎儿宫内状态,按医嘱及时完成实验室检查项目,并交叉配血备用。发现异常及时报告医师并配合处理。

(二)症状护理

1.纠正贫血

除口服硫酸亚铁、输血等措施外,还应加强饮食营养指导,建议孕妇多食高蛋白及含铁丰富的食物,如动物肝脏、绿叶蔬菜及豆类等。一方面有助于纠正贫血,另一方面还可增强机体抵抗力,同时也可促进胎儿发育。

2.预防产后出血和感染

产妇回病房休息时,严密观察产妇的生命体征及阴道流血情况,发现异常及时报告医师处理,以防止或减少产后出血。

及时更换会阴垫,以保持会阴部清洁、干燥。

胎儿娩出后,以及早使用宫缩剂,以预防产后大出血;严格按照高危儿标准护理新生儿。

3.紧急转运

如患者阴道流血多,怀疑为凶险性前置胎盘,本地无医疗条件处理,应建立静脉通道、输血输液、止血、抑制宫缩,由有经验的医师护送,迅速转诊到上级医疗机构。

(三)用药护理

在期待治疗过程中,常伴发早产,对于有早产风险的患者可酌情给予宫缩抑制剂,防止因宫缩引起的进一步出血,赢得促胎肺成熟的时间。常用药物有硫酸镁、β受体激动剂、钙通道阻滞剂、非甾体抗炎药、缩宫素受体抑制剂等。

在使用宫缩抑制剂的过程中,仍有阴道大出血的风险,应随时做好剖宫产手术的准备。值得注意的是,宫缩抑制剂与肌松剂有协同作用,可加重肌松剂的神经肌肉阻滞作用,增加产后出血的风险。

糖皮质激素的使用:若妊娠不足 34 周,应促胎肺成熟,应参考早产的相关诊疗指南。

除口服硫酸亚铁、输血等措施外,还应加强饮食营养指导,建议孕妇多食高蛋白及含铁丰富的食物,如动物肝脏、绿叶蔬菜及豆类等。这一方面有助于纠正贫血,另一方面还可增强机体抵抗力,同时也可以促进胎儿发育。

(四)心理护理

帮助孕妇了解前置胎盘发病机制、症状体征辅助检查内容,引导孕妇能以最佳身心状态接受手术及分娩的过程。

四、健康指导

护士应加强对孕妇的管理和宣教,指导围孕期妇女避免吸烟、酗酒、吸食毒品等不良行为,避免多次刮宫、引产或宫内感染,防止多产,减少子宫内膜损伤或子宫内膜炎。加强孕期管理,按时进行产前检查及正确的孕期指导,早期诊断,以及时处理。对妊娠期出血者,无论量多少均应就医,做到及时诊断,正确处理。

五、注意事项

(1)如有腹痛、出血等不适症状,应绝对卧床休息,止血后方可轻微活动。

(2)避免进行增加腹压的活动,如用力排便、频繁咳嗽、下蹲等,避免用手刺激腹部,变换体位时动作要轻缓。

(3)禁止性生活、阴道检查及肛查。

(4)备血,做好处理产后出血和抢救新生儿的准备。

(5)长期卧床者应加强营养,适当行肢体活动,给予下肢按摩,定时排便,练习深呼吸等,以防止并发症的发生。

(刘光丽)

第三节　脐带异常

一、概述

(一)定义

脐带异常包括脐带先露或脱垂、脐带缠绕、脐带长度异常、脐带打结、脐带扭转等,可引起胎儿急性或慢性缺氧,甚至胎死宫内。本节以脐带先露与脱垂为例进行讨论。脐带先露是指胎膜未破时脐带位于胎先露部前方或一侧,脐带脱垂是指胎膜破裂后脐带脱出于宫颈口外,降至阴道内甚至露于外阴部。

(二)病因

导致脐带先露与脱垂的主要原因有头盆不称、胎头入盆困难、胎位异常(如臀先露、肩先露、枕后位)、胎儿过小、羊水过多、脐带过长、脐带附着异常及低置胎盘等。

(三)治疗原则

早期发现脐带异常,迅速解除脐带受压,选择正确的分娩方式,保障胎儿安全。

二、护理评估

(一)健康史

详细了解产前检查结果,有无羊水过多、胎儿过小、胎位异常、低置胎盘等。

(二)临床表现

1.症状

若脐带未受压可无明显症状,若脐带受压,产妇自觉胎动异常甚至消失。

2.体征

出现频繁的变异减速,上推胎先露部及抬高臀部后恢复,若胎儿缺氧严重可伴有胎心消失。胎膜已破者,阴道检查可在胎先露旁或前方触及脐带,甚至脐带脱出于外阴。

(三)辅助检查

1.产科检查

在胎先露旁或前方触及脐带,甚至脐带脱出于外阴。

2.胎儿电子监护

胎儿电子监护可发现伴有频繁的变异减速,甚至胎心音消失。

3.B型超声检查

B型超声检查有助于明确诊断。

(四)心理-社会因素

评估孕产妇及家属有无焦虑、恐慌等心理问题,对脐带脱垂的认识程度及家庭支持度。

(五)高危因素

(1)胎儿过小者。

(2)羊水过多者。

(3)脐带过长者。

(4)胎先露部入盆困难者。

(5)胎位异常者,如肩先露、臀先露等。

(6)胎膜早破而胎先露未衔接者。

(7)脐带附着位置低或低置胎盘者。

三、护理措施

(一)常规护理

除产科常规护理外,还需注意协助孕妇取臀高位卧床休息,以缓解脐带受压。

(二)分娩方式的选择

1.脐带先露

若为经产妇,胎膜未破,宫缩良好,且胎心持续良好者,可在严密监护下经阴道分娩;若为初产妇或足先露、肩先露者,应行剖宫产术。

2.脐带脱垂

胎心尚好,胎儿存活者,应尽快娩出胎儿。对于宫口开全,胎先露部已达坐骨棘水平以下者,还纳脐带后行阴道助产术;若产妇宫口未开全,应立即协助产妇取头低臀高位,将胎先露部上推,还纳脐带,应用宫缩抑制剂,缓解脐带受压,严密监测胎心的同时尽快行剖宫产术。

(三)心理护理

(1)了解孕产妇及家属的心理状态,并予以心理支持,缓解其紧张、焦虑情绪。

(2)讲解脐带脱垂相关知识,以取得其对诊疗护理工作的配合。

四、健康指导

(1)教会孕妇自数胎动,以便早期发现胎动异常。

(2)督促其定期产前检查,妊娠晚期及临产后再次行超声检查。

五、注意事项

脐带脱垂为非常紧急的情况,一旦发现,应立即进行脐带还纳,并保持手在阴道内,直到胎儿娩出。

(刘光丽)

第四节 羊 水 异 常

一、概述

(一)定义

1.羊水过多

妊娠期间羊水量超过 2 000 mL,为羊水过多。羊水的外观和性状与正常无异样,多数孕妇羊水增多缓慢,在较长时间内形成,称为慢性羊水过多;少数孕妇可在数天内羊水急剧增加,称为急性羊水过多。其发生率为 0.5%～1.0%。

2.羊水过少

妊娠晚期羊水量少于 300 mL 为羊水过少。羊水过少的发病率为 0.4%～4.0%,羊水过少严重影响胎儿预后,羊水量少于 50 mL,围生儿的死亡率也高达 88%。

(二)主要发病机制

胎儿畸形羊水循环障碍,多胎妊娠血压循环量增加,胎儿尿量增加,胎盘病变、妊娠合并症等导致羊水过多或过少。

(三)治疗原则

治疗方法取决于胎儿有无畸形、孕周大小及孕妇自觉症状的严重程度,羊水过多时应在分娩期警惕脐带脱垂和胎盘早剥的发生。

二、护理评估

(一)健康史

详细询问病史,了解孕妇年龄、有无妊娠合并症、有无先天畸形家族史及生育史。若孕妇羊水过少,应了解其自觉胎动情况。

(二)症状、体征

1.羊水过多

(1)急性羊水过多:较少见,多发生于妊娠20～24周,由于羊水量急剧增多,在数天内子宫急剧增大,横膈上抬,患者出现呼吸困难,不能平卧,甚至出现发绀,孕妇表情痛苦,腹部因张力过大而感到疼痛,食量减少。由于胀大的子宫压迫下腔静脉,影响静脉回流,导致孕妇下肢及外阴部水肿、静脉曲张。

(2)慢性羊水过多:较多见,多发生于妊娠晚期,羊水可在数周内逐渐增多,多数孕妇能适应,常在产前检查时发现。孕妇子宫大于妊娠月份,腹部膨隆,腹壁皮肤发亮、变薄,触诊时感到皮肤张力大,胎位不清,胎心遥远或听不到。羊水过多的孕妇容易并发妊娠期高血压疾病、胎位不正、早产等。患者破膜后因子宫骤然缩小,可以引起胎盘早剥。产后因患者子宫过大,可引起子宫收缩乏力而致产后出血。

2.羊水过少

孕妇于胎动时感觉腹痛,检查时发现宫高、腹围小于同期正常妊娠孕妇,子宫的敏感度较高,轻微的刺激即可引起宫缩,临产后阵痛剧烈,宫缩不协调,宫口扩张缓慢,产程延长。羊水过少若发生在妊娠早期,可以导致胎膜与胎体相连;若发生妊娠中、晚期,子宫周围压力容易对胎儿产生影响,造成胎儿斜颈、曲背、手足畸形等异常。

(三)辅助检查

1.B超

测量单一最大羊水暗区垂直深度(AFV),AFV≥8 cm即可诊断为羊水过多,若用羊水指数法,羊水指数(AFI)≥25 cm为羊水过多。测量单一最大羊水暗区垂直深度≤2 cm即可考虑为羊水过少,≤1 cm为严重羊水过少;若用羊水指数法,AFI≤5.0 cm可诊断为羊水过少,<8.0 cm应警惕羊水过少的可能。除羊水测量外,B超还可判断胎儿有无畸形,羊水与胎儿的交界情况等。

2.神经管缺陷胎儿的检测

此类胎儿可做羊水及母血甲胎蛋白(AFP)测定。若为神经管缺陷胎儿,羊水中的甲胎蛋白均值超过正常妊娠平均值3个标准差以上有助于诊断。

3.电子胎儿监护

电子胎儿监护可出现胎心变异减速和晚期减速。

4.胎儿染色体检查

需排除胎儿染色体异常时可做羊水细胞培养,或采集胎儿脐带血细胞培养,做染色体核型分析,荧光定量PCR法快速诊断。

5.羊膜囊造影

羊膜囊造影用以了解胎儿有无消化道畸形,但应注意造影剂对胎儿有一定损害,还可能引起胎儿早产和宫腔内感染,应慎用。

(四)高危因素

胎儿畸形、胎盘功能减退、羊膜病变、双胎、母胎血型不合、糖尿病、母体妊娠期高血压疾病可能导致的胎盘血流减少等。

(五)心理-社会因素

孕妇及家属因担心胎儿可能会有某种畸形,会感到紧张、焦虑不安,甚至产生恐惧心理。

三、护理措施

(一)常规护理

向孕妇及其家属介绍羊水过多或过少的原因及注意事项,包括指导孕妇摄取低钠饮食,防止便秘;减少增加腹压的活动以防胎膜早破;改善胎盘血液供应;自觉胎动监测;出生后的胎儿应认真全面评估,识别畸形。

(二)症状护理

观察孕妇的生命体征,定期测量宫高、腹围和体重,判断病情进展,并及时发现并发症。观察胎心、胎动及宫缩,以及早发现胎儿宫内窘迫及早产的征象。羊水过多时行人工破膜,应密切观察胎心和宫缩,以及时发现胎盘早剥和脐带脱垂的征象。产后应密切观察子宫收缩及阴道流血情况,防止产后出血。发生羊水过少时,严格 B 超监测羊水量,并注意观察有无胎儿畸形。

(三)孕产期处理

(1)羊水过多:腹腔穿刺放羊水时应防止速度过快、量过多,一次放羊水量不超过 1 500 mL,放羊水后腹部放置沙袋或加腹带包扎以防血压骤降发生休克。腹腔穿刺放羊水时应注意无菌操作,防止发生感染,同时按医嘱给予抗感染药物。

(2)羊水过少患者合并有过期妊娠、胎儿生长受限等,需及时终止妊娠,应遵医嘱做好阴道助产或剖宫产的准备。若羊水过少患者合并胎膜早破或者产程中发现羊水过少,需遵医嘱进行预防性羊膜腔灌注治疗,应注意严格无菌操作,防止发生感染,同时按医嘱给予抗感染药物。有国外文献报道,羊膜腔输液的治疗方法不降低剖宫产和新生儿窒息的发生率,反而可能增加胎粪吸入综合征的发生率,此项治疗手段现已较少应用。

(四)心理护理

让孕妇及家人了解羊水过多或过少的发生、发展过程,正确面对羊水过多或过少可能给胎儿带来的不良结局,引导孕产妇减少焦虑,主动参与治疗护理过程。

四、健康指导

羊水过多或过少产妇若胎儿正常,母婴健康平安,应做好正常分娩及产后的健康指导;羊水过多或过少合并胎儿畸形者,应积极进行健康宣教,引导孕产妇正确面对终止妊娠,顺利度过产褥期。

五、注意事项

腹腔穿刺放羊水时严格操作;严密观察羊水量、性质、病情等变化。

(刘光丽)

第五节　胎膜早破

胎膜早破(premature rupture of membranes,PROM)是指在临产前胎膜自然破裂,是常见的分娩期并发症,妊娠满 37 周的发生率为 10%,妊娠不满 37 周的发生率为 2.0%~3.5%。胎膜早破可引起早产及围生儿死亡率增加,亦可导致孕产妇宫内感染率和产褥期感染率增加。

一、病因

一般认为胎膜早破与以下因素有关,常为多因素所致。

(一)上行感染

生殖道病原微生物上行感染引起胎膜炎,使胎膜局部张力下降而破裂。

(二)羊膜腔压力增高

羊膜腔压力增高常见于多胎妊娠、羊水过多等。

(三)胎膜受力不均

胎先露高浮、头盆不称、胎位异常可使胎膜受压不均导致破裂。

(四)营养因素

缺乏维生素 C、锌及铜,可使胎膜张力下降而破裂。

(五)宫颈内口松弛

患者常因手术创伤或先天性宫颈组织薄弱,宫颈内口松弛,胎膜进入扩张的宫颈或阴道内,导致感染或受力不均,而使胎膜破裂。

(六)细胞因子

白细胞介素-1(IL-1)、IL-6、IL-8、肿瘤坏死因子-α(TNF-α)升高,可激活溶酶体酶,破坏羊膜组织,导致胎膜早破。

(七)机械性刺激

创伤或妊娠后期性交也可导致胎膜早破。

二、临床表现

(一)症状

孕妇突感有较多液体自阴道流出,有时可混有胎脂及胎粪,无腹痛等其他产兆,当咳嗽、打喷嚏等导致腹压增加时,羊水可少量间断性排出。

(二)体征

肛诊或阴检时,触不到羊膜囊,上推胎儿先露部可见到羊水流出。如伴羊膜腔感染,可有臭味,并伴有发热、母儿心率增快、子宫压痛、白细胞计数增多、C 反应蛋白升高。

三、对母儿的影响

(一)对母亲的影响

胎膜早破后,生殖道病原微生物易上行感染,感染程度通常与破膜时间有关。羊膜腔感染易发生产后出血。

(二)对胎儿的影响

胎膜早破经常诱发早产,早产儿易发生呼吸窘迫综合征。羊膜腔感染时,可引起新生儿吸入性肺炎,严重者发生败血症、颅内感染等。脐带受压、脐带脱垂时可致胎儿窘迫。胎膜早破发生的孕周越小,胎肺发育不良发生率越高,围生儿死亡率越高。

四、处理原则

预防感染和脐带脱垂,如有感染、胎窘征象,以及时行剖宫产终止妊娠。

五、护理

(一)护理评估

1.病史

询问病史,了解是否有发生胎膜早破的病因,确定具体的胎膜早破的时间、妊娠周数,是否有宫缩、见红等产兆,是否出现感染征象,是否出现胎窘现象。

2.身心状况

观察孕妇阴道流液的色、质、量,是否有气味。孕妇常可能因为不了解胎膜早破的原因,而对不可自控的阴道流液形成恐慌,可能担心自身与胎儿的安危。

3.辅助检查

(1)阴道流液的 pH 测定:正常阴道液 pH 为 4.5~5.5,羊水 pH 为 7.0~7.5。若 pH >6.5,提示胎膜早破,准确率达 90%。

(2)肛查或阴道窥阴器检查:肛查时未触到羊膜囊,上推胎儿先露部,有羊水流出。阴道窥阴器检查时见液体自宫口流出,或可见阴道后穹隆有较多混有胎脂和胎粪的液体。

(3)阴道液涂片检查:将阴道液置于载玻片上,干燥后镜检可见羊齿植物叶状结晶,为羊水,准确率达 95%。

(4)羊膜镜检查:可直视胎先露部,看不到前羊膜囊即可诊断。

(5)胎儿纤维结合蛋白(fetal fibronectin,fFN)测定:fFN 是胎膜分泌的细胞外基质蛋白。当宫颈及阴道分泌物内 fFN 含量超过 0.05 mg/L 时,胎膜抗张能力下降,易发生胎膜早破。

(6)超声检查:羊水量减少可协助诊断,但不可确诊。

(二)护理诊断

1.有感染的危险

感染与胎膜破裂后,生殖道病原微生物上行感染有关。

2.知识缺乏

缺乏预防和处理胎膜早破的知识。

3.有胎儿受伤的危险

胎儿受伤与脐带脱垂、早产儿肺部发育不成熟有关。

(三)护理目标

(1)孕妇无感染征象发生。

(2)孕妇了解胎膜早破的知识,如突然发生胎膜早破,能够及时进行初步应对。

(3)胎儿无并发症发生。

(四)护理措施

1.预防脐带脱垂的护理

胎膜早破并胎先露未衔接的孕妇应绝对卧床休息,多采用左侧卧位,注意抬高臀部,防止脐带脱垂造成胎儿宫内窘迫。注意监测胎心变化,进行肛查或阴检时,确定有无隐性脐带脱垂,一旦发生,立即通知医师,并于数分钟内结束分娩。

2.预防感染

保持床单位清洁。于外阴处使用无菌的会阴垫,勤于更换,保持清洁干燥,防止上行感染。更换会阴垫时观察羊水的色、质、量、气味等。嘱孕妇保持外阴清洁,每天擦洗 2 次会阴。同时观察产妇的生命体征、血生化指标,了解是否存在感染征象。破膜时间大于 12 小时者,遵医嘱给予抗生素,防止感染。

3.监测胎儿宫内情况

密切观察胎心率的变化,嘱孕妇自测胎动。如有混有胎粪的羊水流出,即为胎儿宫内缺氧的表现,应及时予以吸氧,左侧卧位,并根据医嘱做好相应的护理。

对于胎膜早破,孕周不足 35 周者,根据医嘱予地塞米松促进胎肺成熟;对于孕周不足 37 周并已临产者,或孕周超过 37 周者,胎膜早破超过 12 小时后仍未临产者,可根据医嘱尽快结束分娩。

4.健康教育

孕期时为孕妇讲解胎膜早破的定义与原因,并强调孕期卫生保健的重要性。指导孕妇,如出现胎膜早破现象,无须恐慌,应立即平卧,以及时就诊。孕晚期禁止性交,避免腹部碰撞或增加腹压。指导孕妇孕期补充足量的维生素和锌、铜等微量元素。宫颈内口松弛者应多卧床休息,并遵医嘱,根据需要于孕 14～16 周时行宫颈环扎术。

（刘光丽）

第六节 胎位异常

一、概要

胎位异常是造成难产的常见因素之一。最常见的异常胎位为臀位,占 3%～4%。本节仅介绍持续性枕后位、枕横位、臀先露、肩先露。

（一）持续性枕后位、枕横位

在分娩过程中,胎头以枕后位或枕横位衔接。在下降过程中,胎头枕部因强有力宫缩绝大多数能向前转,转成枕前位自然分娩。仅有 5%～10%胎头枕骨持续不能转向前方,直至分娩后期仍位于母体骨盆后方或侧方,致使分娩发生困难者,称持续性枕后位或持续性枕横位。国外报道发病率均为 5%左右。

（二）臀先露

臀先露是最常见的异常胎位,占妊娠足月分娩总数的 3%～4%,多见于经产妇。臀先露以骶骨为指示点,有骶左前、骶左横、骶左后、骶右前、骶右横、骶右后 6 种胎位。根据胎儿两下肢所取姿势,分为 3 类:单臀先露或腿直臀先露,最多见;完全臀先露或混合臀先露,较多见;不完全臀先露或足位,较少见。

（三）肩先露

胎体纵轴与母体纵轴相垂直为横产式。胎体横卧于骨盆入口之上,先露部为肩,称肩先露,又称横位,占妊娠足月分娩总数的 0.25%,是一种对母儿最不利的胎位。胎儿极小或死胎浸软极度折叠后才能自然娩出外,正常大小的足月胎儿不可能从阴道自产。根据胎头在母体左或右侧和胎儿肩胛朝向母体前或后方,有肩左前、肩左后、肩右前、肩右后 4 种胎位。

二、护理评估

(一)病史

骨盆形态、大小异常是发生持续性枕后位、枕横位的重要原因。胎头俯屈不良、子宫收缩乏力、头盆不称、前置胎盘、膀胱充盈、子宫下段宫颈肌瘤等均可影响胎头内旋转,形成持续性枕横位或枕后位。

肩先露与臀先露发生原因相似:胎儿在宫腔内活动范围过大,如羊水过多、经产妇腹壁松弛及早产儿羊水相对过多,胎儿容易在宫腔内自由活动形成臀先露。胎儿在宫腔内活动范围受限,如子宫畸形、胎儿畸形等。胎头衔接受阻,如狭窄骨盆,前置胎盘易发生。

(二)身心状况与检查

1.持续性枕后位、枕横位

(1)表现:临产后胎头衔接较晚及俯屈不良,常导致协调性宫缩乏力及宫口扩张缓慢,产妇自觉肛门坠胀及排便感,致使宫口尚未开全时过早使用腹压。持续性枕后位常致活跃期晚期及第二产程延长。

(2)腹部检查:在宫底部触及胎臀,胎背偏向母体后方或侧方,在对侧明显触及胎儿肢体。若胎头已衔接,有时可在胎儿肢体侧耻骨联合上方扪到胎儿颏部。胎心在脐下一侧偏外方听得最响亮,枕后位时因胎背伸直,前胸贴近母体腹壁,胎心在胎儿肢体侧的胎胸部位也能听到。

(3)肛门检查或阴道检查:当肛查宫口部分扩张或开全时,若为枕后位,感到盆腔后部空虚,查明胎头矢状缝位于骨盆斜径上。前囟在骨盆右前方,后囟(枕部)在骨盆左后方则为枕左后位,反之为枕右后位。查明胎头矢状缝位于骨盆横径上,后囟在骨盆左侧方,则为枕左横位,反之为枕右横位。当出现胎头水肿,颅骨重叠,囟门触不清时,需行阴道检查借助胎儿耳郭及耳屏位置及方向判定胎位,若耳郭朝向骨盆后方,诊断为枕后位;若耳郭朝向骨盆侧方,诊断为枕横位。

(4)B超检查:根据胎头颜面及枕部位置,能准确探清胎头位置以明确诊断。

(5)危害。①对产妇的影响:胎位异常导致继发性宫缩乏力,使产程延长,常需手术助产,容易发生软产道损伤,增加产后出血及感染机会。若胎头长时间压迫软产道,可发生缺血坏死脱落,形成生殖道瘘。②对胎儿的影响:第二产程延长和手术助产机会增多,常出现胎儿窘迫和新生儿窒息,使围生儿死亡率增高。

2.臀先露

(1)表现:孕妇常感肋下有圆而硬的胎头。常致宫缩乏力,宫口扩张缓慢,产程延长。

(2)腹部检查:子宫呈纵椭圆形,胎体纵轴与母体纵轴一致。在宫底部可触到圆而硬,按压时有浮球感的胎头。若未衔接,在耻骨联合上方触到不规则,软而宽的胎臀,胎心在脐左(或右)上方听得最清楚。衔接后,胎臀位于耻骨联合之下,胎心听诊以脐下最明显。

(3)肛门检查及阴道检查肛门检查时,触及软而不规则的胎臀或触到胎足、胎膝(图 6-1、图 6-2)。

(4)B超检查:可明确诊断,能准确探清臀先露类型及胎儿大小,胎头姿势等。

(5)危害。①对产妇的影响:容易发生胎膜早破或继发性宫缩乏力,使产后出血与产褥感染的机会增多,容易造成宫颈撕裂甚至延及子宫下段。②对胎儿及新生儿的影响:胎臀高低不平,对前羊膜囊压力不均匀,常致胎膜早破,发生脐带脱垂是头先露的 10 倍,脐带受压可致胎儿窘迫甚至死亡;胎膜早破,使早产儿及低体重儿增多。后出胎头牵出困难,常发生新生儿窒息,臂丛神经损伤及颅内出血。

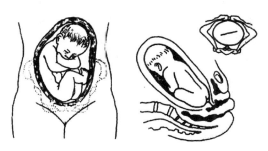

图 6-1　臀先露检查示意图

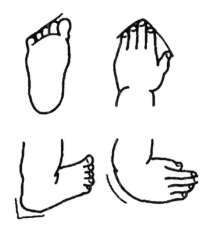

图 6-2　胎手与胎足的鉴别

3.肩先露

(1)表现:分娩初期,因先露部高,不能紧贴子宫下段及宫颈内口,缺乏直接刺激,容易发生宫缩乏力;由于先露部不能紧贴骨盆入口,致前后羊水沟通,当宫缩时,宫颈口处胎膜所承受的压力很大,胎肩对宫颈压力不均,容易发生胎膜破裂及脐带脱垂。破膜后羊水迅速外流,胎儿上肢或脐带容易脱出,导致胎儿窘迫甚至死亡。羊水流出后,胎体紧贴宫壁,宫缩转强,胎肩被挤入盆腔,胎臂可脱出于阴道口外,而胎头和胎体则被阻于骨盆入口之上,称为"忽略性横位。"此时由于羊水流失殆尽,子宫不断收缩,上段越来越厚,下段异常伸展变薄,出现病理性缩复环,可导致子宫破裂。由于失血、感染及水电解质发生紊乱等,可严重威胁产妇生命,多数胎儿因缺氧而死亡。有时破膜后,分娩受阻,子宫呈麻痹状态,产程延长,常并发严重宫腔感染。

(2)腹部检查:外形呈横椭圆形,子宫底部较低,耻骨联合上方空虚,在腹部一侧可触到大而硬的胎头,对侧为臀,胎心在脐周两旁最清晰。子宫呈横椭圆形,子宫长度低于妊娠周数,子宫横径宽。宫底部及耻骨联合上方较空虚,在母体腹部一侧触到胎头,另侧触到胎臀。肩前位时,胎背朝向母体腹壁,触之宽大平坦;肩后位时,胎儿肢体朝向母体腹壁,触及不规则的小肢体。胎心在脐周两侧最清楚。根据腹部检查多能确定胎位。

(3)肛门检查或阴道检查:在临产初期,先露部较高,不易触及,当宫口已扩开。由于先露部不能紧贴骨盆入口,致前后羊水沟通,当宫缩时,宫颈口处胎膜所承受的压力很大,易发生胎膜破裂及脐带或胎臂脱垂。胎膜未破者,因胎先露部浮动于骨盆入口上方,肛查不易触及胎先露部。若胎膜已破,宫口已扩张者,阴道检查可触到肩胛骨或肩峰,肋骨及腋窝。肩胛骨朝向母体前或后方,可决定肩前位或肩后位。例如,胎头在母体右侧,肩胛骨朝向后方,则为肩右后位。胎手若已脱出于阴道口外,可用握手法鉴别是胎儿左手或右手。

(4)B超检查:能准确探清肩先露,并能确定具体胎位。

三、护理诊断

(一)恐惧
恐惧与分娩结果未知及手术有关。
(二)有新生儿受伤的危险
新生儿受伤与胎儿缺氧及手术产有关。
(三)有感染的危险
感染与胎膜早破有关。
(四)潜在并发症
产后出血、子宫破裂、胎儿窘迫。

四、护理目标

(1)产妇恐惧感减轻,积极配合医护工作。
(2)孕产妇及新生儿未出现因护理不当引起并发症。
(3)产妇与家属对胎儿夭折能正确面对。

五、护理措施

(一)及早发现异常并纠正
妊娠期加强围产期保健,宣传产前检查,妊娠发现胎位异常者,配合医师进行纠正。28周以前臀位多能自行转成头位,可不予处理。30周以后仍为臀位者,应设法纠正。常用的矫正方法有以下几种。

1.胸膝卧位

让孕妇排空膀胱,松解裤带,做胸膝卧位姿势,每天2次,每次15分钟,使胎臀离开骨盆腔,有助于自然转正。为了方便进行早晚各做1次为宜,连做1周后复查。

2.激光照射或艾灸至阴穴

激光照射至阴穴,左右两侧各照射10分钟,每天1次,7次为1个疗程,有良好效果。也可用艾灸条,每天1次,每次15~20分钟,5次为1个疗程。1周后复查B超。

3.外转胎位术

现已少用。腹壁较松子宫壁不太敏感者,可试外倒转术,将臀位转为头位。倒转时切勿用力过猛,亦不宜勉强进行,以免造成胎盘早剥。倒转前后均应仔细听胎心音。

(二)执行医嘱,协助做好不同方式分娩的一切准备

1.持续性枕后位、枕横位

在骨盆无异常,胎儿不大时,可以试产。试产时应严密观察产程,注意胎头下降,宫口扩张程度,宫缩强弱及胎心有无改变。

第一产程:①潜伏期需保证产妇充分营养与休息。若有情绪紧张,睡眠不好可给予派替啶或地西泮。②活跃期宫口开大 3～4 cm,产程停滞除外头盆不称可行人工破膜;若产力欠佳,静脉滴注缩宫素。在试产过程中,出现胎儿窘迫征象,应行剖宫产术结束分娩。

第二产程:若第二产程进展缓慢,初产妇已近 2 小时,经产妇已近 1 小时,应行阴道检查。当胎头双顶径已达坐骨棘平面或更低时,可先行徒手将胎头枕部转向前方;若转成枕前位有困难时,也可向后转成正枕后位,再以产钳助产。若以枕后位娩出时,需作较大的会阴后一斜切开。若胎头位置较高,疑有头盆不称,需行剖宫产术,中位产钳禁止使用。

第三产程:因产程延长,容易发生产后宫缩乏力,胎盘娩出后应立即静脉注射或肌内注射子宫收缩剂,以防发生产后出血。有软产道裂伤者,应及时修补。新生儿应重点监护。产后应给予抗生素预防感染。

2.臀先露

臀位分娩的关键在于胎头能否顺利娩出,儿头娩出的难易,与胎儿与骨盆的大小及与宫颈是否完全扩张有直接关系。对疑有头盆不称、高龄初产妇及经产妇屡有难产史者,均应仔细检查骨盆及胎儿的大小,常规做 B 超检查以进一步判断胎儿大小,排除胎儿畸形。未发现异常者,可从阴道分娩,如有骨盆狭窄或相对头盆不称(估计胎儿体重≥3 500 g),或足先露、胎膜早破、胎儿宫内窘迫、脐带脱垂者,以剖宫取胎为宜。因此应根据产妇年龄,胎产次,骨盆类型,胎儿大小,胎儿是否存活,臀先露类型及有无合并症,于临产初期做出正确判断,决定分娩方式。

(1)择期剖宫产的指征:狭窄骨盆,软产道异常,胎儿体重≥3 500 g,胎儿窘迫,高龄初产,有难产史,不完全臀先露等,均应行剖宫产术结束分娩。

(2)决定经阴道分娩的处理。

第一产程:待产时应耐心等待,做好产妇的思想工作,以解除顾虑,产妇应侧卧,不宜站立走动,少作肛查,不灌肠,尽量避免胎膜破裂。勤听胎心音,一旦破膜,应立即听胎心。若胎心变慢或变快,应行肛查,必要时行阴道检查,了解有无脐带脱垂。若有脐带脱垂,胎心尚好,宫口未开全,为抢救胎儿,需立即行剖宫产术。若无脐带脱垂,可严密观察胎心及产程进展。若出现协调性宫缩乏力,应设法加强宫缩。

臀位接产的关键在于儿头的顺利娩出,而儿头的顺利娩出有赖于产道,特别是宫颈是否充分扩张。胎膜破裂后,当宫口开大 4～5 cm 时,儿臀或儿足出现于阴道口时,消毒外阴之后,用一消毒巾盖住,每次阵缩用手掌紧紧按住使之不能立即娩出,使用"堵"外阴方法。此法有利于后出胎头的顺利娩出。在"堵"的过程中,应每隔 10～15 分钟听胎心 1 次,并注意宫口是否开全。宫口已开全再堵易引起胎儿窘迫或子宫破裂。宫口近开全时,要做好接产和抢救新生儿窒息的准备。"堵"时用力要适当,忌用暴力,直到胎臀显露于阴道口,检查宫口确已开全为止。"堵"的时间一般需 0.5～1.0 小时,初产妇有时需堵 2～3 小时。

第二产程:臀位阴道分娩,有自然娩出、臀位助产及臀位牵引等 3 种方式。自然分娩系胎儿自行娩出;臀位助产系胎臀及胎足自行娩出后,胎肩及胎头由助产者牵出;臀位牵引系胎儿全部由助产者牵引娩出,为手术的一种,应有一定适应证。后者对胎儿威胁较大。接产前,应导尿排空膀胱。初产妇应作会阴切开术。3 种分娩方式分述如下。①自然分娩:胎儿自然娩出,不作任何牵拉。极少见,仅见于经产妇,胎儿小,宫缩强,骨盆腔宽大者。②臀助产术:当胎臀自然娩出至脐部后,胎肩及后出胎头由接产者协助娩出。脐部娩出后,一般应在 2～3 分钟娩出胎头,最长不能超过 8 分钟。后出胎头娩出有主张用单叶产钳,效果佳。③臀牵引术:胎儿全部由接产者牵拉娩出,此种手术对胎儿损伤大,一般情况下应禁止使用。

第三产程:产程延长易并发子宫收缩乏力性出血。胎盘娩出后,应肌内注射缩宫素或麦角新碱,防止产后出血。行手术操作及有软产道损伤者,应及时检查并缝合,给予抗生素预防感染。

3.肩先露

妊娠期发现肩先露应及时矫正。可采用胸膝卧位,激光照射(或艾灸)至阴穴。上述矫正方法无效,应试行外转胎位术转成头先露,并包扎腹部以固定胎头。若行外转胎位术失败,应提前住院决定分娩方式。

分娩期应根据产妇年龄、胎产次、胎儿大小、骨盆有无狭窄、胎膜是否破裂、羊水留存量、宫缩强弱、宫颈口扩张程度、胎儿是否存活、有无并发感染及子宫先兆破裂等决定分娩方式。

(1)足月活胎,对于有骨盆狭窄、经产妇有难产史、初产妇横位估计经阴道分娩有困难者,应于临产前行择期剖宫产术结束分娩。

(2)初产妇,足月活胎,临产后应行剖宫产术。如系经产妇,宫缩不紧,胎膜未破,仍可试外倒转术,若外倒转失败,也可考虑剖宫产。

(3)破膜后,立即做阴道检查,了解宫颈口扩张情况、胎方位及有无脐带脱垂等。如胎心好,宫颈口扩张不大,特别是初产妇有脐带脱垂,估计短时期内不可能分娩者,应即剖宫取胎。如系经产妇,宫颈口已扩张至 5 cm 以上,胎膜破裂不久,可在全麻麻醉下试做内倒转术,使横位变为臀位,待宫口开全后再行臀位牵引术。如宫口已近开全或开全,倒转后即可作臀牵引。

(4)破膜时间过久,羊水流尽,子宫壁紧贴胎儿,胎儿存活,已形成忽略性横位时,应立即剖宫取胎。如胎儿已死,可在宫颈口开全后做断头术,出现先兆子宫破裂或子宫破裂征象,无论胎儿死活,均应立即行剖宫产术。如宫腔感染严重,应同时切除子宫。

(5)胎儿已死,无先兆子宫破裂征象,若宫口近开全,在全麻下行断头术或碎胎术。

(6)胎盘娩出后应常规检查阴道、宫颈及子宫下段有无裂伤,并及时做必要的处理。如有血尿,应放置导尿管,以防尿瘘形成。产后用抗生素预防感染。

(7)临时发现横位产及无条件就地处理者,可给哌替啶 100 mg 或氯丙嗪 50 mg,设法立即转院,途中尽量减少颠簸,以防子宫破裂。

(刘光丽)

第七节　产力异常

一、疾病概要

产力是以子宫收缩力为主,子宫收缩力贯穿于分娩全过程。在分娩过程中,子宫收缩的节律性,对称性及极性不正常或强度、频率发生改变时,称子宫收缩力异常,简称产力异常。子宫收缩力异常临床上分为子宫收缩乏力和子宫收缩过强两类,每类又分为协调性子宫收缩和不协调收缩性子宫收缩,具体分类见图 6-3。

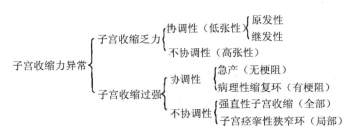

图 6-3 子宫收缩力异常的分类

二、子宫收缩乏力

(一)护理评估

1.病史

胎儿头盆不称或胎位异常;胎儿先露部下降受阻;子宫壁过度伸展;多产妇子宫肌纤维变性;子宫发育不良或畸形;产妇精神紧张及过度疲劳;内分泌失调产妇体内雌激素、缩宫素、前列腺素、乙酰胆碱等分泌不足;过多应用镇静剂或麻醉剂等因素。

2.身心状况

(1)宫缩乏力:有原发性和继发性两种。原发性宫缩乏力是指产程开始就出现宫缩乏力,宫口不能如期扩张,胎先露部不能如期下降,导致产程延长;继发性宫缩乏力是指产程开始子宫收缩正常,只是在产程较晚阶段(多在活跃期后期或第二产程),子宫收缩转弱,产程进展缓慢甚至停滞。

协调性宫缩乏力(低张性宫缩乏力):子宫收缩具有正常的节律性、对称性和极性,但收缩力弱,宫腔内压力低,表现为持续时间短,间歇期长且不规律,宫缩<2次/10分钟。此种宫缩乏力,多属继发性宫缩乏力。协调性宫缩乏力时由于宫腔内压力低,对胎儿影响不大。

不协调性宫缩乏力(高张性宫缩乏力):子宫收缩的极性倒置,宫缩的兴奋点不是起自两侧宫角部,而是来自子宫下段的一处或多处冲动,子宫收缩波由下向上扩散,收缩波小而不规律,频率高,节律不协调;宫腔内压力虽高,但宫缩时宫底部不强,而是子宫下段强,宫缩间歇期子宫壁也不完全松弛,表现为子宫收缩不协调,宫缩不能使宫口扩张,不能使胎先露部下降,属无效宫缩。

(2)产程延长:通过肛查或阴道检查,发现宫缩乏力导致异常(图6-4)。产程延长有以下7种。

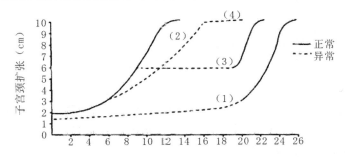

(1)潜伏期延长;(2)活跃期延长;(3)活跃期停滞;(4)第二产程延长

图 6-4 产程异常示意图

潜伏期延长:从临产规律宫缩开始至宫口扩张 3 cm 称潜伏期。初产妇潜伏期正常约需 8 小时,最大时限 16 小时,超过 16 小时称潜伏期延长。

活跃期延长:从宫口扩张 3 cm 开始至宫口开全称活跃期。初产妇活跃期正常约需 4 小时,最大时限 8 小时,超过 8 小时称活跃期延长。

活跃期停滞:进入活跃期后,宫口扩张无进展达 2 小时以上,称活跃期停滞。

第二产程延长:第二产程初产妇超过 2 小时,经产妇超过 1 小时尚未分娩,称第二产程延长。

第二产程停滞:第二产程达 1 小时胎头下降无进展,称第二产程停滞。

胎头下降延缓:活跃期晚期至宫口扩张 9~10 cm,胎头下降速度每小时少于 1 cm,称胎头下降延缓。

胎头下降停滞:活跃期晚期胎头停留在原处不下降达 1 小时以上,称胎头下降停滞。

以上 7 种产程进展异常,可以单独存在,也可以合并存在。当总产程超过 24 小时称滞产。

(3)对产妇的影响:由于产程延长可出现疲乏无力、肠胀气、排尿困难等,影响子宫收缩,严重时可引起脱水、酸中毒、低钾血症;由于第二产程延长,可导致组织缺血、水肿、坏死,形成膀胱阴道瘘或尿道阴道瘘;胎膜早破及多次肛查或阴道检查增加感染机会;产后宫缩乏力影响胎盘剥离,娩出和子宫壁的血窦关闭,容易引起产后出血。

(4)对胎儿的影响:协调性宫缩乏力容易造成胎头在盆腔内旋转异常,使产程延长,增加手术产机会,对胎儿不利。不协调性宫缩乏力,不能使子宫壁完全放松,对子宫胎盘循环影响大,胎儿在子宫内缺氧,容易发生胎儿窘迫。胎膜早破易造成脐带受压或脱垂,造成胎儿窘迫甚至胎死宫内。

(二)护理诊断

1.疼痛

腹痛与不协调性子宫收缩有关。

2.有感染的危险

感染与产程延长、胎膜破裂时间延长有关。

3.焦虑

焦虑与担心自身和胎儿健康有关。

4.潜在并发症

胎儿窘迫,产后出血。

(三)护理目标

(1)疼痛减轻,焦虑减轻,情绪稳定。

(2)未发生软产道损伤、产后出血和胎儿缺氧。

(3)新生儿健康。

(四)护理措施

首先配合医师寻找原因,估计不能经阴道分娩者遵医嘱做好剖宫产术准备。或阴道分娩过程中应做好助产的准备。估计能经阴道分娩者应实施下列护理措施。

1.加强产时监护,改善产妇全身状况

加强产程观察,持续胎儿电子监护。第一产程应鼓励产妇多进食,必要时静脉补充营养;避免过多使用镇静药物,注意及时排空直肠和膀胱。

2.协助医师加强宫缩

(1)协调性宫缩乏力应实施下列措施。①人工破膜:宫口扩张 3 cm 或 3 cm 以上,无头盆不称,胎头已衔接者,可行人工破膜。②缩宫素静脉滴注:适用于协调性宫缩乏力,宫口扩张3 cm,胎心良好,胎位正常,头盆相称者。使用方法和注意事项如下:取缩宫素 2.5 U 加入 5% 葡萄糖液 500 mL 内,使每滴糖液含缩宫素 0.33 mU,从 4～5 滴/分即 12～15 mU/min,根据宫缩强弱进行调整,通常不超过 30～40 滴,维持宫缩为间歇时间 2～3 分钟,持续时间 40～60 秒。对于宫缩仍弱者,应考虑到酌情增加缩宫素剂量。在使用缩宫素时,必须有专人守护,严密观察,应注意观察产程进展,监测宫缩、听胎心率及测量血压。

(2)不协调性宫缩乏力应调节子宫收缩,恢复其极性。要点如下:①给予强镇静剂哌替啶 100 mg,或地西泮 10 mg 静脉推注,不协调性宫缩多能恢复为协调性宫缩。②在宫缩恢复为协调性之前,严禁应用缩宫素。③若经处理,不协调性宫缩未能得到纠正,或伴有胎儿窘迫征象,或伴有头盆不称,均应行剖宫产术。④若不协调性宫缩已被控制,但宫缩仍弱时,可用协调性宫缩乏力时加强宫缩的各种方法处理。

3.预防产后出血及感染

破膜 12 小时以上应给予抗生素预防感染。当胎儿前肩娩出时,给予缩宫素 10～20 U 静脉滴注,使宫缩增强,促使胎盘剥离与娩出及子宫血窦关闭。

(五)护理教育

应对孕妇进行产前教育,使孕妇了解分娩是生理过程,增强其对分娩的信心。分娩前鼓励多进食,必要时静脉补充营养;避免过多使用镇静药物,注意检查有无头盆不称等,均是预防宫缩乏力的有效措施;注意及时排空直肠和膀胱,必要时可行温肥皂水灌肠及导尿。

三、子宫收缩过强

(一)护理评估

1.协调性子宫收缩过强(急产)

子宫收缩的节律性,对称性和极性均正常,仅子宫收缩力过强、过频。若产道无阻力,宫口迅速开全,分娩在短时间内结束,总产程不足 3 小时,称急产。经产妇多见。

对产妇及胎儿新生儿的影响:宫缩过强过频,产程过快,可致初产妇宫颈,阴道及会阴撕裂伤;接产时来不及消毒可致产褥感染;胎儿娩出后子宫肌纤维缩复不良,易发生胎盘滞留或产后出血;宫缩过强,过频影响子宫胎盘血液循环,胎儿在宫内缺氧,易发生胎儿窘迫,新生儿窒息甚至死亡;胎儿娩出过快,胎头在产道内受到的压力突然解除,可致新生儿颅内出血;接产时来不及消毒,新生儿易发生感染;若坠地可致骨折、外伤。

2.不协调性子宫收缩过强

由于分娩发生梗阻或不适当地应用缩宫素,粗暴地进行阴道内操作或胎盘早剥血液浸润子宫肌层等因素造成。引起宫颈内口以上部分的子宫肌层出现强直性痉挛性收缩,宫缩间歇期短或无间歇。产妇烦躁不安,持续性腹痛,拒按。胎位触不清,胎心听不清。有时可出现病理缩复环,血尿等先兆子宫破裂征象。子宫壁局部肌肉呈痉挛性不协调性收缩形成的环状狭窄,持续不放松,称子宫痉挛性狭窄环。狭窄环可发生在宫颈,宫体的任何部分,多在子宫上下段交界处,也可在胎体某一狭窄部,以胎颈、胎腰处肯见。

（二）护理措施

（1）有急产史的孕妇，在预产期前 1～2 周不应外出远走，以免发生意外，有条件应提前住院待产。临产后不应灌肠，提前做好接产及抢救新生儿窒息的准备。胎儿娩出时，勿使产妇向下屏气。若急产来不及消毒及新生儿坠地者，新生儿应肌内注射维生素 K_1 10 mg 预防颅内出血，并尽早肌内注射精制破伤风抗毒素 1 500 U。产后仔细检查软产道，若有撕裂应及时缝合。若属未消毒的接产，应给予抗生素预防感染。

（2）确诊为强直性宫缩，应及时给予宫缩抑制剂，如 25% 硫酸镁 20 mL 加入 5% 葡萄糖液20 mL 内缓慢静脉推注（不少于 5 分钟）。若属梗阻性原因，应立即行剖宫产术。若仍不能缓解强直性宫缩，应行剖宫产术。

（3）子宫痉挛性狭窄环，应认真寻找导致子宫痉挛性狭窄环的原因，以及时纠正，停止一切刺激，如禁止阴道内操作，停用缩宫素等。若无胎儿窘迫征象，给予镇静剂，也可给予宫缩抑制剂，一般可消除异常宫缩。

（4）经上述处理，子宫痉挛性狭窄环不能缓解，宫口未开全，胎先露部高，或伴有胎儿窘迫征象，均应立即行剖宫产术。若胎死宫内，宫口已开全，可行乙醚麻醉，经阴道分娩。

（刘光丽）

第八节 产道异常

产道是胎儿经阴道娩出时必经的通道，包括骨产道及软产道。产道异常可使胎儿娩出受阻，临床上以骨产道异常多见。

一、骨产道异常

（一）疾病概要

骨盆是产道的主要构成部分，其大小和形状与分娩的难易有直接关系。骨盆结构形态异常，或径线较正常为短，称为骨盆狭窄。

1.骨盆入口平面狭窄

我国妇女状况常见有单纯性扁平骨盆和佝偻病性扁平骨盆两种类型。狭窄分级见表 6-1。

表 6-1　骨盆入口狭窄分级

分级	狭窄程度	分娩方式选择
1 级临界性狭窄（临床常见）	骶耻外径 18 cm 入口前后径 10 cm	绝大多数可经阴道分娩
2 级相对狭窄（临床常见）	骶耻外径 16.5～17.5 cm 入口前后径 8.5～9.5 cm	需经试产后才能决定可否阴道分娩
3 级绝对狭窄	骶耻外径 ≤16.0 cm 入口前后径 ≤8.0 cm	必须剖宫产结束分娩

2.中骨盆及出口平面狭窄

我国妇女状况常见有漏斗骨盆和横径狭窄骨盆两种类型。狭窄分级见表6-2。

表6-2　骨盆中骨盆及出口狭窄分级

分级	狭窄程度	分娩方式选择
1级临界性狭窄	坐骨棘间径10 cm 坐骨结节间径7.5 cm	根据头盆适应情况考虑可否经阴道分娩。不宜试产,考虑助产或剖宫产结束分娩
2级相对狭窄	坐骨棘间径8.5~9.5 cm 坐骨结节间径6.0~7.0 cm	
3级绝对狭窄	坐骨棘间径≤8.0 cm 坐骨结节间径≤5.5 cm	

3.骨盆3个平面狭窄

骨盆3个平面狭窄称为均小骨盆。骨盆形状正常,但骨盆入口、中骨盆及出口平面均狭窄,各径线均小于正常值2 cm或以上,多见于身材矮小、体型匀称妇女。

4.畸形骨盆

畸形骨盆见于小儿麻痹后遗症、先天性畸形、长期缺钙、外伤及脊柱与骨盆关节结核病等。骨盆变形,左右不对称,骨盆失去正常形态称畸形骨盆。

(二)护理评估

1.病史

询问孕妇幼年有无佝偻病、脊髓灰质炎、脊柱和髋关节结核及外伤史。对经产妇,应了解既往有无难产史及其发生原因,新生儿有无产伤等。

2.身心状态

(1)骨盆入口平面狭窄的临床表现。①胎头衔接受阻:若入口狭窄时,即使已经临产而胎头仍未入盆,经检查胎头跨耻征阳性。胎位异常如臀先露,颜面位或肩先露的发生率是正常骨盆的3倍。②临床表现为潜伏期及活跃期早期延长:若已临产,根据骨盆狭窄程度,产力强弱,胎儿大小及胎位情况不同,临床表现也不尽相同。

(2)中骨盆平面狭窄的临床表现。①胎头能正常衔接:潜伏期及活跃期早期进展顺利。当胎头下降达中骨盆时,由于内旋转受阻,胎头双顶径被阻于中骨盆狭窄部位之上,常出现持续性枕横位或枕后位。同时出现继发性宫缩乏力,活跃期后期及第二产程延长甚至第二产程停滞。②中骨盆狭窄的临床表现:当胎头受阻于中骨盆时,有一定可塑性的胎头开始变形,颅骨重叠,胎头受压,使软组织水肿,产瘤较大,严重时可发生脑组织损伤,颅内出血及胎儿宫内窘迫。若中骨盆狭窄程度严重,宫缩又较强,可发生先兆子宫破裂及子宫破裂,强行阴道助产,可导致严重软产道裂伤及新生儿产伤。

(3)骨盆出口平面狭窄的临床表现:骨盆出口平面狭窄与中骨盆平面狭窄常同时存在。若单纯骨盆出口平面狭窄者,第一产程进展顺利,胎头达盆底受阻,胎头双顶径不能通过出口横径。强行阴道助产,可导致软产道,骨盆底肌肉及会阴严重损伤。

3.检查

(1)一般检查:测量身高,孕妇身高145 cm应警惕均小骨盆。观察孕妇体型,步态有无跛足,有无脊柱及髋关节畸形,米氏菱形窝是否对称,有无尖腹及悬垂腹等。

(2)腹部检查。①腹部形态:观察腹型,尺测子宫长度及腹围,预测胎儿体重,判断能否通过骨产道。②胎位异常:骨盆入口狭窄往往因头盆不称,胎头不易入盆导致胎位异常,如臀先露、肩先露。③估计头盆关系:正常情况下,部分初孕妇在预产期前 2 周,经产妇于临产后,胎头应入盆。如已临产,胎头仍未入盆,则应充分估计头盆关系。检查头盆是否相称的具体方法:孕妇排空膀胱,仰卧,两腿伸直。检查者将手放在耻骨联合上方,将浮动的胎头向骨盆腔方向推压。若胎头低于耻骨联合前表面,表示胎头可以入盆,头盆相称,称胎头跨耻征阴性;若胎头与耻骨联合前表面在同一平面,表示可疑头盆不称,称胎头跨耻征可疑阳性;若胎头高于耻骨联合前表面,表示头盆明显不称,称胎头跨耻征阳性。图 6-5 为头盆关系检查。

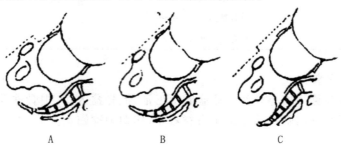

A   B   C

图 6-5　头盆关系检查
A.头盆相称;B.头盆可能不称;C.头盆不称

(3)骨盆测量:①骨盆外测量各径线<正常值 2 cm 或以上为均小骨盆。骶耻外径<18 cm 为扁平骨盆。坐骨结节间径<8 cm,耻骨弓角度<90°,为漏斗骨盆。骨盆两侧径(以一侧髂前上棘至对侧髂后上棘间的距离)及同侧(从髂前上棘至同侧髂后上棘间的距离)直径相差大于 1 cm 为偏斜骨盆。②骨盆外测量发现异常,应进行骨盆内测量。对角径<11.5 cm,骶岬突出为骨盆入口平面狭窄,属扁平骨盆。中骨盆平面狭窄及骨盆出口平面狭窄往往同时存在,应测量骶骨前面弯度,坐骨棘间径,坐骨切迹宽度。若坐骨棘间径<10 cm,坐骨切迹宽度<2 横指,为中骨盆平面狭窄。若坐骨结节间径<8 cm,应测量出口后矢状径及检查骶尾关节活动度,估计骨盆出口平面的狭窄程度。若坐骨结节间径与出口后矢状径之和<15 cm,为骨盆出口狭窄。图 6-6 为对角径测量法。

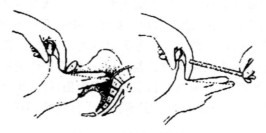

图 6-6　对角径测量法

(三)护理诊断

1.恐惧

恐惧与分娩结果未知及手术有关。

2.有新生儿受伤的危险

新生儿受伤与手术产有关。

3.有感染的危险

感染与胎膜早破有关。

4.潜在并发症

失血性休克。

(四)护理目标

(1)产妇恐惧感减轻。

(2)孕产妇及新生儿未出现因护理不当引起并发症。

(五)护理措施

1.心理支持及一般护理

在分娩过程中,应安慰产妇,使其精神舒畅,信心倍增,保证营养及水分的摄入,必要时补液。还需注意产妇休息,要监测宫缩强弱,应勤听胎心,检查胎先露部下降及宫口扩张程度。

2.执行医嘱

(1)明确狭窄骨盆类别和程度,了解胎位,胎儿大小,胎心率,宫缩强弱,宫口扩张程度,破膜与否,结合年龄,产次,既往分娩史进行综合判断,决定分娩方式。

(2)骨盆入口平面狭窄在临产前或在分娩发动时有下列情况时实施剖宫产术。①明显头盆不称(绝对性骨盆狭窄):骶耻外径≤16.0 cm,骨盆入口前后径≤8.0 cm,胎头跨耻征阳性者。若胎儿死亡,如骨盆入口前后径<6.5 cm时,虽碎胎也不能娩出,必须剖宫。②轻度狭窄,同时具有下列情况者:胎儿大、胎位异常、高龄初产妇、重度妊高征及胎儿珍贵患者。③屡有难产史且无一胎儿存活者。

(3)试产:骨盆入口平面狭窄属轻度头盆不称(相对性骨盆狭窄):骶耻外径16.5～17.5 cm,骨盆入口前后径8.5～9.5 cm,胎头跨耻征可疑阳性者。足月活胎体重<3 000 g,胎心率和产力正常,可在严密监护下进行试产。试产时应密切观察宫缩、胎心音及胎头下降情况,并注意产妇的营养和休息。如宫口渐开大,儿头渐下降入盆,即为试产成功,多能自产,必要时可用负压吸引或产钳助产。若宫缩良好,经2～4小时(视头盆不称的程度而定)胎头仍不下降、宫口扩张迟缓或停止扩张者,表明试产失败,应及时行剖宫产术结束分娩。若试产时出现子宫破裂先兆或胎心音有改变,应从速剖宫,并发宫缩乏力、胎膜早破及持续性枕后位者,也以剖宫为宜。如胎儿已死,则以穿颅为宜。

(4)中骨盆及骨盆出口平面狭窄的处理:中骨盆狭窄者,若宫口已开全,胎头双顶径下降至坐骨棘水平以下时,可采用手法或胎头吸引器将胎头位置转正,再行胎头吸引术或产钳术助产;若胎头双顶径阻滞在坐骨棘水平以上时,应行剖宫产术。

出口狭窄多伴有中骨盆狭窄。出口是骨产道最低部位,应慎重选择分娩方式。出口横径<7 cm时,应测后矢状径,即自出口横径的中心点至尾骨尖的距离。如横径与后矢状径之和>15 cm,儿头可通过,大都须作较大的会阴切开,以免发生深度会阴撕裂。如二者之和<15 cm,则胎头不能通过,需剖宫或穿颅。

(5)骨盆3个平面狭窄的处理:若估计胎儿不大,胎位正常,头盆相称,宫缩好,可以试产,通常可通过胎头变形和极度俯屈,以胎头最小径线通过骨盆腔,可能经阴道分娩。若胎儿较大,有明显头盆不称,胎儿不能通过产道,应尽早行剖宫产术。

(6)畸形骨盆的处理:根据畸形骨盆种类,狭窄程度,胎儿大小,产力等情况具体分析。若畸形严重,明显头盆不称者,应及时行剖宫产术。

二、软产道异常

软产道异常亦可引起难产,软产道包括子宫下段、宫颈、阴道及外阴。软产道异常所致的难产少见,容易被忽视。应于妊娠早期常规行双合诊检查,以了解外阴、阴道及宫颈情况,以及有无盆腔其他异常等,具有一定临床意义。

(一)外阴异常

会阴坚韧、外阴水肿、外阴瘢痕等。

(二)阴道异常

阴道横隔、阴道纵隔、阴道狭窄、阴道尖锐湿疣、阴道囊肿和肿瘤等。

(三)宫颈异常

宫颈外口黏合、宫颈水肿、宫颈坚韧常见于高龄初产妇、宫颈瘢痕、宫颈癌、宫颈肌瘤、子宫畸形等。

(四)盆腔肿瘤

子宫肌瘤或卵巢肿瘤等。

（刘光丽）

第九节 产后出血

产后出血是指胎儿娩出后 24 小时内出血量超过 500 mL 者。产后出血是分娩期的严重并发症,是产妇死亡的重要原因之一,在我国居产妇死亡原因首位。

一、病因

(一)子宫收缩乏力

子宫收缩乏力是产后出血最常见的原因。

(二)胎盘因素

胎盘滞留、胎盘粘连、胎盘部分残留。

(三)软产道裂伤

分娩过程中软产道裂伤。

(四)凝血机制障碍

任何原因的凝血功能异常均可引起产后出血。

二、临床表现

(一)阴道多量流血

胎儿娩出后立即发生阴道流血,色鲜红,应考虑软产道裂伤;胎儿娩出后数分钟出现阴道流血,色暗红,应考虑胎盘因素;胎盘娩出后阴道流血较多,应考虑子宫收缩乏力或胎盘、胎膜残留;胎儿娩出后阴道持续流血且血液不凝,应考虑凝血功能障碍。

(二)休克症状

患者出现面色苍白、出冷汗,心慌、头晕、怕冷、寒战、打哈欠、表情淡漠、呼吸急促,甚至烦躁不安。

(三)出血量评估

正确评估出血量,常采用的方法包括称重法、面积法、容积法。

三、辅助检查

(一)血常规

了解患者红细胞和血红蛋白情况。

(二)弥散性血管内凝血监测

判断出、凝血时间,凝血酶原时间及纤维蛋白原测定等结果。

四、治疗

针对出血原因,迅速止血,补充血容量,纠正失血性休克,防治感染。

五、护理措施

(一)预防分娩期产后出血

1.第一产程

密切关注产程进展、防止产程延长,保证产妇基本需要,避免产妇衰竭状态,保证休息。

2.第二产程

应严格无菌操作,指导患者正确使用腹压,并适时适度地会阴侧切,胎头胎肩娩出要慢,胎肩娩出后立即肌内注射或静脉滴注缩宫素,以加强子宫收缩,减少产后出血。

3.第三产程

避免用力牵拉脐带、按摩、挤压子宫,胎盘娩出后应检查胎盘胎膜是否完整,检查胎盘母体面和胎儿面,判断有无缺损,检查软产道包括宫颈、阴道、外阴等部位有无损伤。

(二)产褥期的护理

1.观察病情

观察产妇生命体征变化,重点观察血压与脉搏变化。评估产妇阴道流血情况,正确评估出血量。触摸子宫硬度及宫底高度,判断子宫收缩状态,检查周身皮肤有无出血倾向,以及时反馈医师,并做好护理记录。产后密切观察两小时,嘱患者及时排空膀胱,尽早哺乳。

2.抢救休克

准备抢救所需物品、药品、器械;针对不同原因出血给予相应措施;保持静脉通路的畅通,做好输血、急救准备工作;注意保持患者平卧、吸氧、保暖,严密观察并记录;监测生命体征变化,观察尿量及色;观察子宫收缩情况,有无压痛等;遵医嘱应用抗生素。失血量较多体液不足时,应遵医嘱给予补液、输血,补充血容量;合理调整输液速度,纠正休克状态。

3.处理不同原因产后出血

子宫收缩不良,导尿排空膀胱后可使用宫缩剂、按摩子宫、宫内填塞纱布条或结扎盆腔血管等方法达到止血目的;胎盘因素,应采取及时取出,必要时做好刮宫准备,胎盘粘连应行钳刮术和清宫术,若剥离困难疑有胎盘植入,切忌强行剥离并做好子宫切除术前准备;软产道损伤,应逐层

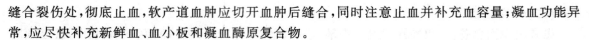

缝合裂伤处,彻底止血,软产道血肿应切开血肿后缝合,同时注意止血并补充血容量;凝血功能异常,应尽快补充新鲜血、血小板和凝血酶原复合物。

4.提供健康知识

做好饮食指导,进营养丰富易消化,含铁蛋白丰富的食物,少量多餐;指导产妇适量活动的自我保健技巧;明确产后复查时间、目的和意义,使产妇能按时接受检查,以及时发现问题,调整产后指导方案使产妇尽快恢复健康;进行避孕指导,合理避孕,产后 42 天,禁止盆浴和性生活。

5.预防感染

密切关注产后体温变化,评估产妇恶露颜色、气味、量,会阴护理每天两次,保持外阴清洁。定时观察子宫复旧情况,并及时做好记录。

（刘光丽）

第七章

肿瘤科护理

第一节　肿瘤放疗护理概述

肿瘤患者在接受放疗过程中,由于射线在杀灭肿瘤细胞的同时对临近的正常组织会造成一定损伤,而出现不同程度的毒性反应,以及随之而来的一些心理问题,护士应了解患者病情、治疗计划,以及预期效果,通过耐心细致、科学有效的护理,帮助患者顺利完成放疗,得到身心康复。

一、放疗前护理

(一)心理护理

向患者及家属介绍有关放疗知识,大致的治疗程序,放疗中可能出现的不良反应和治疗后可能发生的并发症以及需要配合的事项,使患者消除焦虑情绪和恐惧心理,积极配合治疗。

(二)身体准备

1.摘除金属物质

在放疗中金属物质可形成次级电子,使其相邻的组织受射线量增加,出现溃疡且不易愈合。所以接受头颈部照射的患者在放疗前应摘除金属牙套,气管切开的患者将金属套管换成塑料套管或硅胶管,避免造成损伤。

2.放疗前

口腔的处理极为重要,放疗前应常规口腔处理,及时修补龋齿,拔出残根或断牙,并注意口腔卫生。如放疗前必须拔牙,应待牙床愈合以后再行放疗。

3.放疗前应改善全身情况

纠正贫血、脱水、电解质紊乱等,做好必要的物理及实验室检查。血象低者给予治疗,如有感染,须先控制感染后再行治疗;如有伤口,除特殊情况外,一般应待伤口愈合再行放疗。

二、放疗期间护理

(一)照射野皮肤的保护

在放疗过程中,照射野皮肤会出现放疗反应,其程度与放射源种类、照射剂量、照射野的面积及部位等因素有关。如护理不当,可人为加重皮肤反应。所以护士应做好健康宣教,使患者充分认识皮肤保护的重要性,并指导患者掌握照射野皮肤保护的方法。

1.充分暴露照射野皮肤

避免机械性刺激,建议穿柔软宽松、吸湿性强的纯棉内衣,颈部的照射野要求衣领柔软或低领开衫,以减少刺激便于穿脱。

2.照射野区域皮肤

可用温水软毛巾温和的清洗,禁用碱性肥皂搓洗;不可涂酒精、碘酊药膏,以及对皮肤有刺激性的药物。

3.避免皮肤损伤

剃毛发宜用电动剃须刀,以防损伤皮肤造成感染。

4.保持照射野皮肤的清洁干燥

特别是多汗区皮肤如腋窝、腹股沟、外阴等处。

5.避免紫外线及潮湿

外出时防止曝晒及风吹雨淋。

6.照射野区域保护

禁止做穿刺点,局部禁贴胶布,禁止冷热敷。

(二)保持口腔清洁

头颈部放疗患者,保持口腔清洁非常重要。由于射线的影响唾液分泌减少,口腔自洁能力下降,容易发生龋齿及口腔感染,从而诱发更严重的放疗并发症或后遗症。所以做好口腔清洁是放疗中重要环节,需要患者配合:①保持良好的口腔卫生,餐后睡前漱口,清除食物残渣,预防感染和龋齿发生。②每天用软毛牙刷刷牙,建议用含氟牙膏。③饮食以软食易消化为好,禁烟酒,禁止强冷强热及辛辣食品对口腔黏膜刺激。

(三)注意监测血象的变化

因放疗可使造血系统受到影响造成骨髓抑制,使白细胞和血小板数锐减,以致出现严重感染。患者在放疗期间应每周查一次血象,及时监测血细胞的变化,并观察有无发热等症状,及早对症治疗,以保证放疗顺利进行。

(四)头颈部放疗护理要点

(1)眼、鼻、耳放疗期间应经常应用润滑剂、抗生素滴剂预防感染,保持照射部位清洁舒适。

(2)根据需要做鼻咽冲洗、上颌窦冲洗,保持局部清洁,提高放射敏感性。

(3)气管切开的患者保持呼吸道通畅,观察有无喉头水肿并备齐急救物品。

(4)脑瘤患者放疗期间,注意观察有无颅内压增高症状出现,如头痛、恶心、呕吐等,应立即通知医师给予处置。

(5)督促并指导患者做张口功能锻炼:预防放射性张口困难。张口功能锻炼的方法:张口锻炼是预防放疗后颞颌关节纤维化的重要方法。通过被动张口、支撑、搓齿、咬合等动作,活动颞颌关节和咀嚼肌,防止颞颌关节强直和咀嚼肌萎缩。张口锻炼方法:①大幅度张口锻炼:口腔迅速张开,然后闭合,幅度以可以忍受为限,2~3分钟/次,3~4次/天。②支撑锻炼:根据患者门齿距选择不同大小的软木塞或木质开口器(直径2.5~4.5 cm),置于上、下门齿之间或双侧磨牙区交替支撑锻炼,张口程度以能忍受为限,保持或恢复理想开口度(>3 cm),10~20分钟/次,2~3次/天。③搓齿及咬合锻炼,活动颞颌关节,锻炼咀嚼肌,每天数次。④放疗期间即开始张口锻炼,长期坚持,作为永久性功能锻炼。

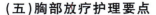

(五)胸部放疗护理要点

食管癌照射后局部黏膜水肿反应较重,容易出现疼痛和吞咽困难,应做好饮食指导,食半流质饮食,禁食辛辣刺激性食物,如患者出现发热、呛咳,应提示有食管穿孔的可能。肺癌患者放疗期间,注意预防感冒,以免诱发放射性肺炎。

(六)腹部放疗护理要点

腹腔盆腔照射前应排空大小便,减少膀胱直肠的反应。

(七)全身反应

1.放疗期间

部分患者出现疲劳、头晕、虚弱、食欲下降、恶心、呕吐、性欲减退、睡眠障碍和血象改变等全身症状,在对症处理同时,注意营养饮食,给高热量、高蛋白、高维生素饮食,家属配合烹制美味食品增加食欲。提供安静休养环境,睡眠障碍可药物助眠,保证生活规律。给予精神鼓励,使患者增强信心,主动积极地配合治疗。

2.预防感染

机体免疫力下降可引起病毒感染,如带状疱疹,沿神经分布,多见于胸背部肋间神经与下肢,其次是三叉神经。表现为疱疹呈串珠状大小不一,透明,伴痛,严重时可累及全身,剧痛伴发热。处理以抗病毒、神经营养、增强免疫力药物为主,保持皮肤清洁,加强营养改善全身状况。

(八)心理护理

由于放疗反应的出现,往往会加重患者心理负担,要加强护患之间沟通,根据患者具体情况,有针对性做好阶段性健康指导,使患者对放疗的每一阶段出现的不良反应有所了解,不会惊慌恐惧,并掌握应对方法。通过定期组织讲座、召开工休座谈会的方式,增加护士与患者之间、患者与患者之间的交流机会,介绍成功病例,通过各种形式宣传肿瘤防治知识,使患者增强战胜疾病信心,顺利完成治疗。

(九)饮食调整

接受放疗后患者会出现食欲减退,头颈部放疗患者会出现口干、味觉改变、口咽疼痛等不同程度的口腔黏膜反应,从而影响进食。加上放疗后机体消耗增加,使患者体重下降,全身反应加重,严重者应中断治疗。有资料显示,放疗患者体重减轻 7 kg 者预后差。科学合理的营养饮食可促进组织修复,提高治疗效果。放疗患者饮食要注意以下几方面。

(1)饮食品种丰富,搭配合理,保证高蛋白、高热量、高维生素、低脂饮食。如瘦肉、海产品、新鲜果蔬。不要盲目忌口。

(2)饮食在清淡无刺激易消化食物为主,多吃煮、炖、蒸等易消化的食物。禁烟酒,忌过冷、过硬、过热食物,忌油腻、辛辣食品。

(3)根据放疗反应进行饮食调整。少食多餐,保证足够营养和水分摄入。①放疗刚开始的7～10天内,饮食应清淡,尽量避免酸、甜等增加唾液分泌的食物和饮料,减少唾液分泌,减轻腮腺急性反应症状。②口干、味觉改变症状出现时,建议食用含水量高、易消化的饮食或半流食,饮水或汤类以协助咀嚼与吞咽。多吃生津止渴、养阴清热食品,如藕汁、萝卜汁、绿豆汤、冬瓜汤、芦根汤、西瓜、蜂蜜、猕猴桃、雪梨、葡萄等新鲜蔬菜和水果。配合中药,如胖大海、菊花、麦冬、洋参片等泡水饮用。③食用有助于血象升高的食物:动物肝脏、动物骨髓、鸡、鸭、鱼、瘦肉、奶制品、豆芽、麦芽、大枣、菠菜、生姜等。④口腔黏膜反应严重时引起进食疼痛,可将新鲜水果或蔬菜榨汁后饮用,可将肉松或鱼、肉等切碎放入粥或面片中食用。重度口腔黏膜反应不能进食时,可采用鼻饲饮食或静脉营养,以保证足够的营养,促进机体恢复。⑤腹泻患者给予少渣、低纤维饮食,避免产气食品,如豆类、牛奶、糖、碳酸类饮料。⑥鼓励患者多饮水,每天 3 000 mL 以上,以增加尿量,促进体内毒素排出。

三、放疗后护理

(1)放疗结束后应继续予以支持疗法,增强免疫功能和骨髓功能,因照射野的皮肤在多年后仍可发生放射性的溃疡,应该注意保护照射区的皮肤,避免感染、损伤及物理性刺激,防止强风及雨淋、阳光暴晒。

(2)口腔受照射放疗后 3~4 年内不能拔牙,特别是当出现放射性龋齿在颈部断裂时,牙根也不能拔出,平时可用含氟类牙膏预防,出现炎症时予以止痛消炎,以免诱发颌骨骨髓炎或骨坏死。如 3 年后需要拔牙,拔牙前后各 1 周,应常规应用抗生素,可将并发症放射性骨坏死的发生率降低到最低。

(3)头颈部肿瘤放疗后要练习张口,让患者充分认识到功能锻炼的重要性,以免发生张口困难,给患者的生活带来不便。

(4)放疗后要预防感冒,及时治疗头面部的感染。由于颈深部组织受照射后淋巴回流不畅,局部免疫功能低下,容易因风吹、日晒、雨淋、感冒等诱发面颈部急性蜂窝织炎,可在放疗后任何时候发生,起病急来势凶猛,可伴有寒战、头痛、呼吸困难,延误诊治可致死亡。

(5)气管切开患者需要带管出院的,指导患者和家属掌握气管套管处理的正确方法。

(6)科学合理营养,进食高蛋白、高热量、高维生素、低脂饮食,多食新鲜水果、蔬菜,禁食辛辣、刺激、热性食品,如荔枝、桂圆、龙眼、狗肉、羊肉等。注意各种营养配比要适当。

(7)放疗结束后也要严禁烟酒,进行适当的体育运动,注意劳逸结合,生活有规律。

(8)定期复查很重要,住院患者出院后 1 个月复查,以后每 3 个月复查 1 次,1 年后无特殊情况可半年复查 1 次。如病情有变化,及时来院复查。

(刘光丽)

第二节　肿瘤放疗的原则和禁忌证

一、肿瘤放疗的原则

确定治疗原则时,在考虑到有效性的基础上,还要根据不同的治疗目的综合考虑治疗的指征,同时还要考虑治疗的毒性以及带给患者的利弊。根治性放疗时要以最小的并发症来达到根治的目的,因此照射野的设计要根据肿瘤的发生部位、生物学行为特点,给予根治剂量的放疗,可能发生转移的区域给予预防治疗,同时注意避免严重治疗并发症的出现。例如,单纯放疗早期霍奇金淋巴瘤,要给予次全淋巴区域的预防治疗,再给予病灶所在淋巴区域根治剂量治疗,注意肺、心脏及脊髓的剂量,防止并发症的出现。早期霍奇金病治愈率较高,但必须要建立在放射性脊髓炎的可能性极小的基础上。姑息性放疗目的是缓解患者的症状,如疼痛、梗阻或出血。恶性肿瘤无法治愈,仅给予病灶局部的小野、低剂量治疗,希望在不增加明显不良反应前提下达到姑息治疗的目的,例如,应用放疗缓解肺癌骨转移的疼痛时,仅照射病灶局部,低剂量治疗,避免大野照射带来的明显放射反应给患者带来更大的痛苦。

二、肿瘤放疗的禁忌证

放疗的绝对禁忌证很少,即使很晚期患者仍可选择低剂量姑息放疗(如止痛)。但仍要进行治疗前的严格评估,避免不必要的放疗给患者造成身体和精神的损害。

(一)绝对禁忌证

心、肝、肾等重要脏器功能严重损害时;严重的全身感染、败血症、脓毒血症未得到控制者;癌症晚期合并贫血、消瘦者;严重恶病质的濒死患者;伴高热或肿瘤所在脏器有穿孔或合并大量胸腔积液或腹水者。

(二)相对禁忌证

(1)放疗不敏感性肿瘤,如骨肉瘤、某些软组织肉瘤及胃肠道癌等。

(2)放疗中等敏感肿瘤,如肺癌、头颈部癌、宫颈癌等已有远处转移者。

(3)放疗中等敏感的肿瘤经足量照射后,有局部复发者。

(4)大面积照射可能严重影响脏器功能者,如肺癌伴肺功能不全时。

(5)有其他疾病不能立即放疗者,如伴急性炎症或严重心肺功能或肝肾功能不全时。

(6)血象过低者,需待恢复后再行放疗。

(杨园媛)

第三节　放疗中常见并发症

目前的放疗中,在杀伤肿瘤细胞的同时,对正常组织也有一定程度的损伤。这种损伤或轻或重、或多或少的伴随着肿瘤放疗的过程中或治疗结束以后。

一、皮肤反应及处理

任何部位的外照射,射线都要首先穿过皮肤才能达到病变部位。在照射后的 8~10 天,如出现皮肤反应应及时处理。

(一)干性反应

表现为皮肤红斑,继之有色素沉着,皮肤脱屑和表皮脱落。轻者不需要处理,保持照射野皮肤清洁干燥,不能涂抹有刺激的药物,瘙痒时不能用手抓挠。如有疼痛及表皮破损,需要用水胶体外敷。

(二)湿性反应

表现为照射野皮肤出现水疱,水疱逐渐增大破裂流出渗出液,继之表现为湿性脱皮。处理:湿性反应一旦出现,要中止放疗。反应处皮肤暴露,保持室内空气清洁、干燥,防止感染。局部可用含维生素 D、维生素 B_{12} 的药物或芦荟胶涂抹,一般 1~4 周可治愈。

(三)全皮坏死

严重者可出现皮肤的溃疡和纤维化。需做外科处理。

二、头颈部常见并发症

(一)腮腺的急性反应

在放疗后的 1~2 次,患者会出现腮腺区的软组织肿胀、张口受限、局部压痛。

(二)口腔、口咽部的黏膜急性反应

患者表现为口干、咽痛、局部充血、糜烂、溃疡、唾液减少。有些人口干非常顽固,涎腺的重建有的人需要几年的时间。

(三)外耳道炎或中耳炎

患者耳部受照射后可出现局部充血水肿,或黏膜脱落渗出,发生中耳积液,有时穿破鼓膜可以形成耳道溢液。

(四)鼻腔黏膜的反应

鼻腔受照射后可以出现出血水肿引起鼻塞,流鼻涕量多,甚至流鼻血。

(五)喉水肿

喉部照射或全颈射野照射可引起喉黏膜的水肿。轻者声音嘶哑、喉部疼痛,重者出现呼吸困难或窒息。

(六)放射性脑反应

脑组织被照射后可引起脑水肿,患者在放疗后数小时或数天内出现,表现为颅内压增高,头痛加重,恶心、呕吐。处理主要为脱水利尿,降低颅内压。

三、胸部常见并发症

(一)放射性支气管炎

以刺激性干咳为主,一般不需要特殊处理,给予对症支持处理即可,治疗结束后恢复。

(二)放射性肺炎

一般发生在放疗后的 1~3 个月,患者表现为低热、咳嗽、胸闷,重者出现呼吸困难、胸痛和持续性的干咳,可以有少量白痰或痰带血丝,胸部体征一般不明显,CT 扫描显示有少量胸腔积液和肺间质密度增高的表现。在肺部受较高剂量照射时,可出现肺纤维化,目前治疗尚无特效的方法,所以预防比治疗更为重要。

(三)放射性食管炎

放射性食管炎是常见的并发症,通常发生于开始放疗后的 2 周,患者因黏膜水肿而感到吞咽困难伴吞咽疼痛,食物有存留感,重者甚至滴水不入。轻度一般不需要处理,中度疼痛应用止痛局麻等药物,必要时暂停放疗,部分患者可给予静脉输液维持营养,静脉滴注抗生素,必要时应用少量肾上腺皮质激素。

(四)放射性心包积液

6%~30% 会出现心包积液,量少,症状轻,大部分是在胸部 CT 扫描或 B 超时发现,不需要处理。

四、腹部常见并发症

(一)放射性直肠炎

主要为盆腔照射时发生,发生率约为 10%,在直肠癌和妇科恶性肿瘤的治疗中常见。患者

表现为黏液血便、里急后重、腹泻,腹泻日数太久可引起患者消瘦和水、电解质紊乱。

(二)恶心、呕吐

是腹部肿瘤放疗中最常见的并发症,发生率为 36%~48%,重度者为 5%左右。

(三)放射性膀胱炎

在盆腔照射 3~4 周或更短的时间出现,患者表现为尿频、尿急、尿痛,严重者可出现血尿。一般在4年内可以逐渐恢复。

(潘素荣)

第四节 鼻 咽 癌

放疗是鼻咽癌的主要治疗手段,但在治疗肿瘤的同时,可引起急性皮肤反应、张口困难等一系列并发症,对患者的生活质量造成极大影响。早期积极的康复训练及护理干预可减少并发症的发生、减轻患者症状,因此在放疗技术发展的同时,应重视患者的早期康复训练及护理干预。通过对患者放疗期间的评估,制订相应的护理目标及护理措施,以达到减轻患者症状、顺利完成放疗的目的。

一、放疗患者的健康教育

(一)颞下颌关节功能锻炼

1.护理评估

鼻咽癌患者接受放疗后由于颞下颌关节处于高剂量的照射野内,发生关节硬化,肌肉经过高剂量照射后发生退行性变,出现肌肉萎缩纤维化致颞下颌关节功能障碍,主要表现为张口困难,切牙距缩小,甚至进食困难。根据 LENT SOMA 分级标准进行评定,共分 4 级:Ⅰ级,切牙距 20~30 mm;Ⅱ级,进干食困难,切牙距 11~20 mm;Ⅲ级,进软食困难,切牙距 5~10 mm;Ⅳ级,切牙距<5 mm,需鼻饲或胃造瘘。

2.护理问题

张口受限,进食受影响。

3.护理目标

放疗期间及康复出院后能坚持颞下颌关节功能锻炼,切牙距正常。

4.护理措施

(1)颞下颌关节慢节奏运动:张口"小-中-大"各 3 秒为 1 次,每次间歇 5 秒,10 次为一组,共 5 组。

(2)颞下颌关节快节奏运动:张口"小-中-大"各 1 秒为 1 次,每次间歇 5 秒,10 次为一组,共 5 组。③咀嚼肌群运动:在颞下颌关节运动每组间加"浅-中-深"吸吐气动作 1 次,共 10 次;将舌头尽量前伸,然后向上向后尽量卷舌 1 次,共 10 次。

颞下颌关节运动操每天锻炼 300 次以上,分 3 个时间段进行:晨起运动 100 次以上,下午运动 100 次以上,晚上睡前运动 100 次以上。在颞下颌关节运动操前后可以用双侧手掌的大鱼际置于同侧颞下颌关节处作环形轻轻按摩 10 分钟,当出现皮损时要等创面痊愈后再进行。配合颈部肌肉的锻炼,颈部尽量向上、向下拉伸,左右侧弯、旋转,每个动作停留20秒,每次10～15分钟,动作速度宜缓慢,幅度不宜过大。

(二)鼻咽冲洗及滴鼻的正确方法

1.护理评估

鼻咽部黏膜接受照射后充血、水肿,患者自觉鼻塞、鼻腔干燥、鼻腔分泌物增多黏稠等不适。

2.护理问题

鼻塞、鼻腔干燥、鼻腔分泌物增多黏稠。

3.护理目标

鼻腔通畅无脓性分泌物。

4.护理措施

放疗期间鼻咽冲洗能起到清洁鼻咽、增强放射敏感性、减轻鼻塞症状、减少鼻甲粘连、鼻道变窄的作用;放疗结束后长期冲洗,以保持鼻咽腔的通畅,减少粘连、鼻咽黏膜感染、坏死及鼻咽出血等并发症的发生。可使用简易鼻咽冲洗器、五官科冲洗机进行鼻咽冲洗或使用庆大霉素、复方碘甘油等滴鼻。

(1)简易鼻咽冲洗器使用方法。

用物:简易鼻咽冲洗器、瓶装生理盐水或温开水500 mL、水桶1个。

操作方法:患者取坐位,身体前倾,水桶置前方接水;将冲洗器的吸管置入瓶装生理盐水或温开水中,挤压橡皮球吸水;患者将冲洗器的橄榄头一端放入一侧鼻孔,侧头(冲洗侧鼻孔在上方),缓慢挤压橡皮球,使水缓缓流入鼻腔,从另一侧鼻孔流出,待冲洗液到一半时,换对侧鼻孔冲洗。

注意事项:出现鼻腔新鲜出血时停止冲鼻;忌用力擤鼻,以免鼻咽腔内压增大引发其他部位感染;若鼻咽分泌物多,可增加冲洗液用量至1 000 mL。

(2)五官科冲洗机使用方法。

用物:五官科冲洗机、微量雾化器、生理盐水或平衡液100 mL、水桶1个。

操作方法:将冲洗液倒入雾化器的储液罐,拧紧,冲洗机管道与雾化器相连,开机,将手指堵住雾化器的泄压孔,此时会看到液体形成均匀的微小水珠由雾化器喷孔喷出。①鼻腔前部冲洗:取坐位,头部自然上仰,鼻子暂停吸气,喷孔对准鼻孔,距离0～0.5 cm,按住泄压孔即可喷出水气,把脏东西从鼻腔冲洗出来,此时会看见从鼻腔流出来的冲洗液是污浊的,冲洗完一个鼻腔再冲洗另外一个鼻腔。②鼻腔后部冲洗:方法与鼻腔前部冲洗一样,此时鼻子吸气,嘴巴呼气,把冲洗液完全吸入鼻腔内,就像倒吸鼻涕一样,然后及时由嘴巴吐出即可。

注意事项:如感觉不适,松开泄压孔,调整好姿势和呼吸节奏后再冲洗;鼻腔后部冲洗时,进入鼻腔及咽喉部位的冲洗液要及时吐出。

(3)正确滴鼻方法:鼻咽癌患者的鼻腔局部用药主要为庆大霉素、复方碘甘油等,药物经鼻腔黏膜吸收起到收缩黏膜血管止血、保持鼻腔通畅、湿润鼻腔黏膜防止干燥、清除分泌物抗感染等作用。常用的药物剂型有滴鼻剂及喷雾剂。应用滴鼻剂时常采用仰卧垂头位滴鼻,枕头置于肩胛下,头向后仰,鼻孔朝上,每侧滴3～4滴,每天3～4次,滴后轻捏鼻翼数次。应用喷雾剂时取坐位,头稍抬高,药瓶垂直,喷头置于前鼻孔,嘱患者用鼻子吸气,同时按压喷头,药液均匀喷入鼻腔。在鼻腔局部用药前均应清洁鼻腔,清除鼻内分泌物。

(三)正确保护放射野皮肤

1.护理评估

评估患者皮肤颜色、温度,是否水肿充血。

2.护理问题

放射野皮肤湿性脱皮。

3.护理目标

放射野皮肤Ⅰ度皮炎(干性脱皮)。

4.护理措施

患者颈部放射野皮肤可用温水和柔软的毛巾轻轻沾洗,勿擦洗,勿使用过冷或过热的水刺激;禁止局部热敷;忌使用肥皂或其他碱性沐浴液;禁贴胶布;勿涂擦刺激性或含重金属的药膏或液体,如乙醇、碘酒、风油精等;勿使用普通剃须刀,使用电动剃须刀时避免刮破皮肤;放疗期间勿穿高领、硬领上衣,宜穿棉质柔软上衣,领口开大。出现干性脱皮时勿用手撕皮肤以免损伤。外出时避免阳光直接照射放射野皮肤。

(四)含漱的正确方法

1.护理评估

放疗期间由于唾液腺受放射线的作用而致分泌功能抑制,口腔分泌唾液减少,患者自觉口干,口腔正常自洁功能减弱。

2.护理问题

患者口腔欠清洁。

3.护理目标

患者口腔清洁湿润。

4.护理措施

指导患者保持口腔清洁,在餐前、餐后、睡前使用软毛刷和含氟牙膏进行刷牙,可用复方硼砂溶液、生理盐水、复方维生素 B_{12} 溶液、中药制剂参果液或金银花、甘草、胖大海等泡水进行含漱,保持口腔湿润无黏液感觉。含漱时鼓动腮部、口腔前庭,让液体在口腔流动与双侧颊部黏膜、上下唇黏膜充分接触,然后头稍后仰,让液体充分接触咽后壁,每次含漱 2～3 分钟。

二、放疗期间各种不良反应的观察及护理

(一)口干

由于唾液腺受放射线的作用而致分泌功能抑制,口腔分泌唾液减少,患者自觉口干,在放疗开始 1～2 天即可出现,常随着剂量的增加而症状加重。指导患者正确含漱,随身携带水杯,养成少量多次饮水习惯,每天保证摄水量 2 000 mL 左右,可使用甘草、金银花、西洋参、菊花等泡水喝以起到清热生津的作用。

(二)急性腮腺反应

腮腺受放射线作用后出现腮腺区肿胀疼痛、张口困难,于放疗开始 1～3 天发生,常见于首次放疗后 2～4 小时出现,一般不需特殊处理,指导患者清淡饮食,加强漱口,继续放疗 3～4 次后可自行消退。若疼痛影响睡眠,或腮腺区红肿疼痛严重,伴全身发热、腮腺导管口见脓性分泌物等,可予抗炎对症处理。

(三)急性放射性口咽黏膜反应

1.急性放射性口腔黏膜反应的表现

多在放疗 DT 20~30 Gy 时出现,主诉咽痛、吞咽时加重,查体可见口腔黏膜充血、水肿,以咽后壁、咽喉部多见,随着放疗剂量的增加,局部出现散在白斑,继而出现糜烂、溃疡。美国放射肿瘤学研究组(RTOG)将急性放射性黏膜反应分为 5 级,标准如下。

0 级:无变化。

1 级:充血、可有轻度疼痛,无须止痛药。

2 级:片状黏膜炎,或有炎性血清血液分泌物,或有中度疼痛,需止痛药。

3 级:融合的纤维性黏膜炎,可伴重度疼痛,需麻醉药。

4 级:溃疡,出血,坏死。

2.急性放射性口腔黏膜反应的护理

0 级、1 级急性放射性黏膜反应的护理主要是鼓励患者加强含漱,保持口腔清洁、湿润,鼓励进食,多吃温凉半流高蛋白饮食,可适当补充蛋白粉、牛奶等,鼓励多吃含维生素丰富的新鲜水果。2 级黏膜反应的患者除加强含漱外,由于咽痛影响进食,可在进食前含漱 1‰普鲁卡因溶液或外喷双氯芬酸钠喷雾剂止痛;予地塞米松、庆大霉素等雾化吸入减轻局部水肿;使用促进黏膜愈合的表皮生长因子(如金因肽),炎症局部可外涂喉风散、西瓜霜、溃疡糊剂等。3 级、4 级的黏膜反应患者疼痛明显,严重影响进食,由主管医师依据患者病情决定是否需暂停放疗,予静脉补充营养或停留胃管鼻饲,根据咽拭子细菌培养结果使用抗生素,做好口腔护理。

(四)急性放射性皮肤反应

1.急性放射性皮肤反应的表现

外照射的射线都经过皮肤,随着放射剂量的增加,可出现不同程度的皮肤反应,美国放射肿瘤学研究组(RTOG)将急性放射性皮肤反应分为 5 级。

0 级:无变化。

1 级:滤泡样暗色红斑、脱发、干性脱皮、出汗减少。

2 级:触痛性、鲜色红斑、片状湿性脱皮、中度水肿。

3 级:皮肤皱褶以外部位的融合的湿性脱皮,凹陷性水肿。

4 级:溃疡,出血,坏死。

2.急性放射性皮肤反应的护理

0 级、1 级急性放射性皮肤反应的护理原则是正确保护放射野皮肤,可局部外涂放疗皮肤防护剂或冰片滑石粉。2 级皮肤反应出现湿性脱皮时,处理原则是防止感染促进愈合,运用现代伤口愈合理论——湿润、密闭环境可促进伤口愈合,局部可使用美皮康外贴,优拓敷料、康乐宝的皮肤保护粉、重组人表皮生长因子(金因肽、易孚)、湿润烧伤膏等,在局部应用敷料或药物前,应使用无菌生理盐水进行创面的清洁;放疗时应将敷料除下以免影响放疗效果。3 级、4 级皮肤反应由主管医师依据病情决定是否需要停止放疗,予外科换药,清除坏死组织,局部运用抗菌敷料,防止局部伤口感染,必要时依据局部分泌物细菌培养结果使用抗菌药物,鼓励患者加强营养摄入。

三、患者放疗期间的饮食指导

鼻咽癌患者放疗后普遍存在能量和营养摄入不足、体重下降、贫血、低蛋白和免疫力下降等潜在营养不足,除维生素 C 外,其他营养素摄入达不到平衡膳食要求。OATES 等研究14 例同期放射化疗的鼻咽癌患者发现,即使进行胃饲管营养,患者平均体重仍下降约 7 kg,治疗期间下降最为明显。

(一)护理评估

放疗期间由于唾液分泌减少、放射性口腔黏膜炎等原因,患者会出现口干、味觉改变、口腔黏膜溃疡、吞咽困难、疼痛,导致患者不愿喝水、不愿进食、体重下降、营养不良。进而放射性损伤修复慢,加重放疗反应。因此,放疗期间应评估患者的进食量、食物种类、口咽反应程度及体重改变。

(二)护理问题

口咽黏膜炎导致吞咽疼痛、不愿进食、不愿喝水。

(三)护理目标

通过饮食指导患者能配合坚持进食,保持体重下降不超过 10％～15％。

(四)护理措施

(1)出现Ⅱ级或以上口咽反应时,避免刺激口腔黏膜的食物,如很烫、很辣、很咸或酸的食物(醋、橙子或西红柿)。

(2)指导患者饮稀释的果汁,如芒果、梨子、桃汁,避免橙汁、西柚汁。

(3)避免干燥、脆或粗糙、煎炸的食物,如干果、饼干、烤鸡、烧肉等。

(4)把蔬菜、水果、肉类切碎或用搅拌机打碎,加清汤或奶做成混浆饮食,使食物易于咽下又保证营养。

(5)坚持进食,口腔溃疡伴疼痛时,餐前用普鲁卡因溶液含漱或者喷含有麻醉剂成分的喷剂,然后再进食,也可以尝试用吸管进食。

(6)餐前餐后用漱口水漱口。

(7)可以服用一些营养补充品,如一些癌症患者专用奶粉、蛋白粉、能全素等。

(刘光丽)

第五节 胃 癌

一、定义

胃癌为起源于胃黏膜上皮的恶性肿瘤。

二、疾病相关知识

(一)流行病学特征

胃癌是最常见的恶性肿瘤之一,患病率仅次于肺癌。病死率高,发病率存在明显的性别差异,男性约为女性的 2 倍,55～70 岁为高发年龄段。

(二)临床表现

1.早期

早期多无症状,部分患者可出现消化不良表现:食欲缺乏、恶心呕吐、食后胃胀、嗳气、反酸等,是一组常见而又缺乏特异性的胃癌早期信号。

2.进展期

(1)消化系统症状:上腹痛,是进展期最早出现的症状,开始有早饱感(指患者虽饥饿,但进食后即感饱胀不适),而后出现隐痛不适,最后疼痛持续不缓解。

(2)全身症状:食欲缺乏、乏力、食欲缺乏呈进行性加重,消瘦、体重呈进行性下降、贫血。

(3)肿瘤转移症状:肺部——咳嗽、呃逆、咯血;胸膜——胸腔积液、呼吸困难;腹膜——腹水、腹部胀满不适;骨骼——全身骨骼痛;胰腺——持续上腹痛,并向背部放射。

早期胃癌和进展期胃癌均可出现上消化道出血,常为黑便。少部分早期胃癌可表现为轻微的上消化道出血症状,即黑便或持续大便隐血阳性。

(三)治疗

1.手术治疗

手术治疗是唯一有可能根治胃癌的方法。

2.化疗

有转移淋巴结癌灶的早期胃癌及全部进展期胃癌均可化疗,以使癌灶局限、消灭残存癌灶及防止复发和转移。

3.支持治疗

应用高能量静脉营养疗法可增强患者的体质;可应用对胃癌有一定作用的生物抑制剂,以提高患者的免疫力。

(四)康复

(1)主动与医师配合并按医嘱用药。

(2)建立病案卡,定期复查。

(五)预后

胃癌的预后直接与诊断时的分期有关,5年生存率较低,早期胃癌预后佳。

三、专科评估与观察要点

(1)腹痛:观察腹痛的部位、性质、程度变化,判断有无并发症。

(2)营养状况:观察体重、贫血征的变化。

(3)观察止痛药的效果及不良反应。

四、护理问题

(一)疼痛

腹痛与胃癌或其并发症有关。

(二)营养失调

低于机体需要量与摄入量减少及消化吸收障碍有关。

(三)活动无耐力

活动无耐力与疼痛、腹部不适有关。

(四)潜在并发症

消化道出血、穿孔、感染、梗阻。

五、护理措施

(一)疼痛的护理

(1)观察疼痛的部位、性质,是否有严重的恶心、呕吐、吞咽困难、呕血及黑便症状。

(2)遵医嘱使用相应止痛药、化疗药物。注意合理选择静脉,避免药液外渗。评估止痛剂效果。

(二)营养失调的护理

(1)饮食选择:鼓励能进食者尽可能进食易消化、营养丰富的流质或半流质饮食,少量多餐;监测体重,观察营养状况。

(2)建立中心静脉通路,做好相应维护。遵医嘱输注高营养物质,保证营养供给。应用生物抑制剂,以提高患者的免疫力。

(三)活动无耐力的护理

(1)注意休息,给予适量的活动,避免劳累。

(2)评估自理能力,做好基础护理,预防压疮。

(四)潜在并发症的护理

(1)监测生命体征:有无心衰、血压下降、发热等。

(2)观察呕吐物、排泄物的颜色、性质、量,如出现呕咖啡色样物和/或排黑便考虑发生消化道出血;如有腹痛伴腹膜刺激征时考虑发生穿孔;如持续体温升高,应考虑存在感染,应寻找感染的部位及原因。以上情况均应立即通知医师,做相应处理。

(五)用药指导

1.化疗药

应用前应做好血管的评估,必要时给予中心静脉置管,避免药物外渗;注意观察药物的疗效及不良反应。

2.止痛药

严格遵医嘱用药,观察用药后患者腹痛的改善情况。

(六)晚期患者做好生活护理

生活护理包括口腔、足部、会阴的清洁。观察营养状况,消瘦明显者协助更换体位,定时翻身,保持皮肤清洁干燥,预防压疮的发生。

六、健康指导

(1)患者生活规律,保证休息,适量活动,增强抵抗力。

(2)注意个人卫生,防止继发感染。

(3)宣传与胃癌发生的相关因素,指导群众注意饮食卫生,避免或减少可致癌的食物,如熏烤、腌渍、发霉的食物。

(4)防治与胃癌有关的疾病,如萎缩性胃炎、胃溃疡等,可定期做胃镜检查,以便及时发现,高危人群应尽早治疗原发病或定期复查。

七、护理结局评价

(1)症状缓解,患者可以进行居家自我护理。

（2）患者营养状况尚可，未发生营养不良。

（3）无并发症的出现。

（4）患者心理健康，可以接受疾病，愿意配合治疗。

（于凤雪）

第六节　乳　腺　癌

乳腺癌是女性最常见的恶性肿瘤之一，发病率逐年上升，部分大城市乳腺癌占女性恶性肿瘤之首位。

一、病因

乳腺癌的病因尚未完全明确，研究发现乳腺癌的发病存在一定的规律性，具有高危因素的女性容易患乳腺癌。

（1）激素作用：雌酮及雌二醇对乳腺癌的发病有直接关系。

（2）家族史：一级亲属患有乳腺癌病史者的发病率是普通人群的 2～3 倍。

（3）月经婚育史：月经初潮早、绝经年龄晚、不孕及初次足月产年龄较大者发病率会增高。

（4）乳腺良性疾病：乳腺小叶有上皮增生或不典型增生可能与本病有关。

（5）饮食与营养：营养过剩、肥胖等都会增加发病机会。

（6）环境和生活方式：北美等发达国家发病率约为发展中国家的 4 倍。

二、临床表现

早期乳腺癌往往不具备典型的症状和体征，不易引起重视，常通过体检或乳腺癌筛查发现。以下为乳腺癌的典型体征。

（一）乳腺肿块

80％的乳腺癌患者以乳腺肿块首诊。

（1）早期：肿块多位于乳房外上象限，典型的乳腺癌多为无痛性肿块，质地硬，表面不光滑，与周围分界不清。

（2）晚期：①肿块固定；②卫星结节；③皮肤破溃。

（二）乳头溢液

非妊娠期从乳头流出血液、浆液、乳汁、脓液，或停止哺乳半年以上仍有乳汁流出者。

（三）皮肤改变

皮肤出现"酒窝征""橘皮样改变"或"皮肤卫星结节"。

（四）乳头、乳晕异常

乳头、乳晕异常表现为乳头皮肤瘙痒、糜烂、破溃、结痂、脱屑、伴灼痛，以致乳头回缩。

（五）腋窝淋巴结肿

初期可出现同侧腋窝淋巴结肿大，肿大的淋巴结质硬、可推动。晚期可在锁骨上和对侧腋窝摸到转移的淋巴结。

三、辅助检查

(一)X线检查
钼靶X线摄片是乳腺癌诊断的常用方法。

(二)超声显像检查
超声显像检查主要用途是鉴别肿块囊性或实性,超声检查对乳腺癌诊断的正确率为80%~85%。

(三)磁共振检查
软组织分辨率高,敏感性高于X线检查。

(四)肿瘤标志物检查
(1)癌胚抗原(CEA)。

(2)铁蛋白。

(3)单克隆抗体:用于乳腺癌诊断的单克隆抗体CA15-3对乳腺癌诊断符合率为33%~57%。

(五)活体组织检查
乳腺癌必须确定诊断方可开始治疗,目前检查方法虽然很多,但至今只有活检所得的病理结果方能做唯一确定诊断的依据。

1.针吸活检

其方法简便,快速,安全,可代替部分组织冰冻切片,阳性率较高,在80%~90%,且可用于防癌普查。

2.切取活检

由于本方法易促使癌瘤扩散,一般不主张用此方法,只在晚期癌为确定病理类型时可考虑应用。

3.切除活检

疑为恶性肿块时切除肿块及周围一定范围的组织即为切除活检。

四、处理原则及治疗要点

(一)外科手术治疗
对早期乳腺癌患者,手术治疗是首选。

(二)辅助化疗
乳腺癌术后辅助化疗和内分泌治疗能提高生存率,降低复发率。辅助化疗方案应根据病情和术后病理情况决定,一般用CMF(环磷酰胺-甲氨蝶呤+氟尿嘧啶)、CAF(环磷酰胺+阿霉素+氟尿嘧啶)、CAP(环磷酰胺+多柔比星+顺铂)方案,根据具体情况也可选用NA(长春瑞滨+表柔比星)、NP(长春瑞滨+顺铂)、TA(紫杉醇+阿霉素)或TC(紫杉醇+环磷酰胺)等方案。

(三)放疗
1.乳腺癌根治术后或改良根治术后辅助放疗

术后病理≥4个淋巴结转移,或原发肿瘤直径>5 cm,或肿瘤侵犯肌肉者,术后做胸壁和锁骨上区放疗;术后病理检查腋窝淋巴结无转移或有1~3个淋巴结转移者,放疗价值不明确,一般不需要做放疗;腋窝淋巴结未清扫或清扫不彻底的患者,也需放疗。

2.乳腺癌保乳术后放疗

所有保乳手术患者,包括浸润性癌、原位癌早期浸润和原位癌的患者均应术后放疗。但对于年龄≥70岁,$T_1N_0M_0$,且ER(＋)的患者可考虑术后单纯内分泌治疗,不做术后放疗。

（四）内分泌治疗

(1)雌激素受体(ER)(＋)和/或孕激素受体(PR)(＋)或激素受体不明显者,不论年龄、月经情况、肿瘤大小、腋窝淋巴结有无转移,术后均应给予内分泌治疗。ER(＋)和PR(＋)者内分泌治疗的疗效好(有效率为60％～70％);(ER)或(PR)1种(＋)者,疗效减半;ER(－)、PR(－)者内分泌治疗无效(有效率为8％～10％),预后也差。然而CerbB-2(＋)者,其内分泌治疗效果均不佳,且预后差。

(2)常用药物。①抗雌激素药物:他莫昔芬(三苯氧胺)、托瑞米芬(法乐通)。②降低雌激素水平的药物:阿那曲唑(瑞宁得)、来曲唑(氟隆)。③抑制卵巢雌激素合成:诺雷得(戈舍瑞林)。

（五）靶向治疗

靶向治疗适用于癌细胞HER-2高表达者,可应用曲妥珠单抗,单独使用或与化疗药物联合应用均有一定的疗效,可降低复发转移风险。

五、护理评估

（一）健康史

(1)询问与本病相关的病因、诱因或促成因素。

(2)主要评估的一般表现及伴随症状与体征。

(3)了解患者的既往史、家族史。

（二）身体状况

(1)观察患者的生命体征,有无发热。

(2)有无皮肤瘙痒。

(3)有无乏力、盗汗与消瘦等。

（三）心理-社会状况

(1)评估时应注意患者对自己所患疾病的了解程度及其心理承受能力,以往的住院经验,所获得的心理支持。

(2)家庭成员及亲友对疾病的认识,对患者的态度。

(3)家庭应对能力,以及家庭经济情况,有无医疗保障等。

六、护理措施

（一）心理护理

(1)做好患者及家属的思想工作,减轻焦虑。

(2)向患者解释待治疗结束后可以佩戴假乳或乳房重建术来矫正。

(3)向患者解释脱发只是应用化疗药物暂时出现的一个不良反应,化疗后头发会重新生长出来。

(4)指导患者使用温和的洗发液及软梳子,如果脱发严重,可以将头发剃光,然后佩戴假发或者戴帽子。

(5)坚持患肢的功能锻炼,使患肢尽可能的恢复正常功能,减轻患者的水肿,以免影响美观。

（二）肢体功能锻炼的护理

术后 24 小时内，活动腕关节，练习伸指、握拳、屈腕运动；术后 1～3 天，进行前臂运动，屈肘伸臂，注意肩关节夹紧；术后 4～7 天，可进行肘部运动，用患侧手刷牙、吃饭等，用患侧手触摸对侧肩及同侧耳；术后一周，进行摆臂运动，肩关节不能外展；术后 10 天，可进行托肘运动及爬墙运动（每天标记高度，直至患肢高举过头）。功能锻炼一般每天锻炼 3～4 次，每次 20～30 分钟为宜。

（三）饮食护理

指导患者加强营养支持，为患者提供高蛋白，高维生素，高热量，无刺激性，易消化的食物，如瘦肉、蛋、奶、鱼、橘皮、海带、紫菜、山楂、鱼、各种瓜果等，禁服用含有雌激素的保健品。鼓励患者多饮水，每天饮水量≥2 000 mL。

（四）乳腺癌化疗皮肤护理

乳腺癌的化疗方案中大多数都是发泡性药物，化学性静脉炎的发病率很高，静脉保护尤为重要，护士在进行静脉穿刺过程中应选择粗直，弹性良好的血管，有计划的更换使用血管，并在化疗后指导患者局部涂擦多磺酸黏多糖（喜疗妥）以恢复血管的弹性。

（五）乳腺癌放疗皮肤护理

选择宽大柔软的全棉内衣。照射野可用温水和柔软毛巾轻轻蘸洗，禁止用肥皂和沐浴液擦洗或热水浸浴。局部放疗的皮肤禁用碘酒、乙醇等刺激性药物，不可随意涂抹药物和护肤品。局部皮肤避免粗糙毛巾、硬衣领、首饰的摩擦；避免冷热刺激如热敷、冰袋等；外出时，局部放疗的皮肤防止日光照射，如头部放疗的患者外出时要戴帽子，颈部放疗的患者外出时要戴围巾。放射野位于腋下、腹股沟、颈部等多汗、皱褶处时，要保持清洁干燥，并可在室内适当暴露通风。局部皮肤切忌用手指抓挠，勤修剪指甲，勤洗手。护士应严密观察患者静脉滴注化疗药物时的用药反应，如静脉滴注紫杉醇类药物时，用药前遵医嘱应用地塞米松，用药前半小时肌内注射异丙嗪及苯海拉明等抗过敏药物；用药时给予血压监测，注意观察患者的血压变化，如出现过敏症状，应立即停药，遵医嘱给予对症处置。

七、健康教育

(1)向患者讲解肢体水肿的原因，要避免患肢提重物，避免在患肢静脉输液、测血压等。注意术后患肢的功能锻炼，保持血液通畅。穿衣先穿患侧，脱衣先脱健侧。

(2)护士应做好随访工作，定期检查患者功能锻炼的情况，及时给予指导。

(3)指导患者术后 5 年内避免妊娠，防止乳腺癌复发。

(4)患者在治疗过程中配合医师监测血常规变化，每周化验血常规一次，定期复查。

(5)内分泌治疗的患者应定期复查子宫内膜，预防子宫内膜癌的发生。

八、乳腺癌自查方法

（一）对镜自照法

首先面对镜子，两手叉腰，观察乳房的外形。然后再将双臂高举过头，观察两侧乳房的形状、轮廓有无变化；乳房皮肤有无红肿、皮疹、浅静脉怒张、皮肤皱褶、橘皮样改变等异常；观察乳头是否在同一水平线上，是否有抬高、回缩、凹陷，有无异常分泌物自乳头溢出，乳晕颜色是否有改变。最后，放下两臂，双手叉腰，两肘努力向后，使胸部肌肉绷紧，观察两侧乳房是否等高、对称，乳头、乳晕和皮肤有无异常。

(二)平卧触摸法

首先取仰卧位,右臂高举过头,并在右肩下垫一小枕头,使右侧乳房变平。然后将左手四指并拢,用指端掌面检查乳房各部位是否有肿块或其他变化。检查方法有3种:一是顺时针环形检查法,即用四个手指从乳头部位开始环形地从内向外检查。二是垂直带状检查法,即用四手指指端自上而下检查整个乳房。三是楔形检查法,即用四手指指端从乳头向外呈放射状检查。然后用同样方法检查左侧乳房,并比较两侧乳房有何不同。最后用拇指和示指轻轻挤捏乳头,如有透明或血性分泌物应及时报告医师。

(三)淋浴检查法

淋浴时,因皮肤湿润更容易发现乳房问题。方法是用一手指指端掌面慢慢滑动,仔细检查乳房的各个部位及腋窝是否有肿块。

(毛丽燕)

第八章

急诊科护理

第一节 急性酒精中毒

一、定义

乙醇别名酒精,是无色、易燃、易挥发的液体,具有醇香气味,能与水和大多数有机溶剂混溶。一次饮入过量酒精或酒类饮料引起中枢神经系统由兴奋转入抑制的状态称为急性酒精中毒或称急性酒精中毒。主要与饮酒过量有关,可以损伤机体的多种脏器,在神经系统中可出现神经、精神症状和神经系统的损害,严重的中毒可引起死亡。

二、临床表现

急性酒精中毒的临床表现因人而异,中毒症状出现的迟早也各不相同。可大致分为3期,但各期之间界限不明显。

(一)兴奋期

血液乙醇浓度达到 11 mmol/L(500 mg/L)时,大脑皮质处于兴奋状态,出现欣快、兴奋、头痛、头晕;颜面潮红或苍白,眼结膜充血;呼气带乙醇味;言语增多,情绪不稳定,有时粗鲁无礼,易激怒;也可表现为沉默、孤僻和安静入睡。

(二)共济失调期

血液乙醇浓度达到 11~33 mmol/L(500~1 500 mg/L)时,患者出现动作不协调、步态蹒跚、行动笨拙,出现明显共济失调,发音含糊,语无伦次,眼球震颤,视物模糊,可有复视伴恶心、呕吐。

(三)昏睡、昏迷期

血液乙醇浓度达到 54 mmol/L(2 500 mg/L)以上时,患者出现昏睡、面色苍白、口唇发绀、呕吐、瞳孔散大,体温降低,乙醇浓度达到 87 mmol/L(4 000 mg/L)时,患者出现深昏迷,心率加快,血压下降,呼吸缓慢伴有鼾声,严重者出现呼吸循环衰竭而危及生命。

小儿摄入中毒量,一般无兴奋过程,很快沉睡,但由于低血糖,可发生惊厥。亦可发生肝肾损害、高热、吸入性肺炎、休克、颅内压增高等。

167

三、病因及发病机制

(一)抑制中枢神经系统

乙醇具有脂溶性,可迅速透过大脑神经细胞膜,作用于膜上某些酶而影响脑细胞功能。乙醇对中枢神经系统的抑制作用,随剂量的增加,由大脑皮质向下,通过边缘系统、小脑、网状结构到延髓,小剂量出现兴奋作用。血中乙醇浓度增高,作用于小脑,引起共济失调,作用于网状结构,引起昏睡和昏迷,极高浓度乙醇抑制延髓中枢引起呼吸衰竭或循环衰竭。

(二)代谢异常

乙醇在肝细胞内代谢生成大量还原型烟酰胺腺嘌呤二核苷酸(NADH),使之与氧化型的比值(NADH/NAD)增高,甚至可高达正常的 $2\sim3$ 倍。相继发生乳酸增高,酮体蓄积导致的代谢性酸中毒及糖异生受阻所致低血糖。

四、辅助检查

(一)呼气和血清乙醇浓度

急性酒精中毒时血清与呼气中的乙醇浓度相当,可测定呼出的气体、呕吐物、血、尿中乙醇的浓度来估计血清乙醇含量。

(二)动脉血气分析

动脉血气分析可出现轻度代谢性酸中毒表现。

(三)血清生化学检查

血清生化学检查可见低血钾、低血镁、低血钙、低血糖等。

(四)其他检查

心电图检查可见心律失常、心肌损害等表现。

五、诊断要点

急性酒精中毒依据饮酒立即嗅及酒味、典型的中毒表现及血中乙醇的定量和定性检测即可确定诊断。如果处深昏迷,应与急性 CO 中毒、急性脑血管意外和安眠药物中毒鉴别。

六、治疗要点

(一)现场急救

(1)因酒精中毒患者咽喉反射减弱及频繁呕吐,可能导致吸入性肺炎,甚至窒息死亡,故保持呼吸道通畅极为重要,应给患者采取稳定性侧卧位并保持头偏向一侧。

(2)躁动者加以约束,共济失调或过度兴奋者应适当限制活动,以免发生外伤。

(3)轻者无须院内处理,卧床休息、保暖,给予适量果汁饮用,可自行康复。重度醉酒者如神志清醒,可用筷子或手指刺激舌根部,迅速催吐;若中毒者昏迷不醒应及时送往医院治疗。

(二)院内急救

1.迅速排出毒物

大多数患者由于频繁呕吐,一般不需要洗胃。但对于饮酒量大而不能自行呕吐的患者,可催吐或洗胃(洗胃液为温水或 1% 的碳酸氢钠溶液),以防乙醇过度吸收。洗胃应在摄入乙醇 1 小时内进行,因乙醇吸收快,1 小时后洗胃已无必要。洗胃后灌入牛奶、蛋清等保护胃黏膜。

2.保持呼吸道通畅、吸氧

酒精中毒常伴意识障碍,催吐或洗胃时应防止吸入性肺炎或窒息的发生。持续鼻导管或面罩吸氧,若出现持续低氧血症状态,必要时气管内插管机械通气。

3.药物催醒

纳洛酮是阿片受体拮抗药,是治疗酒精中毒公认有效的首选药物。轻者给予纳洛酮 0.4~0.8 mg 静脉注射一次,重者可 15~30 分钟重复给药,总剂量可达 3~5 mg。

4.促进乙醇代谢

静脉输入 5% 葡萄糖盐水等,通过补液、利尿来降低机体内乙醇的浓度;静脉注射 50% 葡萄糖 100 mL、胰岛素 10~20 U,纠正低血糖;肌内注射维生素 B_1、维生素 B_6 和烟酸各 100 mg,加速乙醇在体内的氧化代谢。如病情重,出现休克、呼吸抑制、昏迷者,应尽早行血液透析疗法。血液灌流不能有效清除乙醇。

5.对症治疗及防治并发症

呼吸衰竭者给予适量呼吸兴奋药,如尼可刹米等;休克患者补充血容量,早期纠正乳酸酸中毒,必要时给予血管活性药物如多巴胺;应用甘露醇防治脑水肿,降低颅内压;躁动不安、过度兴奋的患者可给予小剂量地西泮(避免使用吗啡、氯丙嗪、巴比妥类镇静药)10~20 mg 肌内注射,以免发生外伤。合理使用抗生素预防呼吸道感染;给予抑制剂预防上消化道出血,如西咪替丁 0.4 g 静脉滴注;已并发上消化道出血者,表现为呕吐少量至中量咖啡样或暗红色物,可使用质子泵抑制剂。

七、护理问题

(1)有外伤的危险:与步态蹒跚、共济失调有关。

(2)知识缺乏:缺少酒精中毒有关的知识。

(3)潜在并发症:呼吸衰竭。

八、护理措施

(一)保持呼吸道通畅

给予患者平卧,头偏向一侧或侧卧位,以及时清除呕吐物和呼吸道分泌物,防止误吸和窒息。

(二)病情观察

密切观察生命体征及神志的变化,防止误吸导致吸入性肺炎或窒息,心电监测有无心律失常和心肌损害的发生,纳洛酮的使用可导致心律失常,要重点监护血压、脉搏、心率、心律的变化,以及时发现休克征兆,监测血糖,警惕低血糖的发生。严格记录出入量,维持水、电解质及酸碱平衡。

(三)安全护理

躁动不安者给予适当约束,可使用床档或约束带,防止坠床等意外情况发生。同时也要防止烦躁不安的患者伤及他人或医护人员,医护人员在护理此类患者时应做好自我防护。患者酒醒后仍会有头晕、无力、步态不稳等症状,如需如厕应有人陪同,以防摔倒。

(四)饮食护理

昏迷患者暂禁食,清醒后可给予清淡易消化的流质、半流质或软食,避免刺激性食物。

(五)注意保暖

急性酒精中毒患者全身血管扩张,散发大量热量,同时洗胃后患者常感寒冷甚至出现寒战,应提高室温、加盖棉被等保暖措施,并补充能量,维持正常体温。

(六)心理护理

酒精中毒患者多是由于家庭、生活、工作、经济等原因引起的醉酒,对醉酒的患者给予关心和安慰,让患者发泄心中的郁积、不满和愤怒,或是倾听他的诉说;同时与患者及陪同家属沟通,帮助其从酗酒中解脱出来。

（高　云）

第二节　急性一氧化碳中毒

一、定义

一氧化碳(CO)俗称煤气,为无色、无臭、无味、无刺激性的气体。人体经呼吸道吸入空气中的 CO 含量超过 0.01％时,即可发生急性缺氧。严重者发生脑水肿和中毒性脑病,可因心、肺、脑缺氧衰竭而死亡。临床上称为急性一氧化碳中毒,俗称煤气中毒。

二、临床表现

(一)接触反应

吸入 CO 后,有头痛、头晕、心悸、恶心等不适,经离开现场吸入新鲜空气后,症状很快消失。

(二)轻度中毒

表现为剧烈头痛、头昏、四肢无力、恶心、呕吐、淡漠、嗜睡、甚至短暂晕厥等症状,原有冠心病患者可出现心绞痛。血液中的碳氧血红蛋白(COHb)浓度达 10％～30％。若能迅速脱离现场,吸入新鲜空气,在短期内可完全恢复。

(三)中度中毒

患者处于浅昏迷或中毒昏迷状态,对疼痛刺激有反应,瞳孔对光反应、角膜反射迟钝,腱反射弱,呼吸、血压、脉搏可有变化。口唇、皮肤黏膜及甲床呈樱桃红色。血液中 COHb 浓度达到 30％～40％,经积极治疗可恢复正常且无明显并发症。

(四)重度中毒

患者处于深昏迷状态,各种反射消失。患者可呈去大脑皮质状态;患者可以睁眼,但无意识,不语,不主动进食,不主动大小便,呼之不应,推之不动,肌张力增强。常有脑水肿、惊厥、呼吸衰竭、肺水肿、上消化道出血、严重的心肌损害、心肌梗死、心律失常、休克、大脑局灶性损害及锥体外系损害体征。皮肤可出现红肿和水疱,多见于昏迷时肢体受压部位。受压部位肌肉可发生压迫性肌肉坏死,坏死肌肉释放的肌球蛋白可引起急性肾衰竭,血液中 COHb 浓度达到 50％以上。此类患者病死率高,经抢救存活者多有不同程度的后遗症。

(五)迟发脑病

少数中、重度中毒(老年者居多)患者意识障碍恢复后,经过 2～60 天的"假愈期",可出现下列临床表现。

(1)精神意识障碍:呈痴呆、谵妄、去大脑皮质状态。

(2)锥体外系神经障碍:出现帕金森综合征,以帕金森综合征为多,少数出现舞蹈症。

(3)锥体外系神经损害:如偏瘫、病理反射、大小便失禁等。

(4)大脑皮质局灶性功能障碍:如失语、失明、继发性癫痫等。

(5)脑神经、脊神经损害:如视神经萎缩、前庭蜗神经损害及周围神经病等。

三、病因及发病机制

(一)与血红蛋白结合

CO 吸入人体后,立即与血液中血红蛋白结合形成 COHb,由于 CO 与血红蛋白亲和力比氧与血红蛋白的亲和力大 240~300 倍。同时,COHb 一旦形成其解离的速度又比氧合血红蛋白(HbO_2)慢 3 600 倍,且 COHb 的存在还抑制 HbO_2 的解离,阻碍氧的释放和传递,从而导致低氧血症,引起组织缺氧。

(二)与肌球蛋白结合

影响细胞内氧弥散,使线粒体因缺乏氧,能量代谢受阻,能量产生减少。

(三)与细胞内细胞色素氧化酶结合

破坏了细胞色素氧化酶传递电子给氧分子的功能,阻碍生物氧化过程,阻碍能量代谢,从而使 ATP 产生减少或停顿,以致细胞不能利用氧。

(四)引起一氧化碳减少与内皮素增多

从而导致血管平滑肌收缩,动脉、静脉、毛细血管特别是微小动脉和毛细血管痉挛,血小板聚集和黏附性增强,中性粒细胞的黏附和浸润加强,最终引起组织缺氧和损伤。

(五)细胞内 Ca^{2+} 超载

(1)细胞生物膜通透性加强,Ca^{2+} 通道开放,细胞外和肌质网、内质网的 Ca^{2+} 进入胞质内。

(2)细胞内的 Na^+ 与细胞内的 Ca^{2+} 交换,Ca^{2+} 进入细胞内。

(3)细胞生物膜上的 Ca^{2+} 泵因能量匮乏而失活,不能将 Ca^{2+} 转移到细胞外和细胞器内。

(六)直接毒性作用

CO 系细胞原浆性毒物,可对全身细胞有直接毒性作用。

四、辅助检查

(一)血液 COHb 测定

血液 COHb 测定是诊断 CO 中毒的特异性指标,离开中毒现场 8 小时内取血检测,具有检测意义。

(二)脑电图检查

脑电图检查可见弥漫性不规则性慢波、双额低幅慢波及平坦波。

(三)头部 CT 检查

头部 CT 检查可发现大脑皮质下白质,包括半卵圆形中心与脑室周围白质密度减低或苍白球对称型密度减低。

(四)血气分析

急性一氧化碳中毒患者的动脉血中 PaO_2 和 SaO_2 降低。

五、诊断要点

根据一氧化碳接触史、急性中毒的症状和体征及血液 COHb 试验阳性,可以诊断为一氧化碳中毒,血液 COHb 测定是有价值的确诊指标,采取血标本一定要及时,否则离开现场后数小时 COHb 会逐渐消失。一氧化碳中毒需注意与脑血管意外、糖尿病酸中毒引起的昏迷相鉴别。

六、治疗要点

(一)终止 CO 吸入

发现中毒患者立即撤离现场,停止继续吸入 CO。重症患者采取平卧位,解开衣口,松开腰带,保持呼吸道通畅。注意保暖。如患者发生呼吸心搏骤停,应立即进行心肺脑复苏。

(二)迅速纠正缺氧

氧疗是一氧化碳中毒最有效的治疗方法,能加速 COHb 解离和 CO 排出。

1.面罩吸氧

意识清醒的患者应用密闭重复呼吸面罩吸入纯氧,氧流量 10 L/min,治疗至症状缓解和 COHb 水平低于 0.05 可停止吸氧。

2.高压氧治疗

高压氧治疗增加血液中物理溶解氧,提高总体氧含量,促进氧释放和 CO 排出,缩短昏迷时间和病程,预防 CO 中毒引起的迟发性脑病。高压氧治疗适用于中、重度 CO 中毒或出现神经症状、心血管症状、血 COHb 浓度≥0.25 者。

(三)防治脑水肿,促进脑细胞代谢

严重中毒后 2～4 小时,即可出现脑水肿,24～48 小时达高峰,并可持续多天。可快速静脉滴注 20% 甘露醇 250 mL,6～8 小时一次。待 2 天后颅内压增高现象好转后可减量或停用,亦可用呋塞米、依他尼酸钠快速利尿,并适量补充能量合剂、细胞色素 C 及胞磷胆碱、脑活素等药物,以促进脑细胞代谢。

(四)对症治疗

昏迷、窒息者应保持呼吸道通畅,必要时行气管插管或切开防止继发感染。高热抽搐者,应做咽拭子、血、尿培养,选用广谱抗生素。采用头部降温、亚低温疗法和解痉药物,必要时使用人工冬眠。呼吸障碍者应用呼吸兴奋药。昏迷患者应每 2 小时翻身一次,局部减压,保持皮肤清洁,预防压疮。急性中毒患者从昏迷中苏醒后,两周内应卧床休息,避免精神刺激,不宜过多消耗体力,如有并发症,给予相应的治疗,严防神经系统和心脏并发症的发生。纠正休克、代谢性酸中毒、水和电解质代谢失衡。防治迟发性脑病。

(五)密切观察病情

(1)生命体征的观察,重点是呼吸和体温。高热和抽搐者防止坠床和自伤。

(2)准确记录出入量,注意液体的选择和滴速。防止脑水肿、肺水肿及水、电解质代谢紊乱等并发症。

(3)注意观察患者神经系统的表现及皮肤、肢体、受压部位损害情况,如有无急性痴呆性木僵、癫痫、失语、抽搐、肢体瘫痪等。

七、护理问题

(一)有外伤的危险

其与意识障碍有关。

(二)焦虑/恐惧

其与一氧化碳中毒后出现短暂的意识丧失、缺乏一氧化碳中毒知识有关。

(三)低效型呼吸形态

其与缺氧导致的呼吸困难有关。

八、护理措施

(1)患者入院后应处于通风的环境,注意保持呼吸道通畅,高浓度给氧(>8 L/min)或面罩给氧(浓度为50%),抢救苏醒后应卧床休息,有条件首选高压氧治疗。

(2)对躁动、抽搐者,应做好防护,加床档防止坠伤,定时翻身,做好皮肤护理,防止压疮形成。有保留导尿者在翻身时,尿袋及引流管位置应低于耻骨联合,保持引流通畅,防止尿液反流及引流管受压。

(3)昏迷期间应做好口腔护理,用生理盐水擦拭口唇,保持湿润,防止口腔溃疡。头偏向一侧,预防窒息。保持呼吸道通畅,清除阻塞物,备好吸引器及气管插管用物,随时吸出呕吐物及分泌物。备好生理盐水及吸痰管,每吸引一次,以及时更换新吸痰管。昏迷时,眼不能闭合,应涂凡士林,用纱布覆盖,保护角膜。

(4)密切观察患者病情,注意神经系统表现及皮肤、肢体受压部位的损害情况,观察有无过敏等药物反应,注意药物之间有无配伍禁忌。

(5)准确记录出入量,注意液体的选择和滴速,建立静脉通路。可选用静脉套管针,防止液体外渗,以利各种抢救药及时起效。特殊药物如用微量泵输液,要使药物准确输入,并注意水、电解质平衡。密切观察生命体征的变化,15~30分钟记录一次,发现异常及时与医师沟通,采取措施。

(6)心理护理:对意识清醒者应做好心理护理,表现出高度的同情心,安慰患者,增强康复信心,积极配合治疗和功能锻炼。

(高　云)

第三节　急性有机磷农药中毒

一、定义

急性有机磷农药中毒主要是有机磷农药通过抑制体内胆碱酯酶活性,失去分解乙酰胆碱能力,引起体内生理效应部位乙酰胆碱大量蓄积,使胆碱能神经持续过度兴奋,导致先兴奋后衰竭的一系列毒蕈碱样、烟碱样和中枢神经系统等中毒症状和体征。

二、临床表现

有机磷农药一般经口中毒,潜伏期较短,在数分钟至数小时之间;经皮吸收中毒大多在4～6小时出现症状。三大主要特征是瞳孔缩小、大汗、肌束震颤。

(一)急性中毒发作期的基本临床表现

1.胆碱能兴奋或危象

(1)毒蕈碱样症状:又称M样症状,主要由于堆积的乙酰胆碱使副交感神经末梢过度兴奋所致,引起平滑肌舒缩失常和腺体分泌亢进。出现较早,表现有恶心、呕吐、腹痛、腹泻、流涎、多汗、呼吸道分泌物增多、视物模糊、瞳孔缩小、呼吸困难、心跳加快、尿失禁等,严重时瞳孔呈针尖样并肺水肿,双肺满布湿啰音。

(2)烟碱样症状:又称N样症状。由于乙酰胆碱堆积在骨骼肌神经肌肉接头处,出现肌纤维颤动,全身紧缩或压迫感,表现有胸部压迫感、全身紧束感、肌纤维颤动,常见于面部、胸部、四肢,晚期可有肌阵挛、肌麻痹、全身抽搐,最后可因呼吸肌麻痹而致死。

(3)中枢神经系统症状:由于乙酰胆碱在脑内蓄积,早期多表现为头痛、头晕、倦怠、乏力,进而出现烦躁不安、言语不清、嗜睡、不同程度的意识障碍及阵发性抽搐。严重者出现脑水肿昏迷、肺水肿表现及中枢呼吸抑制,可因中枢性呼吸衰竭而死亡。

2.反跳

乐果和马拉硫磷口服中毒者,可能出现经抢救临床症状明显好转,稳定数天或1周后,病情急剧恶化,再次出现胆碱能危象,甚至肺水肿、昏迷或突然死亡,称为反跳。原因可能和残留在皮肤、毛发和胃肠道的有机磷杀虫剂重新被吸收或解毒药过早停用等多种原因有关。其病死率占有机磷农药中毒者的7%～8%。

3.中间综合征(IMS)

通常出现在急性有机磷农药中毒后2～4天,个别7天,以肌无力为突出表现,主要受累部位为肢体近端肌肉和屈颈肌,脑神经运动支配的肌肉也常受累,表现为患者肢体软弱无力、抬头困难,严重者出现进行性缺氧致意识障碍、昏迷,可因呼吸肌麻痹而死亡。IMS病变主要在突触后,使神经肌肉接头的功能障碍,阿托品治疗无效。多见于二甲氧基的化合物,如乐果、氧乐果等。

4.有机磷农药中毒致迟发性神经病(OPIDP)

在急性有机磷农药中毒胆碱危象消失后2～3周出现的感觉、运动型多发周围神经病,首先表现为肢体感觉异常,随后逐渐出现肢痛、麻痹,以后镇痛,最后发展为上肢感觉障碍。表现肢体远端最明显,上肢和下肢远端套式感觉减退。

5.其他

有机磷农药中毒,特别是重度中毒患者,常可出现不同程度的心脏损害,主要表现为心律失常、ST-T改变和Q-T间期延长等。

(二)有机磷农药中毒的分级表现

(1)轻度中毒:以M样症状为主,没有肌纤维颤动等N样症状,全血胆碱酯酶活性在50%～70%。

(2)中度中毒:M样症状加重,出现肌纤维颤动等N样症状,全血胆碱酯酶活性在30%～50%。

(3)重度中毒:除有 M、N 样症状外,出现昏迷、肺水肿、脑水肿、呼吸麻痹,甚至呼吸衰竭。全血胆碱酯酶活性在 30% 以下。

三、病因及发病机制

有机磷农药可经过呼吸道、消化道、皮肤黏膜等途径进入人体。一般认为毒物有肺部吸收的速度比胃吸收速度快 20 倍左右,仅次于静脉注射的吸收速度。小儿中毒原因:误食被有机磷农药污染的食物(包括瓜果、蔬菜、乳品、粮食及被毒死的禽畜、水产品等);误用沾染农药的玩具或农药容器;不恰当地使用有机磷农药杀灭蚊、蝇、虱、蚤、臭虫、蟑螂及治疗皮肤病和驱虫,母亲在使用农药后未认真洗手及换衣服而给婴儿喂乳;用包装有机磷农药的塑料袋做尿垫,或用喷过有机磷农药的田头砂土填充"土包裤"代替尿垫等。儿童亦可由于在喷过有机磷农药的田地附近玩耍引起吸入中毒。

当有机磷进入人体后,以其磷酰基与酶的活性部分紧密结合,形成磷酰化胆碱酯酶而丧失分解乙酰胆碱的能力,以致体内乙酰胆碱大量蓄积,并抑制仅有的乙酰胆碱酯酶活力,使中枢神经系统及胆碱能神经过度兴奋,最后转入抑制和衰竭。

四、辅助检查

(一)全血胆碱酯酶活力测定

此测定是诊断有机磷农药中毒的特异性试验指标,也是判断中毒程度的重要指标。胆碱酯酶活性降至正常人 70% 以下有意义。

(二)尿有机磷代谢产物测定

如对硫磷和甲基对硫磷在体内氧化分解生成对硝基酚由尿排出,美曲磷酯中毒时尿中出现三氯乙醇,此类分解产物的测定有助于中毒的诊断。

五、诊断要点

部分病例容易被忽略,特别是早期出现中枢神经抑制,循环、呼吸及中枢神经衰竭者,应及时了解有关病史并做有关检查,排除中毒可能。

(1)病史:确定有接触食入或吸入有机磷杀虫剂历史。

(2)中毒症状:出现中毒症状其中以大汗、流涎、肌肉颤动、瞳孔缩小和血压升高为主要症状。皮肤接触农药吸收致中毒者起病稍缓慢,症状多不典型,须仔细询问病史,全面体检有无皮肤红斑、水疱,密切观察临床演变协助诊断。

(3)呕出物或呼出气体有蒜臭味。

(4)实验室检查:血液胆碱酯酶活性测定显著低于正常。

(5)有机磷化合物测定:将胃内容物、呕吐物或排泄物做毒物检测。

(6)对不典型病例或病史不清楚者,应注意排除其他疾病,如其他食物中毒、毒蕈中毒和乙型脑炎等,测血胆碱酯酶活性可鉴别。

六、治疗要点

(一)迅速清除毒物

(1)立即使患者脱离中毒环境,运送到空气新鲜处,去除污染衣物,注意保暖。

（2）清洗：皮肤黏膜接触中毒者，用生理盐水、清水或碱性溶液（美曲磷酯污染除外）冲洗被农药污染的皮肤、指甲、毛发，彻底清洗至无味。忌用热水及乙醇擦洗。眼部污染者，除美曲磷酯污染必须用清水冲洗外，其余均可先用2%碳酸氢钠溶液冲洗，再用生理盐水彻底冲洗，之后滴入1～2滴浓度为1%的阿托品。

（3）洗胃：①口服中毒者，应立即反复催吐，彻底有效的洗胃。无论中毒时间长短，病情轻重，均应洗胃，即使中毒已达24小时仍应进行洗胃。洗胃时宜用粗胃管，先将胃内容物尽量抽完，再用生理盐水、清水、2%碳酸氢钠溶液或1：5 000高锰酸钾溶液反复洗胃并保留胃管24小时以上，直至洗清为止。②美曲磷酯中毒时忌用碳酸氢钠溶液和肥皂水洗胃。对硫磷、甲拌磷、乐果、马拉硫磷等忌用高锰酸钾溶液洗胃。不能确定有机磷种类时，则用清水、0.45%盐水彻底洗胃。③导泻：从胃管注入硫酸钠20～40 g（溶于20 mL水）或注入20%甘露醇250 mL进行导泻治疗，以抑制毒物吸收，促进毒物排出。

（二）紧急复苏

急性有机磷杀虫剂中毒常因肺水肿、呼吸肌麻痹、呼吸衰竭而死亡。一旦发生以上情况，应紧急采取复苏措施；及时有效地清除呼吸道分泌物，气管插管或气管切开以保持呼吸道通畅，心搏骤停者立即行心肺复苏。

（三）促进毒物排出

1.利尿

可选用作用较强的利尿药（如呋塞米）来利尿，促进有机磷排出，但要注意尿量，保持出入量的平衡。

2.血液净化技术

严重有机磷农药中毒，特别是就诊较晚的病例，可借助透析、血液灌流、血液或血浆置换等血液净化技术，从血液中直接迅速取出毒物，可减少毒物对组织器官的损害，降低病死率。

（四）特异解毒剂的应用

原则是早期、足量、联合、重复用药。

1.抗胆碱药

抗胆碱药代表药物为阿托品，能与乙酰胆碱争夺胆碱受体，缓解毒蕈碱样症状和对抗呼吸中枢抑制。阿托品应早期、足量、反复给药，直到毒蕈碱样症状明显好转或出现"阿托品化"表现为止。一般阿托品用法为：轻度中毒首剂1～3 mg静脉注射，15～30分钟重复一次，至阿托品化并小剂量维持24小时；中度重度，3～10 mg静脉注射，15～30分钟重复一次，至阿托品化，并小剂量维持1～2天；重度中毒，10～20 mg静脉注射，15～30分钟重复一次，至阿托品化，并维持2～3天。

2.肟类药物

肟类药物又称为胆碱酯酶复能剂或重活化剂，能使被抑制的胆碱酯酶恢复活性，改善烟碱样症状。常用有碘解磷定、氯解磷定、双复磷、双解磷等。早期、足量应用，持续时间不超过72小时。如氯解磷定，轻度中毒首剂0.5～1.0 mg，重复量每6小时1 g，用2天；中度中毒首剂1～2 g，1小时1次，重复2次，以后每4小时1次，用2天；重度中毒首剂2～3 g，1小时1次，重复2次，以后每4小时1次，用3天。

3.复方制剂

解磷注射液是含有抗胆碱药和复能药的复方制剂。起效快，作用时间长，多采用静脉注射或肌内注射。根据症状的轻重调节用药剂量。轻度中毒首剂 1～2 mL;中度中毒首剂 2～4 mL;重度中毒首剂 4～6 mL,必要时可重复给药 2～4 mL。

(五)对症支持

(1)在尿量正常的情况下,可酌情补给氯化钾。维持水、电解质、酸碱平衡。

(2)应注意输液的量、成分和速度。成年人一般每天以 2 000～3 000 mL 为宜,儿童在 100 mL/kg 左右。输液速度不宜过快,如有肺水肿或脑水肿征兆时,应控制液量,并及时行脱水治疗。

(3)在治疗过程中,症状改善不大,特别是胆碱酯酶活力恢复较慢者,可输入新鲜血液 300～600 mL(如无休克时,可先放血 300～600 mL,再输入),以补充活力良好的胆碱酯酶。

(4)对严重中毒的患者,可用肾上腺皮质激素,以抑制机体的应激反应,保护组织细胞,防治肺水肿、脑水肿,解除支气管痉挛及喉水肿。

(5)及时纠正心律失常、心力衰竭及休克。

(6)可注射青霉素等抗生素以预防合并感染。

(7)躁动时应注意区别是否因阿托品过量所致,必要时给予水合氯醛、地西泮等镇静药,但禁用吗啡,以免加重呼吸抑制。

(8)恢复期处理:急性期经抢救好转后,各脏器受到高度损害,应休息 1～3 周,补充营养,应用维生素等;有肝损害者,给予保肝药物。

七、护理问题

(一)体液不足

其与恶心、呕吐、腹泻、流涎、多汗有关。

(二)低效型呼吸形态

其与出现肺水肿有关。

(三)有外伤的危险

其与头晕、乏力,烦躁不安有关。

(四)焦虑/恐惧

其与中毒后出现胸部压迫感、全身紧束感、缺乏有机磷农药中毒的知识有关。

(五)潜在并发症

呼吸衰竭。

八、护理措施

(一)一般护理

(1)卧床休息、保暖。清醒者取半卧位,昏迷者取平卧位、头偏向一侧。

(2)维持有效的通气功能:如及时有效的吸痰、保持呼吸道通畅、使用机械辅助呼吸,备好气管插管及气管切开用物等。给予高流量吸氧(4～5 L/min)。

(3)迅速建立外周静脉通路:行心肺复苏时,必须快速建立两条静脉通路,一条供静脉注射阿托品使用,另一条供滴注胆碱酯酶活性剂及纳洛酮使用。

(4)充分彻底的洗胃:洗胃时观察洗胃液及患者情况,有无出血、穿孔症状。因经胃黏膜吸收的农药可重新随胃液分泌至胃内,应保留胃管定期冲洗。

(5)加强基础护理工作,如加强口腔护理、留置导尿,防止尿潴留等。

(6)高热时应立即行物理降温并注意阿托品用量,必要时可慎用氯丙嗪降温。

(7)根据患者精神状态改变过程及年龄因素决定患者的安全需要,如使用保护性约束、加床档以防患者受伤,并向家属解释约束的必要性。

(二)病情观察

(1)观察患者生命体征、尿量和意识,发现以下情况应及时配合抢救工作。①急性肺水肿:胸闷、严重呼吸困难、咳粉红色泡沫痰、双肺湿啰音等。②呼吸衰竭:呼吸节律、频率和深浅度改变。③急性脑水肿:意识障碍、头痛、剧烈呕吐、抽搐等。④中间综合征先兆症状:患者清醒后又出现胸闷、心慌、器官、乏力等症状。此时应行全血胆碱酯酶化验、动脉血氧分压监测、记出入量等。⑤"反跳"的先兆症状:胸闷、流涎、出汗、言语不清、吞咽困难等。

(2)应用阿托品的观察:严密观察瞳孔、意识、皮肤、体温及心率变化,注意"阿托品化"与阿托品中毒的区别。

(3)应用胆碱酯酶复能剂的观察:注意观察药物的毒性反应,如短暂的眩晕、视物模糊、复视或血压升高等。碘解磷定剂量过大可出现口苦、咽痛和恶心,注射速度过快可出现暂时性呼吸抑制;双复磷用量过大可引起室性期前收缩、室颤或传导阻滞。

(三)对症护理

1.应用阿托品的护理

静脉注射时,速度不要太快;阿托品抑制汗腺分泌,在夏天应注意防止中暑;大量使用低浓度阿托品输液时,可能发生溶血性黄疸。

(1)导致"阿托品化"和阿托品中毒的剂量十分接近,应严密观察病情变化,正确判断。

(2)阿托品反应低下:在阿托品应用过程中,患者意识障碍无好转或反而加重,颜面无潮红而其他阿托品化指征具备者,称阿托品反应低下。原因可能为脑水肿、酸中毒或循环血量补足,使阿托品效力降低,治疗应及时纠正酸中毒,治疗脑水肿。

(3)阿托品中毒:正常成人阿托品致死量为 80～100 mg。当出现早期中毒征象时,应立即减量或停药,应用利尿药促进排泄或肌内注射毛果芸香碱 5 mg,必要时可重复。亦可用间羟胺 10 mg拮抗。烦躁不安者可肌内注射地西泮 10 mg。中毒时可引起室颤,故应充分吸氧以维持正常的血氧饱和度。

(4)阿托品依赖:在抢救过程中,7 天后再次出现仅有 M 样症状而无 N 样症状,使用小剂量阿托品即可缓解,大剂量阿托品也能耐受,称阿托品依赖。治疗以小剂量使用阿托品、缓慢撤药和延长给药时间为主。

2.应用胆碱酯酶复能剂的护理

早期用药,洗胃时即可应用,首次应足量给药。轻度中毒单用,中度以上中毒必须联合应用阿托品,但应减少阿托品剂量。若用量过大、注射太快或未稀释,可抑制胆碱酯酶导致呼吸抑制,应稀释后缓慢静脉推注或静脉滴注。复能剂在碱性溶液中易水解成有剧毒的氰化物,故禁与碱性药物配伍使用。碘解磷定药液刺激性强,漏于皮下时可引起剧痛及麻木感,故应确定针头在血管内方可注射给药,不可肌内注射。

(四)饮食护理

(1)轻度中毒者应禁食 12～24 小时。

(2)中度中毒者应禁食 24～36 小时。

（3）重度中毒者应禁食 24～72 小时。

（4）皮肤吸收中毒者不需要禁食。

（5）症状缓解后应从流质开始,逐渐过渡到半流质和软食。

（五）心理护理

加强心理护理,减轻恐惧心理,护理人员应针对服药原因给予安慰,不歧视患者,为患者保密,并在生活观及价值观等方面进行正确引导。

（高　云）

第四节　急性镇静催眠药中毒

一、定义

镇静催眠药是中枢神经系统抑制药,具有镇静、催眠作用,小剂量时可使人处于安静或嗜睡状态,大剂量可麻醉全身,包括延髓中枢,长期滥用可引起耐药性和依赖性而导致慢性中毒,因自杀或误服大剂量镇静催眠药引起的中毒称为急性镇静催眠药中毒。

二、临床表现

（一）苯二氮䓬类

此类药物对中枢神经系统的抑制作用较轻,常表现为昏睡或轻度昏迷、疲劳无力、言语不清、共济失调。部分患者体温和血压下降。偶见有一时性精神错乱、斑丘疹伴剥脱性皮炎和关节肿胀。老年人易出现窒息、发绀、幻视,甚至昏迷、角膜反射减弱。如若出现长时间严重的呼吸抑制、深昏迷状态,应怀疑患者同时服用了酒精类制剂或其他中枢抑制剂。

（二）巴比妥类

一次服用超过催眠剂量的 2～5 倍即可引起急性中毒,其表现与服用药物的剂量有关,中毒症状随服药量增加而加重。

（1）轻度中毒:呈嗜睡状态,可唤醒,醒后反应迟钝、言语含糊不清、有定向力及判断力障碍,各种反射存在,生命体征正常。

（2）中度中毒:呈昏睡或浅昏迷状态,强烈刺激可唤醒。但醒后不能作答,旋即入睡,咽反射、瞳孔对光及角膜反射存在,血压正常,呼吸浅慢。

（3）重度中毒:呈深昏迷状态,不能唤醒。各种反射消失,四肢肌张力由强变弱、全身迟缓、血压下降,呼吸浅慢或呈现潮式呼吸、呼吸停止,脉搏细数,严重者发生休克。

（三）非巴比妥非苯二氮䓬类

（1）水合氯醛中毒:以胃肠道表现为主,如恶心、呕吐、消化道出血等,对心脏毒性表现为心律失常。

（2）氨鲁米特中毒:表现为周期性波动的意识障碍及口干、瞳孔散大等抗胆碱能症状。

（3）甲喹酮中毒:可由明显呼吸抑制,出现锥体束征,如肌张力增强、腱反射亢进、抽搐等。

（4）甲丙氨酯中毒:常有血压下降。

(四)吩噻嗪类

（1）中枢抑制表现：昏迷一般不深、呼吸浅慢，偶有抽搐，锥体外系体征如喉痉挛、肌张力增强、震颤、牙关紧闭等。

（2）心血管系统表现：直立性低血压、休克、心律失常等。

（3）抗胆碱症状：口干、高热、瞳孔散大、尿潴留、肠蠕动减少等。

（4）肝毒性：黄疸、中毒性肝炎，尤见于氯丙嗪中毒。

三、病因及发病机制

(一)苯二氮䓬类

药物有氯氮䓬、地西泮、阿普唑仑、三唑仑。苯二氮䓬类与苯二氮䓬受体结合后，可以加强 γ-氨基丁酸（GABA）与 GABA 受体结合的亲和力，使与 GABA 受体偶联的氯离子通道开放，增强 GABA 对突触后膜的抑制能力。主要作用于边缘系统，影响情绪和记忆力。

(二)巴比妥类

主要药物有巴比妥、苯巴比妥、异戊巴比妥、硫喷妥钠。巴比妥类对中枢神经系统（主要是网络结构上行激活系统）有广泛的抑制作用。它对中枢神经系统的抑制与剂量有关，随着剂量的增加，由镇静、催眠到麻醉，以及延髓中枢麻醉，抑制呼吸而死亡。

(三)非巴比妥非苯二氮䓬类

主要药物有水合氯醛、氨鲁米特、甲喹酮、甲丙氨酯。对中枢神经系统的毒理作用与巴比妥类相似。

(四)吩噻嗪类

主要药物有氯丙嗪、硫利哒嗪、奋乃静、三氟拉嗪。吩噻嗪类主要作用于网状结构，抑制中枢神经系统多巴胺受体、脑干血管运动和呕吐中枢，有抗组胺和抗胆碱作用。

四、辅助检查

（1）血液、尿液、胃液中药物浓度测定，对诊断有参考意义。

（2）血液生化检查，包括血糖、尿素氮、肌酐、电解质等。

（3）动脉血气分析。

五、诊断要点

有服用大量安眠药物史，临床表现有意识障碍，呼吸抑制及血压下降，并有血液或尿液或呕吐物中药物检测等证据，确诊不难。但应注意与糖尿病酮症酸中毒、尿毒症、肝性脑病、脑出血、脑膜炎等昏迷者鉴别。

六、治疗要点

(一)迅速清除毒物

（1）洗胃：如神志清醒患者，应立即催吐。口服中毒者早期用 1∶5 000 高锰酸钾溶液或清水或淡盐水洗胃，服药量大者，超过 6 小时仍需洗胃。

（2）药用炭和泻剂的应用：首次药用炭剂量为 50～100 g，用 2 倍的水制成混悬液口服或胃管内注入。应用药用炭同时给予硫酸钠 250 mg/kg 导泻，而不用硫酸镁。

(3)补液排毒:如患者肾功能良好,成人一般每天输液量 3 000～4 000 mL,其中 5％～10％ 葡萄糖注射液及生理盐水注射液各半。低血压者,在此基础上加用多巴胺静脉滴注。

(4)碱化尿液、利尿:用 5％的碳酸氢钠碱化尿液,用呋塞米利尿。对吩噻嗪类中毒无效。

(5)血液透析、血液灌流:对苯巴比妥有效,为重患者可考虑应用;对苯二氮䓬类无效。

(二)应用特效解毒剂

氟马西尼是苯二氮䓬类拮抗剂,能通过竞争性抑制苯二氮䓬类受体而阻断苯二氮䓬类药物的中枢神经系统作用。纳洛酮为阿片受体拮抗剂,可用于巴比妥类药物中毒,效果明显。

(三)对症治疗

肝功能损害出现黄疸者,予以保肝和皮质激素治疗;帕金森综合征可用盐酸苯海索、氢溴酸东莨菪碱等;肌肉痉挛及肌张力障碍者可用苯海拉明。发生胃肠道、视网膜出血者,应用维生素 K_1 10 mg 静脉注入或输血小板、新鲜冰冻血浆以控制出血。急性巴比妥类药物中毒主要并发症和致死原因是呼吸和循环衰竭,重点在于维持有效的气体交换和血容量。必要时气管插管、正压辅助呼吸,以及时纠正低氧血症和酸中毒。

七、护理问题

(一)体温过高

其与吩噻嗪类药物中毒有关。

(二)低效型呼吸形态

其与呼吸抑制有关。

(三)有外伤的危险

其与意识障碍有关。

(四)潜在并发症

心律失常。

八、护理措施

(一)现场急救

保持呼吸道通畅,给氧;仰卧时头偏向一侧,以及时吸出痰液,以防气道阻塞。持续氧气吸入,防止脑组织缺氧促进脑水肿,加重意识障碍;快速建立静脉通路。

(二)病情观察

(1)定时测量患者生命体征,观察意识状态、瞳孔大小、对光反射、角膜反射,若瞳孔散大、血压下降、呼吸变浅或不规则,常提示病情恶化,应及时向医师报告,采取紧急处理措施。

(2)观察药物的作用及患者的反应。

(3)监测脏器的功能变化,尽早防治脏器衰竭。

(4)准确记录病情变化、出入量,防止酸碱及水、电解质平衡紊乱。

(5)密切观察患者血气变化,以及时发现呼吸抑制、呼吸衰竭的发生,并给予积极处理。

(三)饮食护理

应给予高热量、高蛋白、易消化的流质饮食。昏迷时间超过 3～5 天,应予鼻饲补充营养及水分。

（四）预防并发症

指导患者有效咳嗽，经常变换体位；昏迷患者应定时翻身、拍背、吸痰；遵医嘱应用抗生素以预防肺炎；防止肢体压迫，以及时清洁皮肤以预防皮肤大疱；输液速度不可过快以防肺水肿。

（五）心理护理

多与患者沟通，了解中毒的原因，保守患者的秘密，加以疏导、教育，对服药自杀者，不宜让其单独留在病房内，应加强看护，防止再度自杀。加强心理疏导和心理支持工作。

（高　云）

第五节　毒蕈中毒

一、定义

蕈类又称蘑菇，属于真菌植物。毒蕈是指食后可引起中毒的蕈类，目前在我国已知者有100种左右，其中毒性很强者有10余种，如褐鳞环柄菇、肉褐鳞环柄菇、白毒伞（白帽菌）、毒伞（绿帽菌）、鳞柄白毒伞（毒鹅膏）、秋生盔孢伞（焦脚菌）、包脚黑褶伞、毒粉褶菌（土生红褶菇）、残托斑毒伞、鹿花菌、马鞍蕈等。

二、临床表现

表现为共同进食者群体发病，与进食量也有关系。先为胃肠道症状，如恶心、呕吐、腹痛、腹泻的表现，以后因毒素的作用机制不同分为以下几类。

（一）胃肠炎型

潜伏期 0.5～6.0 小时，主要症状是胃肠功能紊乱、剧烈恶心、呕吐、腹痛、腹泻，有的会疲倦、昏厥、胡言乱语。一般病程短，恢复快，预后较好。全身中毒症状较轻，但可因吐泻严重出现休克、昏迷甚至死亡。

（二）神经精神型

潜伏期 0.5～6.0 小时，除以上胃肠道症状外，主要表现为精神兴奋、精神错乱、精神抑制等症状。可有多汗、流涎、瞳孔缩小等胆碱能神经兴奋的表现；部分患者出现幻觉、昏迷等中枢神经损害；还有部分患者出现嗜睡、妄想等类似精神分裂症表现。

（三）溶血型

潜伏期较长，需 6～12 小时。由于红细胞被大量破坏，引起溶血性贫血，因大量溶血可于短时间内出现黄疸、血红蛋白尿、肝大、脾大、突然寒战、发热、腹痛、头痛、腰背肢体痛、面色苍白、恶心、呕吐、全身虚弱无力、烦躁不安，甚至昏迷或抽搐，严重者可并发急性肾衰竭和休克。

（四）肝损害型

潜伏期较长，可达 15～30 小时，在初期短暂（1～3 天）轻度胃肠炎症状后，有一段假愈期，除轻微全身乏力外，无任何自觉不适，但已有肝损害，此后出现肝、脑、心、肾等内脏损害，患者可迅速出现黄疸、全身出血倾向、DIC，可并发不同程度的意识障碍甚至昏迷。严重者可因急性重型肝炎、继发肝性脑病而死亡，经积极抢救，需渡过 2～3 周的危险期，才能逐渐康复。

(五)呼吸及循环衰竭型

潜伏期 20 分钟至 1 小时,最长达 24 小时。以中毒性心肌炎,急性肾衰竭和呼吸麻痹为主,瞳孔稍散大,但无昏迷,肝功能正常。发病初有呕吐或腹痛、头晕或全身酸痛、发麻、抽搐等。

(六)过敏性皮炎型

中毒潜伏期为 1~2 天。食用后引发光过敏性皮炎,表现为人体受日光照射部位出现皮炎、红肿、针刺痛感。

三、病因及发病机制

(一)毒蕈碱

类似乙酰胆碱作用,具有兴奋节后胆碱能神经的作用,与阿托品相互拮抗。

(二)类阿托品样毒素

毒理作用与毒蕈碱正好相反,临床表现为阿托品过量。

(三)溶血毒素

如红蕈溶血素等,临床表现为红细胞溶解,导致溶血。

(四)肝毒素

如毒肽和毒伞肽等。毒肽作用于细胞核,毒伞肽作用于肝细胞的内质网。毒性极强,对肝、肾、心、脑等器官都有损害,尤以肝受损最大,可引起急性重型肝炎。

(五)神经毒素

如毒蝇碱、白菇酸、蟾蜍素、盖伞毒等,主要损伤神经系统,引起头痛、震颤、幻觉、精神异常等精神症状。

四、辅助检查

(一)胃肠炎型

应进行大便检查、血常规检查。

(二)脏器损害型

会导致肾、脑、心等实质性脏器损害,需进行肝功能检查、肾功能检查,可见肝功能受损,肾衰竭,肾肌酐清除率下降。当肾肌酐清除率<25 mL/min 时,血肌酐会明显升高,并伴有代谢性酸中毒。

五、诊断要点

根据病史、症状即可诊断。应与急性胃肠炎,菌痢或其他急性中毒相鉴别,关键确定进食毒蕈史,对假愈期或潜伏期要特别警觉,注意监护,切不可轻视。细菌性食物中毒:这是由于进食含有大量致病性细菌或细菌毒素的食物后引起的中毒。多发生于夏秋季节,以突然起病、胃肠道症状为主要表现。出现腹部绞痛、恶心、呕吐、腹泻频作,多为黏液便或水样便。严重者可出现脱水表现。

六、治疗要点

(一)清除毒物

神志清醒者早期催吐,以 1:2 000~1:5 000 高锰酸钾或 0.5%~1.0% 鞣酸溶液反复洗胃,洗胃后成人注入药用炭 10～20 g,吸附 30 分钟后用硫酸钠或硫酸镁导泻,然后用温盐水高位结肠灌洗(严重腹泻者不用泻剂及灌肠)。

(二)使用解毒剂

1.以毒蕈碱样症状为主者

可予阿托品 0.5～1.0 g 皮下注射,每半小时 1 次,必要时加大剂量或改用静脉注射。

2.以肝损害为主者

可用巯基解毒药,二巯丁二钠 1 g 稀释后静脉注射或 5% 二巯丙磺钠溶液 5 mL 肌内注射,每 6 小时 1 次,症状缓解后改为每天 2 次,连用 5～7 天。

3.以溶血症状为主者

给予大量肾上腺皮质激素治疗,常用氢化可的松 200～400 mg/d 静脉滴注,或地塞米松 10～20 mg/d,至症状好转后递减。

(三)对症支持

积极纠正水、电解质及酸碱平衡紊乱。利尿,促使毒物排出;5% 碳酸氢钠碱化尿液;对有肝损害者给予保肝支持治疗;出血明显者宜输新鲜血或血浆、补充必需的凝血因子;有精神症状或有惊厥者应予镇静或抗惊厥治疗;防治呼吸衰竭、休克,警惕处于假愈期、潜伏期的患者。

(四)透析疗法

适用于危重症肾衰竭者,或对大多数毒蕈生物碱的清除有一定作用。

七、护理问题

(一)体温过高

其与发生溶血有关。

(二)疼痛

其与过敏性皮炎有关。

(三)体液不足

脱水与大汗、呕吐、腹泻引起血容量不足有关。

(四)有受伤的危险

其与患者出现幻觉、妄想有关。

八、护理措施

(1)现场急救:①仰卧位时头偏向一侧,可防止呕吐物或痰液阻塞气道保护呼吸道通畅。②尽快建立静脉通路。

(2)洗胃时,要注意呕吐的发生,注意防止误吸、窒息。

(3)昏迷患者勤翻身拍背,做好生活护理,清洁皮肤,预防坠积性肺炎及压疮发生。

(4)出现精神症状的患者做好安全防护,防止坠床、自伤和他伤。

(5)病情观察:①密切观察各种中毒症状的变化。②注意观察药物疗效及不良反应,二巯丁二钠可有口臭、头痛、恶心、乏力、胸闷等不适,应缓慢注射并现配现用。③观察患者尿量、血压、进食量、口渴及皮肤弹性情况。④观察呕吐及腹泻情况。收集残剩食物、呕吐物、排泄物及时送检。

(高　云)

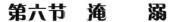

第六节 淹 溺

一、定义

人淹没于水或其他液体中,由于液体充塞呼吸道及肺泡或反射性引起喉痉挛发生窒息和缺氧,并处于临床死亡状态称为淹溺。从水中救出后暂时性窒息,尚有大动脉搏动者称为近乎淹溺。淹溺后窒息合并心脏停搏者称为溺死。

二、临床表现

(一)症状

近乎淹溺者可有头痛或视觉障碍、剧烈咳嗽、胸痛、呼吸困难、咳粉红色泡沫痰。海水淹溺者口渴感明显,最初数小时可有寒战、发热。

(二)体征

皮肤发绀、颜面肿胀、球结膜充血,口鼻充满泡沫和泥污。常出现精神状态改变,烦躁不安、抽搐、昏睡、昏迷和肌张力增加。呼吸表浅、急促或停止。肺部可闻及干、湿啰音。偶有喘鸣音,心律失常,心音微弱或消失、腹部膨隆、四肢厥冷。

三、病因及发病机制

(一)病因

无自救能力的落水者,或不熟悉水流和地形的河流池塘而误入险区,是发生淹溺的常见原因。另外,在水中因体力不支,肌肉抽搐或者心脑血管疾病或投水自杀均可致淹溺。

(二)发病机制

根据发生机制,淹溺可分干性淹溺和湿性淹溺两类。干性淹溺是指人入水后,因受强烈刺激(惊慌、恐惧、骤然寒冷等),引起喉痉挛导致窒息,呼吸道和肺泡很少或无水吸入,约占淹溺者的10%。湿性淹溺指人入水后,喉部肌肉松弛,吸入大量水分充塞呼吸道和肺泡发生窒息,患者数秒钟后神志丧失,继之发生呼吸停止和心室颤动,约占淹溺者的90%。

1.淡水淹溺

淡水包括江、河、湖泊、池、井水等,一般属低渗液体,大量水经肺毛细血管可迅速进入血液循环,血液被稀释,几分钟后血液总量可增加一倍。另外,水可损伤气管、支气管和肺泡壁的上皮细胞,使细胞表面活性物质减少而出现肺泡塌陷,从而进一步阻碍了气体交换。

2.海水淹溺

海水含3.5%的氯化钠和大量钙盐和镁盐,系高渗性液体,海水进入肺泡后,大量血浆蛋白及水分由血管内向肺泡腔和肺间质渗出而引起急性肺水肿;另外,高渗液体对呼吸道和肺泡有化学性刺激和损伤作用。

四、辅助检查

(一)实验室检查

白细胞总数和中性粒细胞计数增多,红细胞和血红蛋白因血液浓缩或稀释情况不同而变化不同。海水淹溺者血钠、血氯增高,血钾变化不明显,血中尿素增高。淡水淹溺者血钾增高,血钠、血氯下降。

(二)影像学检查

胸部 X 线检查常显示斑片状浸润,有时出现典型肺水肿征象。约有 20％的患者胸部 X 线片无异常发现。

五、诊断要点

患者有淹溺史,根据临床症状和病史即可诊断,无须鉴别。

六、治疗要点

(一)一般措施

迅速将患者安置于抢救室内,换下湿衣裤,注意保暖。

(二)维持呼吸功能

给予高流量吸氧,同时将 40％～50％的乙醇置于湿化瓶内,可促进坍塌的肺泡复张,改善气体交换、纠正缺氧和迅速改善肺水肿。对行人工呼吸无效者立即行气管内插管予正压给氧,必要时予气管切开。静脉注射呼吸兴奋药。

(三)维持循环功能

患者心跳恢复后,常有血压不稳定或低血压状态,应注意监测有无低血容量,准确记录输液量和速度,必要时行 CVP 监测。

(四)对症处理

(1)纠正低血容量:对淡水淹溺而血液稀释者,静脉滴注 3％氯化钠溶液 500 mL,必要时可重复一次。对海水淹溺者,可予 5％葡萄糖溶液或右旋糖酐-40。

(2)防治脑水肿:使用大剂量肾上腺皮质激素和脱水剂防治脑水肿。

(3)防治肺部感染:由于淹溺时易发生肺部感染,应予抗生素预防或治疗。对污染水域淹溺者,除进行常规抢救外,应尽早实施经支气管镜下灌洗。

七、护理问题

(一)窒息

其与大量水、泥沙进入鼻腔、气管和肺,阻塞呼吸道有关。

(二)急性意识障碍

其与溺水所致窒息引起脑缺氧有关。

(三)低效型呼吸形态

其与呼吸不规则,溺水所致缺氧有关。

(四)体温过高

其与溺水所致肺部感染有关。

（五）有外伤的危险

其与意识障碍、烦躁不安有关。

（六）潜在并发症

吸入性肺炎、脑水肿、水及电解质紊乱、急性心力衰竭。

八、护理措施

（一）密切观察病情变化

（1）密切观察患者的神志、呼吸频率、深度，以判断呼吸困难程度。观察有无咳痰，痰液的颜色、性质、量，听诊肺部啰音及心率、心律情况，监测血压、脉搏和血氧饱和度。

（2）注意监测尿液的颜色、量、性质，准确记录尿量。

（二）输液护理

对淡水淹溺者应严格控制输液速度，从小剂量、低速度开始，避免短时间内输入大量液体，加重血液稀释程度。对海水淹溺者出现血液浓缩症状的应及时保证5％葡萄糖液和血浆等的输入，切忌输入生理盐水。

（三）复温护理

对淹溺者，水温越低，人体的代谢需要越小，存活机会越大，某些淹溺者在冷水中心脏停搏30分钟后仍可复苏。但是低温亦是淹溺者死亡的常见原因，在冷水中超过1小时复苏很难成功，尤其是海水淹溺者。因此，以及时复温对患者的预后非常重要。

复温方法包括以下两种。①被动复温：覆盖保暖毯或将患者置于温暖环境。②主动复温：应用热水袋、热辐射等加热装置进行体外复温，或体内复温法，如加温加湿给氧，加温静脉输液（43 ℃）等。

复温速度要求稳定、安全、不要复温太快，使患者体温恢复到30～32 ℃即可，但重度低温患者复温速度应加快。

（四）心理护理

消除患者的焦虑与恐惧心理，对于自杀淹溺的患者应尊重患者的隐私，引导患者正确对待人生、事业和他人。提高其心理承受能力，以配合治疗。同时做好家属的思想工作，以协助护理人员使患者消除自杀念头。必要时可以请求心理科医师的帮助。

（五）健康教育

对从事水上或水中活动者应经常进行游泳和水上自救及互救技能培训；水上运动前不要饮酒；在农村，外出游泳前应对所去的水域情况有所了解；小朋友外出游泳时应有家长陪伴。

（高　云）

第七节　中　暑

一、定义

中暑是指人体在高温环境下，由于水和电解质丢失过多，散热功能障碍，引起的以中枢神经

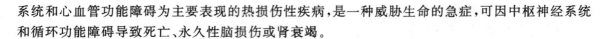

系统和心血管功能障碍为主要表现的热损伤性疾病,是一种威胁生命的急症,可因中枢神经系统和循环功能障碍导致死亡、永久性脑损伤或肾衰竭。

二、临床表现

根据临床表现的轻重程度分为先兆中暑、轻症中暑和重症中暑。

(一)先兆中暑

患者在高温环境工作或生活一定时间后,出现口渴、乏力、多汗、头晕、目眩、耳鸣、头痛、恶心、胸闷、心悸、注意力不集中,体温正常或略高,不超过38 ℃。

(二)轻症中暑

出现高热、痉挛、惊厥、休克、昏迷等症状。

(三)重症中暑

按表现不同可分为3种类型。

1.热痉挛

出汗后水和盐分大量丢失,仅补充水或低张液,补盐不足造成低钠、低氯血症,临床表现为四肢、腹部、背部肌肉的肌痉挛和收缩疼痛,尤以腓肠肌为特征,常呈对称性和阵发性。也可出现肠痉挛剧痛。意识清楚,体温一般正常。热痉挛可以是热射病的早期表现,常发生于高温环境下强体力作业或运动时。

2.热衰竭

在热应激情况时因机体对热环境不适应引起脱水、电解质紊乱、外周血管扩张,周围循环容量不足而发生虚脱。表现为头晕、眩晕,肌痉挛、血压下降甚至休克。中枢神经系统损害不明显,病情轻而短暂者也称为热晕厥,可发展为热射病。常发生于老年人、儿童和慢性病患者。

3.热射病

热射病又称中暑高热,属于高温综合征,是中暑最严重的类型。在高温、高湿或强烈的太阳辐射环境作业后运动数小时(劳力性),或年老、体弱、有慢性疾病者在高温或通风不良环境中维持数天(非劳力性),热应激机制失代偿,使中心体温骤升,导致中枢神经系统和循环功能障碍。

患者在全身乏力、出汗头晕、头痛、恶心等早期症状的基础上,出现高热、无汗、神志障碍,体温高达40～42 ℃甚至更高。可有皮肤干燥、灼热、谵妄、昏迷、抽搐、呼吸急促、心动过速、瞳孔缩小、脑膜刺激征等表现,严重者出现休克、心力衰竭、脑水肿、ARDS、急性肾衰竭、急性重型肝炎、MOF。

三、病因及发病机制

(一)病因

高温环境作业,或在室温＞32 ℃、相对湿度较大(＞60％)、通风不良的环境中长时间或强体力劳动,是中暑的致病因素。机体对高温环境适应能力不足,如年老、体弱、产妇、肥胖、甲状腺功能亢进和应用某些药物(如苯丙胺、阿托品)、汗腺功能障碍(如硬皮病、先天性汗腺缺乏症、广泛皮肤烧伤后瘢痕形成)等容易中暑。

(二)发病机制

发生中暑的发病机制是由于高温环境引起体温调节中枢功能障碍,汗腺功能衰竭,水、电解质平衡失调所致的疾病。

四、辅助检查

根据病情程度不同可表现为白细胞总数增加,中性粒细胞计数增高,血小板计数减少,凝血功能异常,尿常规异常,转氨酶、肌酐和尿素、血乳酸脱氢酶(LDH)和肌酸激酶(CK)升高,血液浓缩,电解质紊乱,呼吸性和代谢性酸中毒,心电图改变。应尽早发现重要器官出现功能障碍的证据,怀疑颅内出血或感染时,应做颅脑 CT 和脑脊液检查。

五、诊断要点

在高温环境下,重体力作业或剧烈运动之后甚至过程中出现相应的临床表现即可以诊断。对肌痉挛伴虚脱、昏迷伴有高热的患者应考虑中暑。需注意排除流行性乙型脑炎、细菌性脑膜炎、中毒性细菌性痢疾、脑型疟疾、脑血管意外、脓毒症、甲状腺危象、伤寒、抗胆碱能药物中毒等原因引起的高温综合征。

六、治疗要点

(一)先兆及轻症中暑

先兆中暑患者应立即转移到阴凉、通风环境,口服淡盐水或含盐清凉饮料,休息后即可恢复。轻症者除口服淡盐水或含盐清凉饮料并休息外,对有循环功能紊乱者,可经静脉补充 5% 葡萄糖盐水,但滴注速度不能太快,并加强观察,直至恢复。

(二)重症中暑

(1)热痉挛主要为补充氯化钠,静脉滴注 5% 葡萄糖盐水或生理盐水 1 000～2 000 mL。

(2)热衰竭及时补充血容量,防止血压下降。可用 5% 葡萄糖盐水或生理盐水静脉滴注,适当补充血浆。必要时监测中心静脉压指导补液。

(3)热射病。①将患者转移到通风良好的低温环境,使用电风扇、空调。按摩患者四肢及躯干,促进循环散热。监测体温、心电、血压、凝血功能等。②给予吸氧。③降温:降温速度与预后密切相关。体温越高,持续时间越长,组织损害越严重,预后也越差。一般应在 1 小时内使直肠温度降至 37.8～38.9 ℃。④补钠和补液,维持水、电解液平衡,纠正酸中毒。低血压时应首先及时输液补足血容量,必要时应用升压药(如多巴胺)。⑤防治脑水肿和抽搐:应用甘露醇。糖皮质激素有一定的降温、改善机体的反应性、降低颅内压作用,可用地塞米松。可酌情应用清蛋白。有抽搐发作者,可静脉注射地西泮。⑥综合与对症治疗:保持呼吸道通畅,昏迷或呼吸衰竭者行气管插管,用人工呼吸机辅助通气;肺水肿时可给予毛花苷 C、呋塞米、糖皮质激素和镇静药;应及时发现和治疗肾功能不全;防治肝功能不全和心功能不全;控制心律失常;给予质子泵抑制剂预防上消化道出血;适当应用抗生素预防感染等。

七、护理问题

(一)体液不足

其与中暑衰竭引起血容量不足有关。

(二)疼痛

肌肉痉挛性疼痛与低钠、低氯有关。

(三)急性意识障碍

其与中暑引起头部温度过高有关。

(四)体温过高

其与体温调节中枢功能障碍有关。

八、护理措施

(一)即刻护理措施

心力衰竭患者要给予半卧位,血压过低患者要给予平卧位,昏迷患者要保持气道通畅,以及时清除口鼻分泌物,充分供氧,必要时准备机械通气治疗。

(二)保持有效降温

1.环境降温

将患者安置在20~25 ℃空调房间内,以增加辐射散热。

2.体外降温

头部降温可采用冰帽、电子冰帽,或用装满冰块的塑料袋紧贴两侧颈动脉处及双侧腹股沟区。全身降温可使用冰毯,或用冰水擦拭皮肤,但注意避免局部冻伤。

3.体内降温

用冰盐水200 mL进行胃或直肠灌洗;也可用冰的5%葡萄糖盐水1 000~2 000 mL静脉滴注,开始时滴速控制在30~40滴/分;或用低温透析仪(10 ℃)进行血液透析。

降温时应注意:①冰袋放置位置准确,注意及时更换,尽量避免同一部位长时间直接接触皮肤,以防冻伤。冰(冷)水、70%乙醇擦浴时,禁止擦拭胸部、腹部及阴囊处。②冰(冷)水擦拭和冰(冷)水浴者,在降温过程中,必须用力按摩患者四肢及躯干,以防周围血管收缩,导致皮肤血流淤滞。③老年人、新生儿、昏迷、休克、心力衰竭,体弱或伴心血管基础疾病者,不能耐受4 ℃冰浴,应禁用。必要时可选用15 ℃冷水淋浴或冰水浴。④头部降温常用冰枕、冰帽,使用时注意保护枕后、耳郭的皮肤,防止冻伤。⑤密切观察病情变化。

(三)降温效果观察

(1)降温过程中应密切监测肛温,每15~30分钟测量一次,根据肛温变化调整降温措施。

(2)观察末梢循环情况,以确定降温效果。如患者高热而四肢末梢厥冷、发绀、提示病情加重;经治疗后体温下降、四肢末梢转暖、发绀减轻或消失,则提示治疗有效。无论何种降温方法,只要体温降至38 ℃左右即可考虑终止降温,防止体温再度回升。

(3)如有呼吸抑制、深昏迷、血压下降则停用药物降温。

(四)并发症的监测

(1)监测尿量、尿色、尿比重,以观察肾功能状况,深茶色尿和肌肉触痛往往提示横纹肌溶解。

(2)密切监测血压、心率,有条件者可测量中心静脉压、肺动脉楔压、心排血量及体外循环阻力指数等,防止休克,并且直到合适补液以防止补液过量而引起肺水肿。降温时,血压应维持收缩压在12.0 kPa(90 mmHg)以上,注意有无心律失常出现,必要时应及时处理。

(3)监测动脉血气、神志、瞳孔、脉搏、呼吸的变化。中暑高热患者,动脉血气结果应予校正。

(4)严密监测凝血酶原时间、凝血活酶时间、血小板计数和纤维蛋白原,以防DIC。

(5)监测水、电解质的失衡。

(6)观察与高热同时存在的其他症状:如是否伴有寒战、大汗、咳嗽、呕吐、腹泻、出血等,以协助明确诊断。

(五)对症护理

(1)口腔护理:高热患者应加强口腔护理,以防感染与溃疡。

(2)皮肤护理:高热大汗者应及时更换衣裤及被褥,注意皮肤清洁卫生,定时翻身,防止压疮的发生。

(3)高热惊厥护理:应保护患者,防止坠床及碰伤,惊厥时注意防止舌咬伤。

（高　云）

第八节 电 击 伤

一、定义

电击伤(亦称触电)是指当一定的电流或电能量(静电)通过人体后致使机体组织损伤或功能障碍,甚至死亡的病理过程,一般常见于违章用电、电器年久失修、漏电、雷击及意外事故等。电击伤可以分为超高压电或雷击伤、高压电伤和低压电伤3种。

二、临床表现

轻者仅有瞬间感觉异常,重者可致死亡。

(一)全身表现

1.轻型

表现为精神紧张,表情呆滞、面色苍白、四肢软弱、呼吸及心跳加速。敏感患者可发生晕厥、短暂意识丧失。

2.重型

表现为神志清醒患者有恐惧、心悸和呼吸频率快;昏迷患者则出现肌肉抽搐、血压下降、呼吸由浅快转为不规则以至停止,心律失常,很快导致心搏骤停。

(二)局部表现

主要表现为电流通过的部位出现电灼伤。

1.低压电引起的灼伤

伤口小,呈椭圆形或圆形,焦黄或灰白色,干燥,边缘整齐,与正常皮肤分界清楚,一般不损伤内脏。如有衣服点燃,可出现与触电部位无关的大面积烧伤。

2.高压电引起的烧伤

烧伤面积不大,但可深达肌肉、血管、神经和骨骼,有"口小底大,外浅内深"的特征:肌肉组织常呈夹心性坏死;电流可造成血管壁变性、坏死或血管栓塞,从而引起继发性出血或组织的继发性坏死。

(三)并发症

可有短期精神异常、心律失常、肢体瘫痪、继发性出血或血供障碍、局部组织坏死继发感染、急性肾功能障碍、内脏破裂或穿孔、周围性神经病、永久性失明或耳聋等。孕妇电击后常发生死胎、流产。

三、病因及发病机制

(一)病因

1.人体直接接触电源

如电动机、变压器等电器设备不检修,不装接地线;不懂安全用电知识,自行安装电器;家用电器漏电而手直接接触开关等。

2.电流或静电电荷经空气或其他介质电击人体

因台风、火灾、地震、房屋倒塌等使高压线断后掉在地上,在高压和超高压电场中,10 cm 内都有电击伤的危险;在大树下避雷雨,衣服被淋湿后更易被雷击。

(二)发病机制

电击伤主要发病机制是组织缺氧。人体作为导体,在接触电流时,即成为电路中的一部分。电击通过产热和电化学作用引起人体器官生理功能障碍,如抽搐、心室颤动、呼吸中枢麻痹或呼吸停止等,以及组织损伤。电击伤对人体的危害与接触电压高低、电流强弱、电流类型、频率高低、电流接触时间、接触部位、电流方向和所在环境的气象条件都有密切关系。

(1)电流类型:同样电压下,交流电比直流电的危险性大 3 倍。交流电能使肌肉持续抽搐,能牵引住接触者,使其脱离不开电流,因而危险性较直流电大。

(2)电流强度:一般而论,通过人体的电流越强,对人体造成的损害越重,危险也越大。

(3)电压高低:电压越高,流经人体的电流越大,机体受到的损害也越严重。

(4)电阻大小:在一定电压下,皮肤电阻越低,通过的电流越大,造成的损伤越大。

(5)电流接触时间:电流对人体的损害程度与接触电源时间成正比。

(6)通电途径:电流通过人体的途径不同,对人体造成的伤害也不同。

四、辅助检查

早期可出现肌酸磷酸激酶(CK)及其同工酶(CK-MB)/乳酸脱氢酶(LDH)、丙氨酸氨基转移酶(ALT)的活性增高。尿液检测可见血红蛋白尿或肌红蛋白尿。

五、诊断要点

(一)病史

患者有明确的触电史或被雷、电击伤史。

(二)诊断注意事项

应了解有无从高处坠落或被电击抛开的情节,注意颈髓损伤、骨折和内脏损伤的可能性。监测血 LDH、CK-MB、淀粉酶,尿肌红蛋白,肝、肾功能等,可辅助判断组织器官损伤程度。有些患者触电后,心跳和呼吸极其微弱,甚至暂时停止,处于"假死状态",因此要认真鉴别,不可轻易放弃对触电患者的抢救。

六、治疗要点

救治原则为迅速脱离电源,争分夺秒地实施有效的心肺复苏及心电监护。

(一)现场急救

1.迅速脱离电源

根据触电现场情况,采用最安全、最迅速的办法脱离电源。

(1)切断电源:拉开电源闸刀或者拔除电源插头。

(2)挑开电线:应用绝缘物或干燥的木棒、竹竿、扁担等将电线挑开。

(3)拉开触电者:施救者可穿胶鞋,站在木凳上,用干燥的绳子、围巾或干衣服等拧成条状套在触电者身上拉开触电者。

(4)切断电线:如在野外或远离电源及存在电磁场效应的触电现场,施救者不能接近触电者,不便将电线挑开时,可用干燥绝缘的木柄刀、斧或锄头等物将电线斩断,中断电流,并妥善处理残端。

2.防止感染

现场应保护好电烧伤创面,防止感染。

3.轻型触电者

就地观察及休息1～2小时,以减轻心脏负荷,促进恢复。

4.重型触电者

对心搏骤停或呼吸停止者,应立即实施心肺复苏术。

(二)院内急救

1.维持有效呼吸

呼吸停止者应立即气管插管,给予呼吸机辅助通气。

2.补液

低血容量性休克和组织严重电烧伤的患者,应迅速给予静脉补液,补液量较同等面积烧伤患者要多。

3.纠正心律失常

最严重的心律失常是心室颤动,室颤者应尽早给予除颤。

4.创面处理

创面应用无菌液冲洗后以无菌敷料包扎,局部坏死组织如与周围组织分界清楚,应在伤后3～6天及时切除焦痂。如皮肤缺损较大,则需植皮治疗,必要时应用抗生素和 TAT 预防破伤风的发生。

5.筋膜松解术和截肢

肢体受高压电热灼伤,大块软组织灼伤引起的局部水肿和小血管内血栓形成,可使电热灼伤远端肢体发生缺血性坏死,因而有时需要进行筋膜松解术,减轻灼伤部位周围压力,改善肢体远端血液循环,严重时可能需要做截肢手术。

6.对症处理

预防感染,纠正水和电解质紊乱,抗休克,防治应激性溃疡、脑水肿、急性肾衰竭等。

七、护理问题

(一)焦虑/恐惧

其与电击伤后出现短暂的电休克、担心植皮、截肢(指、趾)、电击伤知识的缺乏有关。

(二)皮肤完整性受损

其与皮肤烧伤,失去皮肤屏障功能有关。

(三)心排血量减少

其与电击伤后心律失常有关。

(四)体液不足

其与大面积电击伤后大量体液自创面丢失、血容量减少有关。

(五)疼痛

其与电击伤后创面疼痛及局部炎症有关。

(六)潜在并发症

急性肾衰竭、感染、继发性出血、高钾血症。

八、护理措施

(一)即刻护理

心搏骤停或呼吸骤停者应立即实施心肺复苏术,应配合医师做好抢救,尽早尽快建立人工气道和机械通气,注意清除气道内分泌物。

(二)用药护理

尽快建立静脉通路,根据医嘱给予输液,恢复循环容量。应用抗生素后所造成的厌氧菌感染,遵医嘱注射破伤风抗毒素预防发生破伤风。

(三)合并伤的护理

因触电后弹离电源或自高空跌下,常伴有颅脑伤、气胸、血胸、内脏破裂、四肢与骨盆骨折等合并伤。搬运过程注意保护颈部、脊柱和骨折处,配合医师做好抢救。如有颅脑外伤,心搏呼吸停止时间较长,伤员昏迷不醒等情况,应遵医嘱在伤员头部放置冰袋,并快速静脉滴注 20%甘露醇 250 mL 或 50%葡萄糖溶液 60～100 mL,脱水降低颅压,防止脑疝引起突然死亡。

(四)严密观察病情变化

1.密切监测患者生命体征变化

测量呼吸、脉搏、血压及体温。注意呼吸频率,判断有无呼吸抑制及窒息发生;注意患者神志变化,对清醒患者应予心理安慰,消除其恐惧心理,同时注意患者出现电击后精神兴奋症状,应说服患者休息。

2.心律失常的监测

复苏后患者尤其应仔细检查心率和心律,每次心脏听诊应保持 5 分钟以上,判断有无心律失常。

3.肾功能监测

观察尿的颜色和量的变化,对严重肾功能损害或脑水肿损害使用利尿药和脱水剂者,应准确记录尿量。

(五)加强基础护理

保持患者局部伤口敷料的清洁、干燥,防止脱落。观察创面颜色、气味,有无发绀、干性坏死等,警惕糜烂坏死组织腐蚀血管致大出血。保守治疗效果不好的,应及早截肢,并遵医嘱应用止痛药,注意观察患者有无幻肢痛。做好口腔和皮肤护理,预防发生口腔感染和压疮等。

（六）心理护理

医务人员应沉着冷静，操作熟练，多与患者进行肢体接触和眼神沟通，给患者更多的信任感；同时多安慰患者，告知其治疗方法、过程及效果。鼓励患者表达自身感受，教会患者自我放松的方法；适当延长患者家属探视时间，家属的关心鼓励和陪伴能够给予患者更多战胜疾病的信心。

（七）健康教育

教育患者出院后自我保健知识、普及安全用电知识，尤其应加强学龄前儿童和小学生的安全用电知识教育。

（高　云）

第九节　冻　伤

一、定义

冻伤即冷损伤，是低温作用于机体的局部或全身引起的损伤。低温强度和作用时间、空气湿度和风速与冻伤的轻重程度密切相关。慢性疾病、营养不良、饥饿、疲劳、年老、神志不清、痴呆、醉酒、休克和创伤等是冻伤的易患因素。

二、临床表现

冻伤按损伤范围可分为全身性冻伤（冻僵）和局部性冻伤（局部冻伤、冻疮、战壕足与浸泡足），按损伤性质可分为非冻结性冻伤和冻结性冻伤。

（一）非冻结性冻伤

非冻结性冻伤是长时间暴露于0～10℃的低温、潮湿环境造成的局部损伤，而不发生冻结性病理改变，包括冻疮、战壕足及浸泡足。临床表现为局部红肿，可出现水疱，去除水疱上的表皮可见创面发红，有渗液，并发感染时可形成糜烂或溃疡。受冻局部可渐次出现皮肤发红、苍白、发凉，皮肤或肢端刺痛，皮肤僵硬、麻木、感觉丧失。冻疮常发生在手足部或者耳郭，易复发。

（二）冻结性冻伤

冻结性冻伤是身体局部或全部短时间暴露于极低气温，或较长时间暴露于冰点以下低温造成的组织损伤。

局部冻伤常发生在鼻、耳、颜面、手足等暴露部位。患处温度低，皮肤苍白、麻木、刺痛。局部冻伤可分为反应前期、反应期及反应后期。

1.反应前期（前驱期）

反应前期系指冻伤后到复温融化前的阶段，主要临床表现有受冻部位冰凉、苍白、坚硬、感觉麻木或丧失。由于局部处于冻结状态，其损伤范围和程度往往难以判断。

2.反应期（炎症期）

反应期为复温融化和复温融化后的阶段。冻伤损伤范围、程度随复温后逐渐明显。

3.反应后期（恢复期）

反应后期系指Ⅰ、Ⅱ度冻伤愈合后，和Ⅱ度冻伤坏死组织脱落后，肉芽创面形成的阶段。可出现:①冻伤皮肤局部发冷,感觉减退或敏感;②对冷敏感,寒冷季节皮肤出现苍白或青紫;③痛觉敏感,肢体不能持重等。这些表现系由于交感神经或周围神经损伤后功能紊乱所引起。

(三)冻僵

冻僵表现为低体温,易发生在冷水或冰水中淹溺,其临床表现如下。

1.神经系统

体温在 34 ℃时可出现健忘症,低于 32 ℃时触觉、痛觉丧失,而后意识丧失,瞳孔扩大或缩小。

2.循环系统

体温下降后,血液内水分由血管内移至组织间隙,血液浓缩,黏度增加,20 ℃时半数以上的外围小血管血流停止,肺循环及外周阻力加大;19 ℃时冠状动脉血流量为正常的 25%,心排血量减少,心率减慢,出现传导阻滞,可发生心室颤动。

3.呼吸系统

呼吸中枢受抑制,呼吸变浅,变慢,29 ℃时呼吸比正常次数减少 50%,呼吸抑制后进一步加重缺氧,酸中毒及循环衰竭。

4.肾脏系统

由于肾血管痉挛,肾血流量减少,肾小球滤过率下降。体温 27 ℃时,肾血流量减少一半以上,肾小球滤过率减少 1/3。如果持续时间过久,导致代谢性酸中毒、氮质血症及急性肾衰竭。

三、病因及发病机制

冻伤是局部温度过低,致使局部血管先收缩、后扩张,毛细血管壁通透性增加,血浆渗出,组织水肿,血管内血液浓缩和血管壁损害,形成血栓以致引起组织坏死。病变可仅限于皮肤或累及深部组织,包括肌肉和骨骼。

四、诊断要点

(一)了解病史

了解患者受冻、受湿冷史、保温情况,以及是否有诱因,即可确定冻伤诊断,并判断冻伤类型与程度。注意患者出现低体温前是否伴有药物过量、滥用乙醇或外伤。伴高血钾者需排除挤压伤和溶血。

(二)中心体温测量

临床上以接近中心体温的部位测量。肺动脉测温最准确,但较常用直肠、膀胱、鼓膜、食管测温。

五、治疗要点

(一)冻僵

(1)迅速恢复冻伤者中心体温,防止并发症。

(2)迅速将冻伤者移入温暖环境。脱掉衣服、鞋袜,采取全身保暖措施。给盖棉被或毛毯,用热水袋,水壶加热(注意不要直接放在皮肤上,用垫子,衣服或毯子隔开,以防烫伤)放腋下及腹股沟,有条件用电毯包裹躯体,红外线和短波透热等,也可用温水,将冻伤者浸入 40～42 ℃温浴盆中,水温自 34～35 ℃开始,5～10 分钟后提高水温到 42 ℃,待肛温升到 34 ℃,有了规则的呼吸和心跳时,停止加温。如患者意识存在,可给予热饮料,静脉滴注加温 10% 葡萄糖,有助于改善循环。

(3)除体表复温外,也可采用中心复温法,尤其是那些严重冻僵的伤员。可采用体外循环血液加温和腹膜透析。腹膜透析在一般医院都能进行,可用加温到 49~54 ℃ 的透析悬液挂在 3~4 尺(1 尺＝1/3 米)高度,通过在 43 ℃ 水浴中保温的导管,灌入腹腔内,进行腹膜透析,每次 20~30 分钟,可连续透析 5~6 次。每小时可使肛温升高 2.9~3.6 ℃,有助于改善心、肾功能。

(4)采用对器官功能监护和支持等综合措施,注意处理低血容量、低血糖、应激性溃疡、胰腺坏死、心肌梗死、脑血管意外、深部静脉血栓形成、肺不张、肺水肿、肺炎等并发症。

(二)局部冻伤

1.治疗原则

(1)迅速脱离寒冷环境,防止继续受冻。

(2)抓紧时间尽早快速复温。

(3)局部涂敷冻伤膏。

(4)改善局部微循环。

(5)抗休克,抗感染和保温。

(6)内服活血化瘀等药。

(7)Ⅱ、Ⅲ度冻伤未能分清者按Ⅲ度冻伤治疗。

(8)冻伤手术处理,应尽量减少伤残,最大限度地保留尚有存活能力的肢体功能。

2.快速复温

伤员脱离寒冷环境后,如有条件,应立即进行温水快速复温,复温后在充分保暖的条件下运送。如无快速复温条件,应尽早运送,运送途中应注意保暖,防止外伤。到达医疗单位后应立即进行温水快速复温,特别对救治仍处于冻伤状态的Ⅱ、Ⅲ度冻伤,复温是效果显著的关键措施。复温方法:将冻肢浸泡在 42 ℃ 温水中,至冻区皮肤转红,尤其是指/趾甲床潮红,组织变软为止,时间不宜过长。对于颜面冻伤,可用 42 ℃ 的温水浸湿毛巾,进行局部热敷。在无温水的条件下,可将冻肢置于自身或救护者的温暖体部,如腋下、腹部或胸部,以达复温目的。救治时严谨火烤、雪搓、冷水浸泡或猛力捶打冻伤部。

3.局部处理

(1)局部用药:复温后局部立即涂敷冻伤外用药膏,可适当涂厚些,指/趾间均需涂敷,并以无菌敷料包扎,每天换药 1~2 次,面积小的Ⅰ、Ⅱ度冻伤,可不包扎,但注意保暖。

(2)水疱处理:应在无菌条件下抽出水疱液,如果水疱较大,也可低位切口引流。

(3)感染创面和坏死痂皮处理:感染创面应及时引流,防止痂下积脓,对坏死痂皮应及时蚕食脱痂。

(4)及时清除坏死痂皮:肉芽创面新鲜后尽早植皮,消灭创面。早期皮肤坏死形成干痂后,对于深部组织生活能力情况,往往不易判断,有时看来肢端已经坏死,但脱痂后露出肉芽创面(表明深部组织未坏死),经植皮后痊愈。因此,对冻伤后截肢应取谨慎态度,一般任其自行分离脱落,尽量保留有活力的组织,有必要时可进行动脉造影,以了解肢端血液循环情况。

4.其他

预防感染严重冻伤应口服或注射抗生素;常规进行破伤风预防注射。

(三)非冻结性冻伤

可在局部涂冻伤膏。局部用药应涂厚,每天数次温敷创面。并根据创面情况每天换药,用无菌纱布包扎。

六、护理问题

(一)疼痛

其与冻伤造成组织坏死有关。

(二)体温过低

其与局部温度过低,致使局部血管收缩有关。

(三)感染

其与冻伤后组织坏死有关。

七、护理措施

(一)一般护理

复温后将患者安置在温暖环境中,取平卧位且继续用毛毯、棉被等保温、同时保持床单位整洁、维持冻伤皮肤干燥,抬高病变部位、减轻水肿。

(二)病情观察

持续监测肛温变化,严格监测心率、血压、呼吸、血氧饱和度等生命体征并详细记录,发现病情变化及时配合医师处理。全身温水浴复温时,一般当肛温恢复到 34 ℃ 左右,即应停止继续复温。因为停止复温后,体温还要继续上升 3～6 ℃,如果复温太高,体温继续上升后,可出现高热,增加代谢消耗与负担。

(三)对症护理

1.疼痛护理

正确评估患者疼痛分级,并遵医嘱使用镇痛药物;根据患者的损伤部位选择合适的体位以减轻疼痛;可采用音乐疗法转移患者注意力,以缓解疼痛。

2.创面护理

及时更换包扎敷料,保持创面干燥、避免压迫。

3.用药护理

用药前遵医嘱做过敏试验,确定安全后方能使用;对于改善微循环的药物,注意观察药物的疗效,警惕出血倾向。

(四)饮食护理

加强营养支持,给予高热量、高蛋白、富含维生素的清淡饮食。

(五)心理护理

冻伤复温后常出现疼痛,严重影响患者舒适,造成焦虑、恐惧、烦躁心理。护士应做好解释工作,向患者说明疼痛的原因,介绍缓解疼痛的方法,正确疏导患者的不良情绪,以积极配合治疗。

(高 云)

第十节　强酸、强碱损伤

一、定义

强酸、强碱损伤是指强酸或强碱类物质接触皮肤黏膜后造成的腐蚀性烧伤,以及进入血液后造成的全身中毒损伤。

二、临床表现

(一)强酸损伤

1.常见不同强酸损伤的特点

(1)浓硫酸作用于组织时,其吸水性强,能使有机物质炭化。

(2)浓硫酸含三氧化硫,吸入后对肺组织产生强烈的刺激和腐蚀作用,可导致严重肺水肿。

(3)硝酸吸收入血后,逐步变为亚硝酸盐和硝酸盐,前者能使血红蛋白变为正铁血红蛋白,并引起中毒性肾病。硝酸烟雾与空气接触,释出二氧化氮,吸入后直接刺激支气管黏膜和肺泡细胞,可导致肺水肿。

(4)浓盐酸与空气呈白色的烟雾,具有剧烈的刺激气味,可引起口腔、鼻、支气管黏膜充血、水肿、坏死、溃疡,眼睑痉挛或角膜溃疡。

(5)氢氟酸可溶解脂肪和脱钙,造成持久的局部组织坏死,损害可深达骨膜,甚至骨骼坏死高浓度氢氟酸可伴发急性氟中毒。

(6)草酸可结合钙质,引起低血钙、手足搐搦。皮肤及黏膜可产生粉白色顽固溃烂。

(7)铬酸接触引起溃烂及水疱,如不及时处理,铬离子可从创面吸收,导致全身中毒。铬酸雾反复吸入接触后可发生鼻中隔穿孔。

2.各部位强酸损伤的表现

(1)皮肤接触者:创面干燥,边界分明,坏死可深入到皮下组织,局部灼痛。皮肤呈暗褐色,严重者出现糜烂、溃疡、坏死、迅速结痂,一般不起水疱。皮肤大面积烧伤时,可导致休克。烧伤痂皮或焦痂色泽:硫酸为黑色或棕黑色,硝酸为黄色,盐酸为灰棕色,氢氟酸为灰白色。

(2)眼部接触者:发生眼睑水肿、结膜炎、角膜混浊、穿孔,甚至全眼炎、失明。

(3)吸入强酸类的烟雾:出现咳嗽、咳泡沫痰或血痰、气促、喉或支气管痉挛、喉头水肿、胸部压迫感、呼吸困难、窒息。

(4)口服强酸后,立即出现消化道损伤处的剧烈烧灼样疼痛,口腔、咽喉部等易见黏膜充血、糜烂、溃疡。出现难以抑制的呕吐,呕吐物中可有血液和黏膜组织。重者发生胃穿孔、休克。酸类吸收入血,可致代谢性酸中毒、肝肾功能受损、昏迷、呼吸抑制。幸存者常形成食管和胃部瘢痕收缩、狭窄,腹膜粘连,消化道功能减退等后遗症。

(二)强碱损伤

1.常见不同强碱损伤的特点

(1)氢氧化钠和氢氧化钾具有较强的刺激性和腐蚀性,能和组织蛋白结合形成复合物,使脂肪组织皂化,产生热量继续损伤组织,烧伤后疼痛剧烈,创面较深,愈合慢。

(2)生石灰遇水后,产生氢氧化钙并释放大量热能,产生热烧伤和化学烧伤双重作用,除对皮肤有刺激性和腐蚀性外,加上其产热对皮肤的热烫伤,使组织烧伤程度较深,创面较干燥。

(3)浓氨溶液主要成分为氢氧化氨,挥发后释放出氨,对呼吸道有强烈刺激性,可致黏膜充血、水肿、分泌物增多,严重者可发生喉头水肿、支气管肺炎和肺水肿。

2.各部位强碱损伤的表现

(1)皮肤接触者:局部充血、水肿、糜烂、溃疡、起水疱,局部灼痛,可形成白色痂皮。周围红肿,可出现红斑、丘疹等皮炎样改变。皮肤烧伤可达Ⅱ度以上。

(2)眼部接触者:结膜充血、水肿,角膜溃疡、混浊、穿孔,甚至失明。

(3)吸入强碱者:吸入高浓度氨气体,表现为刺激性咳嗽、咳痰,甚至咳出溶解坏死组织碎片,导致喉头水肿和痉挛、窒息、呼吸困难、肺水肿,可迅速发生休克和昏迷。

(4)口服强碱者:口腔、咽部及食管剧烈灼痛,腹部绞痛、恶心、呕吐,可并发消化道出血,呕出血性黏液和黏膜组织坏死碎片。可有血性腹泻。固体的碱颗粒可黏附在口咽和食管黏膜表面,引起环形烧伤,可致局部穿孔。口服液体碱可对消化道黏膜产生快速和严重的液化性腐蚀损伤。强碱吸收入血后可引起代谢性碱中毒、手足痉挛、肝肾功能损伤,重者昏迷、休克,迅速危及生命。幸存者常遗留食管狭窄。

三、病因及发病机制

强酸、强碱损伤多因意外事故经体表接触或口服所致。工业上,强酸损伤也可由生产过程中接触或吸入酸雾所致。

(一)强酸

强酸类腐蚀的程度和深度与其浓度、接触时间、剂量和温度相关。强酸类腐蚀损伤机制是游离出的氢离子使皮肤和黏膜接触部位的组织坏死。皮肤黏膜接触强酸后,引起细胞脱水,组织蛋白凝固性坏死、溃疡,并形成结痂,对防止创面继续受损害有一定作用。

(二)强碱

强碱对组织的损伤程度,主要决定于其浓度,是由氢氧离子对组织起作用所致。强碱作用于机体,迅速吸收组织水分,使组织细胞脱水。强碱与人体内脂肪结合引起脂肪皂化产热反应,导致细胞结构破坏、深层组织坏死,易致深度烧伤,使人体丧失较多液体。强碱引起蛋白质和胶原组织溶解导致组织液化性坏死,与强酸所致的凝固性坏死相比,更易于引起组织溶化、穿孔。

四、诊断要点

根据强酸、强碱损伤史和损伤的临床表现即可做出诊断。尽可能了解损伤化学物的种类、接触途径、浓度剂量及接触时间。痂皮等损伤特征有助于分析损伤物的种类。了解皮肤接触的面积,了解有关症状发生的时间。在现场处理时,应注意收集患者的呕吐物、排泄物等标本用作化学毒物分析。

五、治疗要点

(一)局部处理

抢救者需做好自身防护,如穿戴防护衣、防护手套、防护眼镜、防护面罩等,立即将伤者救离现场。

(1)皮肤损伤处理:应迅速脱除污染的衣服,清洗毛发皮肤。

对强酸损伤者,可先用大量清水冲洗10～30分钟,再用2%～4%碳酸氢钠溶液冲洗10～20分钟,或用1%浓氨溶液、肥皂水或石灰水等冲洗,然后用0.1%苯扎溴铵、生理盐水或清水冲洗创面,直到冲洗干净。

对强碱损伤者,用清水反复持续冲洗1小时以上,直至创面无滑腻感,然后选用1%醋酸、3%硼酸、5%氯化钠或10%枸橼酸钠等中和,或用2%醋酸湿敷皮肤损伤处,皮肤烧伤应及时处理。

(2)眼损伤处理立即用大量清水冲洗眼部10分钟,再以生理盐水冲洗10分钟,滴入1%阿托品眼液、可的松和抗生素眼药水。但生石灰烧伤禁用生理盐水冲洗,以免产生更强的氢氧化钠。强碱所致的眼损伤,勿用酸性液体冲眼,以免产热造成眼睛热力烧伤。眼内有石灰粒者可用1%～2%氯化铵溶液冲洗,使之溶解,禁用酸性液中和。眼部剧痛者,可用2%丁卡因滴眼。

(3)吸入性损伤处理:可予以异丙肾上腺素、麻黄碱、普鲁卡因、糖皮质激素及抗生素气管内间断滴入或雾化吸入。对症治疗包括镇咳、吸氧,呼吸困难若发生肺水肿,应尽快行气管切开术,呼吸机辅助呼吸,以保护呼吸道通畅,防止坏死黏膜脱落窒息。

(4)口服损伤处理:抢救原则是迅速清除、稀释、中和腐蚀剂,保护食管、胃肠黏膜,减轻炎症反应,防止瘢痕形成,止痛、抗休克等对症治疗。①一般禁忌催吐和洗胃,避免发生消化道穿孔及反流的胃液再度腐蚀食管黏膜。可立即口服清水 1 000～1 500 mL,以稀释强酸或强碱的浓度,并保护消化道黏膜。②对口服强酸者,禁服碳酸氢钠、碳酸钠等碳酸盐类中和,以免产生大量二氧化碳致胃肠胀气、穿孔。可先口服蛋清、牛奶或豆浆 200 mL 稀释强酸,继之口服氢氧化铝凝胶 2.5%氧化镁或 7.5%氢氧化镁 60 mL,或石灰水 200 mL 中和强酸。③对口服强碱者,可先口服生牛奶 200 mL,之后口服食醋,1%～5%醋酸、柠檬水,但碳酸盐(如碳酸钠、碳酸钾)中毒时需改用口服硫酸镁,以免产生过多二氧化碳导致胃肠胀气、穿孔。

(二)对症及综合治疗

疼痛剧烈者,可予以镇痛药。对有昏迷、抽搐、呼吸困难等症状的危重患者应立即给氧,建立静脉通道,组织抢救,防止肺水肿和休克;对吞咽困难患者应加强支持疗法;维持酸碱、水、电解质平衡;保护肝、肾功能,防治急性肾衰竭等严重并发症。

六、护理问题

(一)疼痛

其与组织破坏、炎症反应有关。

(二)体液平衡失调

其与创面大量渗出有关。

(三)有感染的危险

其与皮肤屏障功能丧失、创面污染、机体免疫力低下有关。

(四)有窒息的危险

其与吸入性呼吸道烧伤有关。

(五)自我形象紊乱

其与身体皮肤烧伤有关。

七、护理措施

(一)护理评估

(1)评估损伤原因、强酸或强碱接触或进入人体的剂量。

(2)评估局部损伤或全身脏器损伤程度。

(3)观察意识、脉搏、呼吸、心跳,积极评估抢救效果。

(二)排除毒物

(1)强酸强碱皮肤烧灼后,立即用大量流水冲洗。

(2)口服中毒者,严禁洗胃。

(3)强酸强碱类使眼部受到损害,应立即用大量清水或生理盐水彻底冲洗,然后遵医嘱给予眼部用药。

(三)病情观察

严密观察患者生命体征、神志的变化。观察有无并发症的出现,如有无纵隔炎、腹膜炎。给予 4～6 L/min 的氧气吸入,以防出现急性呼吸窘迫综合征。注意有无因剧烈疼痛、胃肠道出血等因素导致的休克,有无并发胃肠道穿孔、急性肾衰竭等情况。

(四)营养支持

早起静脉补充营养,严格禁食水,病情好转后可留置胃管,给予流质饮食,逐渐过渡到半流质、普食,避免生、冷、硬及刺激性食物。

(五)口腔护理

用 1%～4% 过氧化氢溶液擦洗口腔,防止厌氧菌感染。动作应轻柔,避免损伤新鲜创面。

(六)心理护理

患者极度痛苦,尤其是可能造成机体畸形、面部灼伤毁容或出现食管狭窄不能进食者,容易产生悲观绝望情绪,因此,应加强沟通,以及时进行心理疏导,防止过激行为发生,鼓励患者树立战胜疾病的信心和生活的勇气。

(高　云)

第十一节　超高热危象

危象不是一个独立的疾病,它是指某一疾病在病程进展过程中所表现的一组急性综合征。多数危象的发生是由于某些诱发因素对基础疾病所导致的原有内环境急剧变化,并对生命重要器官特别是大脑功能构成严重的威胁。抢救不及时,死亡率和致残率均较高。但若能够及时发现治疗,护理措施得当,危象是可以得到有效的控制的。

体温超过 41 ℃ 称为高热。超高热危象是指高热同时伴有抽搐、昏迷、休克、出血等,多有体温调节中枢功能障碍。超高热可使肌肉细胞快速代谢,引起肌肉僵硬、代谢性酸中毒及心脑血管系统等的损害,严重者可导致患者死亡。

一、病因

(一)感染性发热

任何病原体(各种病毒、细菌、真菌、寄生虫、支原体、螺旋体、立克次体等)引起的全身各系统器官的感染。

(二)非感染性发热

凡是病原体以外的各种物质引起的发热均属于非感染性发热。常见病因如下。

1.体温调节中枢功能异常

体温调节中枢受到损害,使体温调定点上移,造成发热。常见于中暑、安眠药中毒、脑外伤、脑出血等。

2.变态反应与过敏性疾病

变态反应时形成抗原抗体复合物,激活白组胞释放内源性致热源而引起发热,如血清病、输液反应、药物热及某些恶性肿瘤等。

3.内分泌与代谢疾病

如甲亢、硬皮病等。

二、临床表现

(一)体温升高

患者体温达到或超过 41 ℃,出现呼吸急促、烦躁、抽搐、休克、昏迷等症状。

(二)发热的特点

许多发热疾病具有特殊热型,根据不同热型,可提示某些疾病的诊断,如稽留热常见于伤寒、大叶性肺炎;弛张热常见于败血症、严重化脓性感染等。

(三)伴随症状

发热可伴有皮疹、寒战、淋巴结或肝脾肿大等表现。

三、实验室及其他检查

有针对性地进行血常规、尿常规、便常规、脑脊液等常规检查,病原体显微镜检查,细菌学检查,血清学检查,血沉、免疫学检查、X 线、超声、CT 检查等。

四、治疗要点

(一)治疗原则

迅速降温,有效防治并发症,加强支持治疗,对因治疗。

(二)治疗措施

1.降温

迅速而有效地将体温降至 38.5 ℃是治疗超高热危象的关键。

(1)物理降温的常用方法:①冰水擦浴。对高热、烦躁、四肢末梢灼热者可用。②温水擦浴。对寒战、四肢末梢厥冷的患者,用 32～35 ℃温水擦浴,以免寒冷刺激而加重血管收缩。③酒精擦浴。30%～50%酒精擦拭。④冰敷。用冰帽、冰袋置于前额及腋窝、腹股沟、腘窝等处。

物理降温的注意事项:①擦浴方法是自上而下,由耳后、颈部开始,直至患者皮肤微红,体温降至38.5 ℃左右。②不宜在短时间内将体温降得过低,以防引起虚脱。③伴皮肤感染或有出血倾向者,不宜皮肤擦浴。④降温效果不佳者可适当配合药物降温等措施。

(2)药物降温的常用药物:①复方氨基比林2 mL或柴胡注射液2 mL肌内注射。②阿司匹林、对乙酰氨基酚、地塞米松等。③对高热伴惊厥的患者,可用人工冬眠药物(哌替啶100 mg、异丙嗪50 mg、氯丙嗪50 mg)全量或半量静脉滴注。

药物降温的注意事项:降温药物可以减少产热和利于散热,故用药时要防止患者虚脱。及时补充水分,冬眠药物可引起血压下降,使用前应补足血容量、纠正休克,注意血压的变化。

2.病因治疗

(1)对于各种细菌感染性疾病,除对症处理外,应早期使用广谱抗生素,如有病原体培养结果及药敏试验,可针对感染细菌应用敏感的抗生素。

(2)非感染性发热,一般病情复杂,应根据患者的原发病进行有针对性的处理。

五、护理措施

(一)一般护理

保持室温在22～25 ℃,迅速采取有效的物理降温方式,高热惊厥的患者,置于保护床内,防止坠床或碰伤,备舌钳或牙垫防止舌咬伤。建立静脉通路,保持呼吸道通畅。

(二)严密观察病情

注意观察患者生命体征、神志、末梢循环和出入量的变化,特别应注意体温的变化及伴随的症状,每4小时测一次体温,降至39 ℃以下后,每日测体温4次,直至体温恢复正常。观察降温治疗的效果。避免降温速度过快,防止患者出现虚脱现象。

(三)加强基础护理

(1)患者卧床休息,保持室内空气新鲜,避免着凉。

(2)降温过程中出汗较多的患者,要及时更换衣裤被褥。保持皮肤清洁舒适。卧床的患者,要定时翻身,防止压疮。

(3)给予高热量、半流质饮食,鼓励患者多进食、多饮水、每天液体入量达3 000 mL;保持大便通畅。

(4)加强口腔和呼吸道护理,防止感染及黏膜溃破;协助患者排痰;咳嗽无力或昏迷无咳嗽反射者,可气管切开,保持呼吸道通畅。

(高　云)

第十二节　急性呼吸窘迫综合征

急性呼吸窘迫综合征(acute respiratory distress syndrome,ARDS)是指严重感染、创伤、休克等非心源性疾病过程中,肺毛细血管内皮细胞和肺泡上皮细胞损伤造成弥漫性肺间质及肺泡水肿,导致的急性低氧性呼吸功能不全或衰竭,属于急性肺损伤(acute lung injury,ALI)的严重阶段。以肺容积减少、肺顺应性降低、严重的通气/血流比例失调为病理生理特征。临床上表现为进行性低氧血症和呼吸窘迫,肺部影像学表现为非均一性的渗出性病变。本病起病急、进展快、死亡率高。

ALI 和 ARDS 是同一疾病过程中的两个不同阶段,ALI 代表早期和病情相对较轻的阶段,而 ARDS 代表后期病情较为严重的阶段。发生 ARDS 时患者必然经历过 ALI,但并非所有的 ALI 都要发展为 ARDS。引起 ALI 和 ARDS 的原因和危险因素很多,根据肺部直接和间接损伤对危险因素进行分类,可分为肺内因素和肺外因素。肺内因素是指致病因素对肺的直接损伤,包括:①化学性因素,如吸入毒气、烟尘、胃内容物及氧中毒等。②物理性因素,如肺挫伤、放射性损伤等。③生物性因素,如重症肺炎。肺外因素是指致病因素通过神经体液因素间接引起肺损伤,包括严重休克、感染中毒症、严重非胸部创伤、大面积烧伤、大量输血、急性胰腺炎、药物或麻醉品中毒等。ALI 和 ARDS 的发生机制非常复杂,目前尚不完全清楚。多数学者认为,ALI 和 ARDS 是由多种炎性细胞、细胞因子和炎性介质共同参与引起的广泛肺毛细血管急性炎症性损伤过程。

一、临床特点

ARDS 的临床表现可以有很大差别,取决于潜在疾病和受累器官的数目和类型。

(一)症状体征

(1)发病迅速:ARDS 多发病迅速,通常在发病因素攻击(如严重创伤、休克、败血症、误吸)后 12~48 小时发病,偶尔有长达 5 天者。

(2)呼吸窘迫:是 ARDS 最常见的症状,主要表现为气急和呼吸频率增快,呼吸频率大多在 25~50。其严重程度与基础呼吸频率和肺损伤的严重程度有关。

(3)咳嗽、咳痰、烦躁和神志变化:ARDS 可有不同程度的咳嗽、咳痰,可咳出典型的血水样痰,可出现烦躁、神志恍惚。

(4)发绀:是未经治疗 ARDS 的常见体征。

(5)ARDS 患者也常出现呼吸类型的改变,主要为呼吸浅快或潮气量的变化。病变越严重,这一改变越明显,甚至伴有吸气时鼻翼翕动及三凹征。在早期自主呼吸能力强时,常表现为深快呼吸,当呼吸肌疲劳后,则表现为浅快呼吸。

(6)早期可无异常体征,或仅有少许湿啰音;后期多有水泡音,亦可出现管状呼吸音。

(二)影像学表现

1.胸部 X 线片

早期病变以间质性为主,胸部 X 线片常无明显异常或仅见血管纹理增多,边缘模糊,双肺散在分布的小斑片状阴影。随着病情进展,上述的斑片状阴影进一步扩展,融合成大片状,或两肺均匀一致增加的毛玻璃样改变,伴有支气管充气征,心脏边缘不清或消失,称为白肺。

2.胸部 CT 扫描

与胸部 X 线片相比,胸部 CT 检查尤其是高分辨 CT(HRCT)可更为清晰地显示出肺部病变分布、范围和形态,为早期诊断提供帮助。由于肺毛细血管膜通透性一致性增高,引起血管内液体渗出,两肺斑片状阴影呈现重力依赖性现象,还可出现变换体位后的重力依赖性变化。在 CT 平片上表现为病变分布不均:①非重力依赖区(仰卧时主要在前胸部)正常或接近正常。②前部和中间区域呈毛玻璃样阴影。③重力依赖区呈现实变影。这些提示肺实质的实变出现在受重力影响最明显的区域。无肺泡毛细血管膜损伤时,两肺斑片状阴影均匀分布,既不出现重力依赖现象,也无变换体位后的重力依赖性变化。这一特点有助于与感染性疾病鉴别。

(三)实验室检查

1.动脉血气分析

$PaO_2<8.0$ kPa(60 mmHg),有进行性下降趋势,在早期 $PaCO_2$ 多不升高,甚至可因过度通气而低于正常;早期多为单纯呼吸性碱中毒;随病情进展可合并代谢性酸中毒,晚期可出现呼吸性酸中毒。氧合指数较动脉氧分压更能反映吸氧时呼吸功能的障碍,而且与肺内分流量有良好的相关性,计算简便。氧合指数参照范围为 $53.2\sim66.5$ kPa($400\sim500$ mmHg),在 ALI 时 $\leqslant40.0$ kPa(300 mmHg),ARDS 时 $\leqslant26.6$ kPa(200 mmHg)。

2.血流动力学监测

通过漂浮导管,可同时测定并计算肺动脉压(PAP)、肺动脉楔压(PAWP)等,不仅对诊断、鉴别诊断有价值,而且对机械通气治疗亦为重要的监测指标。肺动脉楔压一般 <1.6 kPa(12 mmHg),若 >2.4 kPa(18 mmHg),则支持左侧心力衰竭的诊断。

3.肺功能检查

ARDS 发生后呼吸力学发生明显改变,包括肺顺应性降低和气道阻力增高,肺无效腔/潮气量是不断增加的,肺无效腔/潮气量增加是早期 ARDS 的一种特征。

二、诊断及鉴别诊断

1999 年,中华医学会呼吸病学分会制定的诊断标准如下。

(1)有 ALI 和/或 ARDS 的高危因素。

(2)急性起病、呼吸频数和/或呼吸窘迫。

(3)低氧血症:ALI 时氧合指数 $\leqslant40.0$ kPa(300 mmHg);ARDS 时氧合指数 $\leqslant26.7$ kPa(200 mmHg)。

(4)胸部 X 线检查显示两肺浸润阴影。

(5)肺动脉楔压 $\leqslant2.4$ kPa(18 mmHg)或临床上能除外心源性肺水肿。

符合以上 5 项条件者,可以诊断 ALI 或 ARDS。必须指出,ARDS 的诊断标准并不具有特异性,诊断时必须排除大片肺不张、自发性气胸、重症肺炎、急性肺栓塞和心源性肺水肿(表 8-1)。

表 8-1　ARDS 与心源性肺水肿的鉴别

类别	ARDS	心源性肺水肿
特点	高渗透性	高静水压
病史	创伤、感染等	心脏疾病
双肺浸润阴影	+	+
重力依赖性分布现象	+	+
发热	+	可能
白细胞增多	+	可能
胸腔积液	−	+
吸纯氧后分流	较高	可较高
肺动脉楔压	正常	高
肺泡液体蛋白	高	低

三、急诊处理

ARDS是呼吸系统的一个急症,必须在严密监护下进行合理治疗。治疗目标是改善肺的氧合功能,纠正缺氧,维护脏器功能和防治并发症。治疗措施如下。

(一)氧疗

应采取一切有效措施尽快提高PaO_2,纠正缺氧。可给高浓度吸氧,使$PaO_2 \geqslant 8.0$ kPa(60 mmHg)或$SaO_2 \geqslant 90\%$。轻症患者可使用面罩给氧,但多数患者需采用机械通气。

(二)去除病因

病因治疗在ARDS的防治中占有重要地位,主要是针对涉及的基础疾病。感染是ALI和ARDS常见原因也是首位高危因素,而ALI和ARDS又易并发感染。如果ARDS的基础疾病是脓毒症,除了清除感染灶外,还应选择敏感抗生素,同时收集痰液或血液标本分离培养病原菌和进行药敏试验,指导下一步抗生素的选择。一旦建立人工气道并进行机械通气,即应给予广谱抗生素,以预防呼吸道感染。

(三)机械通气

机械通气是最重要的支持手段。如果没有机械通气,许多ARDS患者会因呼吸衰竭在数小时至数天内死亡。机械通气的指征目前尚无统一标准,多数学者认为一旦诊断为ARDS,就应进行机械通气。在ALI阶段可试用无创正压通气,使用无创机械通气治疗时应严密监测患者的生命体征及治疗反应。神志不清、休克、气道自洁能力障碍的ALI和ARDS患者不宜应用无创机械通气。如无创机械通气治疗无效或病情继续加重,应尽快建立人工气道,行有创机械通气。

为了防止肺泡萎陷,保持肺泡开放,改善氧合功能,避免机械通气所致的肺损伤,目前常采用肺保护性通气策略,主要措施包括以下两方面。

1.呼气末正压

适当加用呼气末正压可使呼气末肺泡内压增大,肺泡保持开放状态,从而达到防止肺泡萎陷、减轻肺泡水肿,改善氧合功能和提高肺顺应性的目的。应用呼气末正压应首先保证有效循环血容量足够,以免因胸内正压增加而降低心排出量,而减少实际的组织氧运输;呼气末正压先从低水平$0.29 \sim 0.49$ kPa($3 \sim 5$ cmH$_2$O)开始,逐渐增加,直到$PaO_2 > 8.0$ kPa(60 mmHg)、$SaO_2 > 90\%$时的呼气末正压水平,一般呼气末正压水平为$0.49 \sim 1.76$ kPa($5 \sim 18$ cmH$_2$O)。

2.小潮气量通气和允许性高碳酸血症

ARDS患者采用小潮气量($6 \sim 8$ mL/kg)通气,使吸气平台压控制在$2.94 \sim 34.30$ kPa($30 \sim 35$ cmH$_2$O)以下,可有效防止因肺泡过度充气而引起的肺损伤。为保证小潮气量通气的进行,可允许一定程度的CO_2潴留[$PaCO_2$一般不宜高于$10.7 \sim 13.3$ kPa($80 \sim 100$ mmHg)]和呼吸性酸中毒(pH$7.25 \sim 7.30$)。

(四)控制液体入量

在维持血压稳定的前提下,适当限制液体入量,配合利尿药,使出入量保持轻度负平衡(每天500 mL左右),使肺脏处于相对干燥状态,有利于肺水肿的消除。液体管理的目标是在最低($0.7 \sim 1.1$ kPa或$5 \sim 8$ mmHg)的肺动脉楔压下维持足够的心排血量及氧运输量。在早期可给予高渗晶体液,一般不推荐使用胶体液。存在低蛋白血症的ARDS患者,可通过补充清蛋白等胶体溶液和应用利尿药,有助于实现液体负平衡,并改善氧合。若限液后血压偏低,可使用多巴胺和多巴酚丁胺等血管活性药物。

(五)加强营养支持

营养支持的目的在于不但纠正现有的患者的营养不良,还应预防患者营养不良的恶化。营养支持可经胃肠道或胃肠外途径实施。如有可能应尽早经胃肠补充部分营养,不但可以减少补液量,而且可获得经胃肠营养的有益效果。

(六)加强护理、防治并发症

有条件时应在 ICU 中动态监测患者的呼吸、心律、血压、尿量及动脉血气分析等,及时纠正酸碱失衡和电解质紊乱。注意预防呼吸机相关性肺炎的发生,尽量缩短病程和机械通气时间,加强物理治疗,包括体位、翻身、拍背、排痰和气道湿化等。积极防治应激性溃疡和多器官功能障碍综合征。

(七)其他治疗

糖皮质激素、肺泡表面活性物质替代治疗、吸入一氧化氮在 ALI 和 ARDS 的治疗中可能有一定价值,但疗效尚不肯定。不推荐常规应用糖皮质激素预防和治疗 ARDS。糖皮质激素既不能预防 ARDS 的发生,对早期 ARDS 也没有治疗作用。ARDS 发病 >14 天应用糖皮质激素会明显增加病死率。感染性休克并发 ARDS 的患者,如合并肾上腺皮质功能不全,可考虑应用替代剂量的糖皮质激素。肺表面活性物质,有助于改善氧合,但是还不能将其作为 ARDS 的常规治疗手段。

四、急救护理

在救治 ARDS 过程中,精心护理是抢救成功的重要环节。护士应做到及早发现病情,迅速协助医师采取有力的抢救措施。密切观察患者生命体征,做好各项记录,准确完成各种治疗,备齐抢救器械和药品,防止机械通气和气管切开的并发症。

(一)护理目标

(1)及早发现 ARDS 的迹象,及早有效地协助抢救。维持生命体征稳定,挽救患者生命。

(2)做好人工气道的管理,维持患者最佳气体交换,改善低氧血症,减少机械通气并发症。

(3)采取俯卧位通气护理,缓解肺部压迫,改善心脏的灌注。

(4)积极预防感染等各种并发症,提高救治成功率。

(5)加强基础护理,增加患者舒适感。

(6)减轻患者心理不适,使其合作、平静。

(二)护理措施

(1)及早发现病情变化:ARDS 通常在疾病或严重损伤的最初 24~48 小时后发生。首先出现呼吸困难,通常呼吸浅快。吸气时可存在肋间隙和胸骨上窝凹陷。皮肤可出现发绀和斑纹,吸氧不能使之改善。

护士发现上述情况要高度警惕,及时报告医师,进行动脉血气和胸部 X 线等相关检查。一旦诊断考虑 ARDS,立即积极治疗。若没有机械通气的相应措施,应尽早转至有条件的医院。患者转运过程中应有专职医师和护士陪同,并准备必要的抢救设备,氧气必不可少。若有指征行机械通气治疗,可以先行气管插管后转运。

(2)迅速连接监测仪,密切监护心率、心律、血压等生命体征,尤其是呼吸的频率、节律、深度及血氧饱和度等。观察患者意识、发绀情况、末梢温度等。注意有无呕血、黑便等消化道出血的表现。

（3）氧疗和机械通气的护理治疗：ARDS 最紧迫问题在于纠正顽固性低氧，改善呼吸困难，为治疗基础疾病赢得时间。需要对患者实施氧疗甚至机械通气。

严密监测患者呼吸情况及缺氧症状。若单纯面罩吸氧不能维持满意的血氧饱和度，应予辅助通气。首先可尝试采用经面罩持续气道正压吸氧等无创通气，但大多需要机械通气吸入氧气。遵医嘱给予高浓度氧气吸入或使用呼气末正压呼吸（positive end expiratory pressure，PEEP）并根据动脉血气分析值的变化调节氧浓度。

使用 PEEP 时应严密观察，防止患者出现气压伤。PEEP 是在呼气终末时给予气道以一恒定正压使之不能回复到大气压的水平。可以增加肺泡内压和功能残气量改善氧合，防止呼气使肺泡萎陷，增加气体分布和交换，减少肺内分流从而提高 PaO_2。由于 PEEP 使胸腔内压升高，静脉回流受阻，致心搏减少，血压下降，严重时可引起循环衰竭，另外正压过高，肺泡过度膨胀、破裂有导致气胸的危险。所以在监护过程中，注意 PEEP 观察有无心率增快、突然胸痛、呼吸困难加重等相关症状，发现异常立即调节 PEEP 压力并报告医师处理。

帮助患者采取有利于呼吸的体位，如端坐位或高枕卧位。

人工气道的管理有以下几方面：①妥善固定气管插管，观察气道是否通畅，定时对比听诊双肺呼吸音。经口插管者要固定好牙垫，防止阻塞气道。每班检查并记录导管刻度，观察有无脱出或误入一侧主支气管。套管固定松紧适宜，以能放入一指为准。②气囊充气适量。充气过少易产生漏气，充气过多可压迫气管黏膜导致气管食管瘘，可以采用最小漏气技术，用来减少并发症发生。方法：用 10 mL 注射器将气体缓慢注入，直至在喉及气管部位听不到漏气声，向外抽出气体每次 0.25～0.50 mL，至吸气压力到达峰值时出现少量漏气为止，再注入 0.25～0.50 mL 气体，此时气囊容积为最小封闭容积，气囊压力为最小封闭压力，记录注入量。观察呼吸机上气道峰压是否下降及患者能否发音说话，长期机械通气患者要观察气囊有无破损、漏气现象。③保持气道通畅。严格无菌操作，按需适时吸痰。过多反复抽吸会刺激黏膜，使分泌物增加。先吸气道再吸口、鼻腔，吸痰前给予充分气道湿化、翻身叩背、吸纯氧 3 分钟，吸痰管最大外径不超过气管导管内径的 1/2，迅速插吸痰管至气管插管，感到阻力后撤回吸痰管 1～2 cm，打开负压边后退边旋转吸痰管，吸痰时间不应超过 15 秒。吸痰后密切观察痰液的颜色、性状、量及患者心率、心律、血压和血氧饱和度的变化，一旦出现心律失常和呼吸窘迫，立即停止吸痰，给予吸氧。④用加温湿化器对吸入气体进行湿化，根据病情需要加入盐酸氨溴索、异丙托溴铵等，每天 3 次雾化吸入。湿化满意标准为痰液稀薄、无泡沫、不附壁能顺利吸出。⑤呼吸机使用过程中注意电源插头要牢固，不要与其他仪器共用一个插座；机器外部要保持清洁，上端不可放置液体；开机使用期间定时倒掉管道及集水瓶内的积水，集水瓶安装要牢固；定时检查管道是否漏气、有无打折、压缩机工作是否正常。

（4）维持有效循环，维持出入液量轻度负平衡。循环支持治疗的目的是恢复和提供充分的全身灌注，保证组织的灌流和氧供，促进受损组织的恢复。在能保持酸碱平衡和肾功能前提下达到最低水平的血管内容量。①护士应迅速帮助完成该治疗目标。选择大血管，建立 2 个以上的静脉通道，正确补液，改善循环血容量不足。②严格记录出入量、每小时尿量。出入量管理的目标是在保证血容量、血压稳定前提下，24 小时出量大于入量 500～1 000 mL，利于肺内水肿液的消退。充分补充血容量后，护士遵医嘱给予利尿剂，消除肺水肿。观察患者对治疗的反应。

（5）俯卧位通气护理：由仰卧位改变为俯卧位，可使 75% ARDS 患者的氧合改善。可能与血流重新分布，改善背侧肺泡的通气，使部分萎陷肺泡再膨胀达到开放肺的效果有关。随着通气/血流比例的改善进而改善了氧合。但存在血流动力学不稳定、颅内压增高、脊柱外伤、急性出血、骨科手术、近期腹部手术、妊娠等为禁忌实施俯卧位。①患者发病 24～36 小时后取俯卧位，翻身前给予纯氧吸入 3 分钟。预留足够的管路长度，注意防止气管插管过度牵拉致脱出。②为减少特殊体位给患者带来的不适，用软枕垫高头部 15°～30°，嘱患者双手放在枕上，并在髋、膝、踝部放软枕，每 1～2 小时更换 1 次软枕的位置，每 4 小时更换 1 次体位，同时考虑患者的耐受程度。③注意血压变化，因俯卧位时支撑物放置不当，可使腹压增加，下腔静脉回流受阻而引起低血压，必要时在翻身前提高吸氧浓度。④注意安全、防坠床。

(6)预防感染的护理：①注意严格无菌操作，每天更换气管插管切口敷料，保持局部清洁干燥，预防或消除继发感染。②加强口腔及皮肤护理，以防护理不当而加重呼吸道感染及发生压疮。③密切观察体温变化，注意呼吸道分泌物的情况。

(7)心理护理，减轻恐惧，增加心理舒适度：①评估患者的焦虑程度，指导患者学会自我调整心理状态，调控不良情绪。主动向患者介绍环境，解释治疗原则，解释机械通气、监测及呼吸机的报警系统，尽量消除患者的紧张感。②耐心向患者解释病情，对患者提出的问题要给予明确、有效和积极的信息，消除心理紧张和顾虑。③护理患者时保持冷静和耐心，表现出自信和镇静。④如果患者由于呼吸困难或人工通气不能讲话，可提供纸笔或以手势与患者交流。⑤加强巡视，了解患者的需要，帮助患者解决问题。⑥帮助并指导患者及家属应用松弛疗法、按摩等。

(8)营养护理：ARDS 患者处于高代谢状态，应及时补充热量和高蛋白、高脂肪营养物质。能量的摄取既应满足代谢的需要，又应避免糖类的摄取过多，蛋白摄取量一般为每天 1.2～1.5 g/kg。

尽早采用肠内营养，协助患者取半卧位，充盈气囊，证实胃管在胃内后，用加温器和输液泵匀速泵入营养液。若有肠鸣音消失或胃潴留，暂停鼻饲，给予胃肠减压。一般留置 5～7 天后拔除，更换到对侧鼻孔，以减少鼻窦炎的发生。

(三)健康指导

在疾病的不同阶段，根据患者的文化程度做好有关知识的宣传和教育，让患者了解病情的变化过程。

(1)提供舒适安静的环境以利于患者休息，指导患者正确卧位休息，讲解由仰卧位改变为俯卧位的意义，尽可能减少特殊体位给患者带来的不适。

(2)向患者解释咳嗽、咳痰的重要性，指导患者掌握有效咳痰的方法，鼓励并协助患者咳嗽、排痰。

(3)指导患者自己观察病情变化，如有不适及时通知医护人员。

(4)嘱患者严格按医嘱用药，按时服药，不要随意增减药物剂量及种类。服药过程中，需密切观察患者用药后反应，以指导用药剂量。

(5)出院指导指导患者出院后仍以休息为主，活动量要循序渐进，注意劳逸结合。此外，患者病后生活方式的改变需要家人的积极配合和支持，应指导患者家属给患者创造一个良好的身心休养环境。出院后 1 个月内来院复查 1～2 次，出现情况随时来院复查。

（高　云）

第九章

重症监护室护理

第一节　危重症护理评估

　　评估是对危重患者实施有效护理的重要环节,ICU护士应熟悉护理评估内容,掌握护理评估的技能,通过评估了解患者的状况,并依据评估中的问题,有针对地实施护理。本节介绍常用及重要的护理评估指标。

一、身体评估

(一)一般状态评估

　　一般状态评估是对评估对象全身状态的概括性观察。评估方法以视诊为主,配合触诊、听诊和嗅诊完成。评估内容包括:性别、年龄、生命体征、发育与体型、营养状态、意识状态、面容与表情、语调与语态、体位、姿势与步态。

　　以营养状态评估为例,最方便快捷的方法是判断皮下脂肪的充实程度。最方便和最适宜的评估部位是前臂屈侧、上臂背侧下1/3处,此处脂肪分布的个体差异最小;最简单、直接、可靠、重要的指标是测量体重,但应结合内脏功能测定进行分析;体重指数是反映蛋白质、热量、营养不良及肥胖的可靠指标。体重指数(BMI)＝体重(kg)/身高^2(m^2)。

(二)皮肤评估

　　皮肤评估以视诊为主,必要时结合触诊。主要包括对皮肤颜色、湿度、温度、弹性、皮疹、压疮、皮下出血、蜘蛛痣与肝掌及水肿的评估。

　　以水肿的评估为例,评估时,指压后应停留片刻,观察有无凹陷及平复情况。常用评估部位为浅表骨表面(如胫骨前、踝部、足背、腰骶骨及颌前等)及眼睑。以手指按压局部组织可出现凹陷者,称凹陷性水肿。而黏液性水肿及象皮肿,尽管肿胀明显,但受压后无组织凹陷,为非凹陷性水肿。

　　根据水肿的程度可分为轻、中、重3度。

　　轻度:仅见于眼睑、眶下软组织、胫骨前、踝部皮下组织,指压后可见轻度凹陷,平复较快。

　　中度:全身软组织均可见明显水肿,指压后可见明显凹陷,平复缓慢。

　　重度:全身组织明显水肿,身体低垂部位皮肤紧张发亮,甚至有液体渗出,胸、腹腔等浆膜腔可有积液,外阴部也可见明显水肿。

(三)全身浅表淋巴结评估

1.评估方法

评估者主要用滑动触诊。

2.评估顺序

耳前、耳后、乳突区、枕骨下区、颈后三角、锁骨上窝、腋窝、滑车上、腹股沟及腘窝等。

3.评估内容

触及肿大的淋巴结时应注意其大小、数目、硬度、压痛、活动度、有无粘连,局部皮肤有无红肿、瘢痕及瘘管等,注意寻找引起淋巴结肿大的原发病灶。

(四)头部及其器官和颈部评估

1.头部

头部的评估包括头发、头皮及头颅。

2.面部及其器官

(1)眼的评估:通常由外向内,遵循眼睑、结膜、巩膜、角膜、眼球、视功能评估的顺序依次进行。

(2)耳的评估:外耳注意耳郭有无畸形、外耳道是否通畅,有无分泌物或异物;乳突及听力。

(3)鼻的评估:鼻外形;有无鼻翼扇动、鼻出血;鼻腔黏膜;鼻腔分泌物;鼻窦。

(4)口的评估:应从口唇、口腔黏膜、牙齿、牙龈、舌、咽部和扁桃体、口腔气味及腮腺,沿外向内的顺序依次进行。

3.颈部

颈部包括颈部外形与活动、颈部血管、甲状腺及气管的评估。

(五)胸部评估

评估者嘱评估对象取坐位或仰卧位,按视、触、叩、听顺序,先评估前胸部和侧胸部,再评估背部,对称部位应左右对比。

1.胸部的体表标志

(1)骨骼标志:胸骨角、剑突、腹上角、肋间隙、肩胛骨、脊柱棘突和肋脊角。

(2)自然陷窝:胸骨上窝;锁骨上、下窝;腋窝。

(3)人工画线:前正中线、后正中线、锁骨中线(左右)、腋前线(左右)、腋后线(左右)、腋中线(左右)和肩胛下角线(左右)。

(4)人工分区:肩胛上区、肩胛下区、肩胛间区、肩胛区。

2.胸壁、胸廓及乳房

(1)胸壁评估:静脉、皮下气肿及胸壁压痛。

(2)胸廓评估:是否对称、前后径与左右径的比例。

(3)乳房评估:先视诊,后触诊。除评估乳房外,还应注意引流区的淋巴结。

3.肺和胸膜

(1)视诊:呼吸运动类型、有无呼吸困难;呼吸频率、呼吸幅度、呼吸节律。

(2)触诊:胸廓扩张度、触觉语颤、胸膜摩擦感。

(3)叩诊:先评估前胸,再评估侧胸及背部,有无异常胸部叩诊音。

(4)听诊:是肺部评估最重要的方法。内容包括:正常肺部呼吸音(支气管呼吸音、肺泡呼吸音、支气管肺泡呼吸音);异常肺部呼吸音(异常肺泡呼吸音、异常支气管呼吸音、异常支气管肺泡呼吸音);啰音(干啰音、湿啰音);语言共振;胸膜摩擦音。

(六)心脏评估

(1)视诊包括心前区外形及心尖冲动。

(2)触诊包括心前区搏动,震颤、心包摩擦感。

(3)叩诊主要指叩诊心界。

(4)听诊是评估心脏的重要方法。听诊内容包括心率、心律、心音、额外心音、杂音和心包摩擦音。

(七)血管评估

(1)视诊观察有无肝颈静脉回流征及毛细血管搏动征。

(2)触诊包括脉搏速度改变、节律改变、强弱改变、波形异常。

(3)听诊有无动脉杂音、枪击音及 Duroziez 双重杂音。

(4)血压测量。

(八)腹部评估

1.腹部的体表标志

腹部的体表标志包括肋弓下缘、脐、髂前上棘、腹直肌外缘、腹中线、肋脊角和耻骨联合。

2.腹部分区

腹部分区包括四分区法和九分区法。

3.腹部评估方法

(1)视诊:评估者立于评估对象的右侧,自上而下视诊,有时为观察腹部细小隆起或蠕动波,评估者需将视线降低至腹平面,从侧面呈切线方向观察。腹部视诊内容包括腹部外形;呼吸运动;腹壁静脉曲张;胃肠型及蠕动波;注意有无皮疹、色素、腹纹、瘢痕和疝等。

(2)听诊:由于触诊和叩诊可能会增加肠蠕动而影响听诊效果,因而腹部听诊常在视诊后进行。听诊内容包括肠鸣音和血管杂音。

(3)叩诊:腹部叩诊主要用于评估某些腹腔脏器的大小、位置、叩痛,胃肠道充气情况,腹腔肿物、积气或积液等。腹部叩诊多采取间接叩诊法。

(4)触诊:要求评估对象排尿后低枕仰卧位,两臂自然放于身体两侧,两腿屈曲稍分开,使腹部放松,做张口缓慢腹式呼吸。评估者立于评估对象右侧,手要温暖,动作要轻柔,一般自左下腹开始逆时针方向评估。原则是先触健侧再触患侧。边触诊边观察评估对象的反应及表情,并与之交谈,可转移其注意力而减少腹肌紧张。浅部触诊法适用于检查腹部紧张度、抵抗感、浅表压痛、包块搏动和腹壁上的肿物等。深部触诊法适用于检查腹腔脏器状况、深部压痛、反跳痛及肿物等。

(九)脊柱与四肢评估

(1)脊柱的评估主要包括脊柱弯曲度、脊柱活动度、脊柱压痛和叩击痛。

(2)四肢评估以视诊和触诊为主。主要从形态和功能两方面评估。

(十)神经系统评估

1.运动功能评估

(1)肌力是评估对象主动运动时肌肉的收缩力。嘱评估对象做肢体伸屈运动,评估者从相反方向给予阻力,评估其对阻力的克服力量。注意两侧肢体的对比,两侧力量显著不等时有重要意义。

肌力的记录采用 0~5 级的 6 级分级法。

0 级：完全瘫痪，无肌肉收缩。

1 级：只有肌肉收缩，但无动作。

2 级：肢体能在床面水平移动，但不能抬离床面。

3 级：肢体能抬离床面，但不能克服阻力。

4 级：能克服阻力，但较正常稍差。

5 级：正常肌力。

（2）肌张力。

（3）随意、不随意及共济运动。

2.感觉功能评估

感觉功能评估时，评估对象必须意识清晰、合作，注意左右、远近对比。

（1）浅感觉：主要有皮肤、黏膜的痛觉、温觉和触觉。

（2）深感觉：包括关节觉、震动觉。

（3）复合感觉：包括皮肤定位觉、两点辨别觉、实物辨别觉和体表图形觉。

3.神经反射评估

（1）生理反射。①浅反射为刺激皮肤或黏膜引起的反射，包括角膜反射、腹部反射、提睾反射、跖反射。②深反射为刺激骨膜、肌腱引起的反射，包括肱二头肌反射、肱三头肌反射、膝腱反射、跟腱反射和 Hoffmann 征。

（2）病理反射包括巴宾斯基征、奥本海姆征、戈登征、查多克征。

（3）脑膜刺激征为脑膜受激惹的表现，包括颈强直、克尼格征、布鲁津斯基征。

二、常见症状评估

（一）一般情况评估

1.体温的身体变化

如高热环境中体温可稍高；情绪激动可使体温暂时升高等。

2.发热的原因或诱因

有无传染病接触史、预防接种史、手术史等；是否受凉、过度劳累、饮食不洁、损伤及精神刺激等。

3.发热的临床经过

注意发热的时间、体温上升的急缓、发热的高低、持续时间的长短及各病期的主要表现等。

4.发热的程度、热期及热型

定时测量体温，绘制体温曲线，观察发热的程度、热期，注意有无特征性热型。

5.伴随症状

有无寒战、乏力、头痛、肌肉酸痛、咳嗽、咳痰、恶心、呕吐、出血、皮疹、昏迷和抽搐等。

6.身心状况

（1）密切观察患者生命体征、瞳孔及意识状态、皮肤、口腔黏膜及尿量的改变。

（2）了解高热对机体重要脏器的影响及程度。

（3）体温下降期的患者，注意有无大汗及脱水的表现。

（4）长期发热者注意有无食欲减退及体重下降。

（5）还需注意患者的精神状况、心理反应、睡眠情况等。

7.诊疗及护理经过

（1）了解做过何种检查、结果怎样。

（2）诊断为何种疾病；其治疗护理措施。

（3）是否进行过物理降温。

（4）是否使用过抗生素、激素、解热药，药物的剂量及疗效。

（二）疼痛的护理评估要点

1.疼痛部位

疼痛部位通常为病变所在部位。

2.疼痛性质

疼痛性质与病变部位及病变性质密切相关。

3.疼痛程度

疼痛程度与病情严重性有无平行关系。

4.疼痛发生与持续时间

某些疼痛可发生在特定的时间。

5.疼痛的影响因素

疼痛的影响因素包括诱发、加重与缓解的因素。

6.相关病史

疼痛前有无外伤、手术史、有无感染、药物及食物中毒，有无类似发作史及家庭史等。

7.伴随症状及体征

不同病因所致疼痛的伴随症状和体征不同。

8.疼痛的身心反应

密切观察患者的呼吸、心率、脉搏。血压、面色变化，有无恶心、呕吐、食欲缺乏或睡眠不佳、强迫体位、呻吟或哭叫，有无因疼痛而产生的焦虑、愤怒、恐惧等情绪反应，剧烈疼痛者还应观察有无休克的表现。

（三）水肿的护理评估要点

1.水肿部位及程度

水肿首先出现部位。

2.水肿的特点

水肿出现的时间，发生急缓，水肿性质，使水肿加重、减轻的因素，水肿后患者的体位变化和活动的关系。

3.营养与饮食

食欲有无改变，每天进食食物的种类、量；营养物质的搭配是否合理，能否满足身体的需要；体重有无明显变化；对有心、肝、肾脏疾病的患者还应该注意钠盐和液体的摄入量。

4.出入液体量

详细记录 24 小时出入液量。对尿量明显减少者应注意观察有无急性肺水肿发生；有无肾功能损害及电解质酸碱平衡紊乱，如氮质血症、高钾血症等。

5.相关病史

有无心、肝、肾、内分泌代谢性疾病病史;有无营养不良,应用激素类药物、甘草制剂等;有无创伤和过敏史;女性患者水肿应注意与月经、妊娠有无关系。

6.水肿的身心反应

观察体重、胸围、腹围、脉搏、呼吸、血压和体位等情况;注意水肿部位皮肤黏膜的弹性、光泽、温湿度;观察长期卧床或严重水肿者的皮肤有无水疱、渗液、破溃或继发感染;注意有无胸腔积液征、腹水征及各种伴随症状;患者是否因水肿引起的形象改变、活动障碍、身体不适而心情烦躁。

7.诊疗及护理经过

水肿发生后就医情况;是否使用过利尿剂,药物种类、剂量、疗效和不良反应;休息、饮食、保护皮肤等护理措施的实施情况。

(四)呼吸困难的护理评估要点

1.呼吸困难的发生和进展特点

突然发生,还是渐进性发展;持续存在,还是反复间断;呼吸困难发生的诱因、时间及环境;与活动及体位的关系。

2.呼吸困难的严重程度

通常以呼吸困难与日常生活自理能力水平的关系来评估。让患者自我表述呼吸困难对日常活动的影响,如与同龄人行走、登高;劳动时有无气促;是否需要停下喘气、休息;洗脸、穿衣或休息时有无呼吸困难。

3.呼吸困难的类型及表现

吸气性、呼气性还是混合性;劳力性、还是夜间阵发性;呼吸是表浅还是浅慢或深快。

4.相关病史

了解患者的职业、年龄;以往有无呼吸困难发作史;有无心血管疾病、肺和胸膜疾病、内分泌代谢性疾病史,有无感染、贫血、颅脑外伤史;有无刺激性气体、变应原接触史;有无饮食异常、药物及毒物摄入史;有无过度劳累、情绪紧张或激动等。

5.伴随症状

呼吸困难伴咳嗽、咳痰、咯血、胸痛等首先应考虑为心肺疾病;呼吸困难伴发热最常见于呼吸系统感染性疾病;呼吸困难伴昏迷见于急性中毒、严重的代谢性疾病、中枢神经严重损害等;发作性呼吸困难伴哮鸣音见于支气管哮喘、心源性哮喘。

6.呼吸困难的身心反应

注意观察呼吸的频率、节律和深度,脉搏、血压;意识状况;面容及表情;营养状况;体位;皮肤黏膜有无水肿、发绀;颈静脉充盈程度等。有无"三凹征"、肺部湿啰音或哮鸣音;有无心律失常、心脏杂音等。询问患者入睡的方式,观察患者睡眠的时间、质量,是否需要辅助睡眠的措施。患者是否有疲乏、情绪紧张、焦虑或甚至有恐惧、惊慌、濒死感等心理反应。

7.诊疗及护理经过

是否给氧治疗,给氧的方式、浓度、流量、时间及疗效;使用支气管扩张剂后呼吸困难是否能缓解等。

(五)咳嗽与咳痰的护理评估要点

1.咳嗽的特点

注意咳嗽的性质、音色、程度、频率、发生时间与持续时间,有无明显诱因,咳嗽与环境、气候、季节、体位的关系。

2.痰的特点

注意痰液的性质、颜色、气味、黏稠度及痰量。患者的痰液是否容易咳出,体位对痰液的排出有何影响;收集的痰液静置后是否出现分层现象。

3.相关病史

患者的年龄、职业;是否患有慢性呼吸道疾病、心脏病;有无颅脑疾病、癔症病史;有无吸烟史及过敏史;有无呼吸道传染病接触史及有害气体接触史。

4.伴随症状

咳嗽伴有发热多见于呼吸道感染、急性渗出性胸膜炎等;咳嗽伴呼吸困难多见于气道阻塞、重症肺炎和肺结核、胸膜病变、肺淤血、肺水肿等;咳嗽伴胸痛见于胸膜疾病或肺部病变累及胸膜;咳嗽伴大量咯血常见于支气管扩张症及空洞型肺结核。

5.咳嗽咳痰的身心反应

有无长期剧烈、频繁咳嗽所致的头痛、疲劳、食欲减退、胸腹疼痛、睡眠不佳、精神萎靡、情绪不稳定、眼睑水肿和尿失禁等;注意患者生命体征的变化及胸部体征;剧咳者警惕自发性气胸、咯血、胸腹部手术伤口的开裂等;痰液不易咳出者有无肺部感染的发生和加重。

6.诊疗及护理经过

是否服用过止咳祛痰药物,其药物种类、剂量及疗效;是否使用过促排痰的护理措施,效果如何。

(六)发绀的护理评估要点

1.发绀的发生情况

发生的年龄、起病时间、可能诱因、出现的急缓。

2.发绀的特点及严重程度

注意发绀的部位及范围、青紫的情况,是全身性还是局部性;发绀部位皮肤的温度,经按摩或加温后发绀能否消退;发绀是否伴有呼吸困难。

3.相关病史

有无心肺疾病及其他与发绀有关的疾病史;是否出生及幼年时期就发生发绀;有无家族史;有无相关药物、化学物品、变质蔬菜摄入史,以及在持久便秘情况下过食蛋类或硫化物病史等。

4.伴随症状

急性发绀伴意识障碍见于某些药物或化学物质急性中毒、休克、急性肺部感染、急性肺水肿等;发绀伴杵状指见于发绀型先天性心脏病、某些慢性肺部疾病;发绀伴呼吸困难见于重症心、肺疾病、气胸、大量胸腔积液等。

5.诊疗及护理经过

是否使用过药物,其种类、剂量及疗效;有无氧气疗法的应用,给氧的方式、浓度、流量、时间及效果。

(七)心悸的护理评估要点

1.心悸的特点

注意心悸发作的时间、频率、性质、诱因及程度。是休息时出现还是活动中发生;是偶然发作还是持续发作;持续时间与间隔时间的长短;发作前有无诱因;起病及缓解方式;严重程度;发作当时的主观感受及伴随症状;如是否心跳增强、心跳过速、心跳不规则或心跳有停顿感,有否胸闷、气急、呼吸困难等。

2.相关病史

有无器质性心脏病、内分泌疾病、贫血、神经症等病史;有无烟、酒、浓茶、咖啡的嗜好;有无阿托品、氨茶碱、麻黄碱等药物的使用;有无过度劳累、精神刺激、高热、心律失常等。

3.伴随症状

心悸伴呼吸困难见于心力衰竭、重症贫血等;心悸伴晕厥抽搐见于严重心律失常所致的心源性脑缺血综合征;心悸伴心前区疼痛见于心绞痛、心肌梗死、心肌炎、心包炎和心脏神经功能症等;心悸伴食欲亢进、消瘦、出汗见于甲状腺功能亢进症;心悸伴发热见于风湿热、心肌炎、心包炎、感染性心内膜炎等。

4.心悸的身心反应

注意生命体征及神志的变化,观察有无呼吸困难、意识改变、脉搏异常、血压降低和心律失常等;评估心悸对心脏功能及日常活动自理能力的影响,有无心悸引起的心理反应及情绪变化。

5.诊疗及护理经过

是否向患者解释过心悸症状本身的临床意义;是否使用过镇静剂和抗心律失常药物,其药物种类、剂量及疗效;有无电复律、人工心脏起搏治疗;已采取过哪些护理措施、效果如何。

(八)黄疸的评估要点

1.黄疸的特点

注意发生的急缓,是间断发生还是持续存在;皮肤黏膜及巩膜黄染的程度、色泽;尿液及粪便颜色的改变;有无皮肤瘙痒及其程度等。

2.相关病史

有无溶血性疾病、肝脏疾病、胆道疾病等病史;有无肝炎患者密切接触史或近期内血制品输注史;有无长期大量酗酒及营养失调;如有 G-5-PD 缺乏症还应注意有无食用蚕豆等病史。

3.伴随症状

黄疸伴寒战、高热、头痛、腰痛、酱油色尿多见于急性溶血;黄疸出现前有发热、乏力、食欲减退、恶心呕吐,黄疸出现后症状反而减轻者,甲型病毒性肝炎的可能性大;黄疸伴食欲减退、消瘦、蜘蛛痣、肝掌、腹水和脾大等应考虑肝硬化;黄疸伴右上腹剧烈疼痛见于胆道结石或胆道蛔虫等。

4.黄疸的身心反应

注意有无贫血外貌及急性溶血的全身表现;有无恶心、呕吐、腹胀、腹痛、腹泻或便秘等消化道症状;有无皮肤黏膜出血;有无因严重瘙痒而致皮肤搔抓破损,或影响休息和睡眠;有无巩膜、皮肤明显黄染而产生病情严重的预感及焦虑、恐惧等情绪反应。

5.诊疗及护理经过

注意与黄疸有关的实验室检查结果,以利于 3 种类型黄疸的鉴别;有否做过创伤性的病因学检查;治疗及护理措施,效果如何。

(九)意识障碍的护理评估要点

1.起病情况

起病时间、发病前有无诱因、病情进展情况及病程长短等。

2.意识障碍的程度

根据患者对刺激的反应,回答问题的准确性、肢体活动情况、痛觉试验、神经反射等判断有无意识障碍及程度。也可以按格拉斯哥昏迷评分表(GCS)对意识障碍的程度进行评估。

3.相关病史

有无急性重症感染、原发性高血压、严重心律失常、糖尿病、肺性脑病、肝肾疾病、颅脑外伤及癫痫等病史;有无类似发作史;有无毒物或药物接触史等。

4.伴随症状

先发热后有意识障碍可见于重症感染性疾病;先有意识障碍然后有发热见于脑出血、蛛网膜下腔出血等;意识障碍伴高血压可见于脑出血、高血压脑病、尿毒症等;意识障碍伴低血压可见于感染性休克等;意识障碍伴呼吸缓慢可见于吗啡、巴比妥类、有机磷等中毒;意识障碍伴偏瘫见于脑出血、脑梗死、颅内占位性病变;意识障碍伴脑膜刺激征见于脑膜炎、蛛网膜下腔出血等。

5.意识障碍的身体反应

定时测量生命体征,观察瞳孔变化。注意有无大小便失禁;有无咳嗽反应及吞咽反射的减弱及消失;有无肺部感染或尿路感染的发生;有无口腔炎、结膜炎、角膜炎、角膜溃疡;有无营养不良及压疮形成;有无肢体肌肉挛缩、关节僵硬、肢体畸形及活动受限。

6.诊疗及护理经过

是否做过必要的辅助检查以明确诊断;消除脑水肿、保持呼吸道通畅、给氧、留置导尿管、抗感染,防止并发症;治疗和护理措施的应用及疗效等。

(十)恶心与呕吐的护理评估要点

1.恶心与呕吐的特点

注意呕吐前有无恶心的感觉;呕吐的方式是一口口吐出、溢出或喷射性;恶心与呕吐发生的时间,是晨间还是夜间;呕吐的原因或诱因;与进食有无关系;吐后是否感轻松;呕吐是突发,还是经常反复发作,病程的长短;呕吐的频率等。

2.呕吐物的特征

注意呕吐物的性质、气味、颜色、量及内容物,观察是否混有血液、胆汁、粪便等。

3.相关病史

有无消化系统疾病、泌尿及生殖系统疾病、中枢神经系统、内分泌代谢疾病等病史;有无进食不洁饮食及服药史;有无腹部手术史、毒物及传染病接触史;有无精神因素作用;女性患者要注意月经史。

4.伴随症状

呕吐伴剧烈头痛、意识障碍常见于中枢神经系统疾病;呕吐伴右上腹痛与发热、寒战、黄疸应考虑为胆囊炎或胆石症等;呕吐伴眩晕、眼球震颤见于前庭器官疾病;呕吐伴腹痛、腹泻多见于急性胃肠炎或细菌性食物中毒。

5.恶心与呕吐的身心反应

观察生命体征,有无心动过速、呼吸急促、血压降低、直立性低血压等血容量不足的表现;有无失水征象,如软弱无力、口渴、皮肤干燥、弹性减低及尿量减少等;有无食欲减退、营养不良及上消化道出血;儿童、老人意识障碍者应注意面色、呼吸道是否通畅等,警惕有无窒息情况发生。注意患者的精神状态,有无疲乏无力,有无痛苦、焦虑、恐惧等情绪反应。

6.诊疗及护理经过

是否做过呕吐物毒物分析;血电解质及酸碱平衡的监测结果;是否已做胃镜、腹部B超、X射线钡餐等辅助检查;治疗的方法及使用药物的种类、剂量、疗效;已采取的护理措施及效果。

(郑 鑫)

第二节 颅内压监测

颅内压监测(intracranial pressure monitoring,ICPM)是将导管或微型压力传感器探头安置于颅腔内,导管与传感器的另一端与颅内压(intracranial pressure,ICP)监护仪连接,将 ICP 压力动态变化转为电信号,显示于示波屏或数字仪上,并用记录器连续描记出压力曲线,以便随时了解 ICP 的一种技术。根据 ICP 高低及压力波型,可及时准确地分析患者 ICP 变化,对判断颅内病情、脑水肿情况和指导临床治疗、估计预后等方面都有重要参考价值。

一、概述

颅内压(ICP)系指颅腔内容物对颅腔壁的压力,它由液体静力压和血管张力变动所致压力两个因素所组成,通过生理调节,维持着相对稳定的正常颅内压。通常以侧卧位时脑脊液压力为代表。穿刺小脑延髓池或侧脑室,以测压管或压力表测出的读数,即为临床的颅内压力。这一压力与侧卧位腰椎穿刺所测得的脑脊液压力接近,故临床上都用后一压力为代表。正常成人在身体松弛状态下侧卧时的腰穿或平卧测脑室内的压力为 0.7～1.8 kPa(5.0～13.5 mmHg),儿童为 0.5～1.0 kPa(3.8～7.5 mmHg)。平卧时成人颅内压持续超过正常限度 2.0 kPa(15 mmHg),即为颅内高压。临床分类如下。①轻度颅高压:ICP 2.0～2.7 kPa(15～20 mmHg)。②中度颅高压:ICP 2.8～5.3 kPa(21～40 mmHg)。③重度颅高压:ICP＞5.3 kPa(40 mmHg)。如不能及早发现和及时处理颅高压,可导致脑灌注压降低、脑血流量减少及脑缺血缺氧,造成昏迷和脑功能障碍,甚至发生脑疝,危及伤病员生命。

持续颅内压监测对受到颅内高压(ICH,intracranial hypertension)威胁的患者应常规应用,以利患者的抢救。国内外均有文献表明,在对严重颅脑外伤的患者应用颅内压监测的情况下,由于能早期发现颅内高压以及减少治疗的盲目性,与未行颅内压监测者相比,其病死率较低、疗效较好。

因为中枢神经系统的功能状态与颅内高压的临床表现与颅内压的水平并非绝对一致,尤其是在早期,临床上可无任何表现,而实际测量颅内压已有增高。因此,对严重颅内高压的患者应用颅内压监测,可在颅内高压造成中枢神经系统继发性损害之前即发现颅内高压,从而能够及早进行治疗。此外颅内压监测对诊断与预后的许多方面也有重要意义。

MRI 与 CT 以判断颅内形态方面的变化为主,而颅内压监测则以观察颅内压的动态变化为主,它属于生理变化方面的临床指标。前者不能代替后者。

二、颅内高压的发生机制

在颅缝闭合后,颅腔内的容积即相对固定不变。颅腔内容物主要为脑、血液和脑脊液。因此,颅腔容积即相当于三者的总和,可用公式表示为:颅腔容积＝脑组织体积＋脑血容量＋脑脊液量。此三者的总体积与颅脑总容积保持动态平衡,维持颅内压在正常水平。正常情况下,成人的颅腔容积为 1 400～1 500 mL,其中脑组织的体积为 1 150～1 350 mL。脑脊液量约占颅腔容积的 10％,而血液则依据血流量的不同占总容积的 2％～11％。

颅腔是一个容积相对固定的骨腔,脑、脑脊液和血液三者所占容积保持相对恒定的比例关系,以维持正常颅内压。在正常情况下,为维持脑组织最低代谢所需的脑血流量为 32 mL/(100 g·min)[正常为 54～65 mL/(100 g·min)],全脑血流量为 400 mL/min(正常 700～1 200 mL/min),脑血管内容量应保持在 5 mL 以上,脑血容量可被压缩的容积占颅腔容积的 3% 左右。脑脊液是颅内三种内容物中最易变动的成分,在脑室、脑池和颅内蛛网膜下腔的脑脊液量,约在 75 mL,约占颅腔容积的 5.5%。当某一颅内容物的体积或容量有改变时,为了保持颅腔内容积与颅内容物体积之间的平衡,其他颅内容物的体积或容量就可能发生减缩或置换,以维持正常的颅内压(Monroe-Kellie 学说)。通常脑组织的压缩性很小,体积在短期内不可能缩小。因此,颅内压力主要依靠脑脊液或脑血容量的减少来缓冲。当发生颅内高压时,首先通过脑脊液减少分泌、增加吸收和部分被压缩出颅以缓解颅内压升高,继之再压缩脑血容量。而在这两者中,脑血流量的减少相对有限,它必须要保持在相对稳定的范围内以保证正常脑功能。因此,可供缓解颅内高压的代偿容积约为颅腔容积的 8%。

颅腔容积仅有 8% 的缓冲体积,若颅腔内容物的体积或容量超过颅腔容积的 8%,则会出现颅内压增高。如颅内出血、广泛脑挫裂伤、颅内肿瘤、脑水肿或脑肿胀、脑梗死和脑积水等,当其增加体积超过代偿容积后,即可出现颅内高压。

三、神经外科 ICP 监护的适应证

(一)颅脑损伤

凡是颅脑损伤患者格拉斯哥昏迷分级十分(glasgow coma scale,GCS)≤8 分者,均适于行 ICP 监护。在诊断上,ICP 监护有助于原发性与继发性脑干损伤的鉴别,原发性脑干损伤的患者,临床表现严重而 ICP 多正常。颅脑损伤患者在 ICP 监护过程中,如 ICP 逐渐出现上升趋向,并高于 5.33 kPa,提示有继发颅内血肿的可能,需要紧急手术;ICP 保持在正常水平时多无须手术。在治疗方面,如 ICP 在 2.67 kPa 波动,多属一般性脑水肿的反应,首先应纠正呼吸道不畅,控制躁动,保持适宜的体位,发热时应降低体温。如 ICP>3.33 kPa,持续上升,应开始降压治疗。

(二)颅内肿瘤

颅内肿瘤患者术前、术中与术后均可应用 ICP 监护以了解 ICP 的变动。术前 2～3 天,应用脑室法 ICP 监护,既可测压、又可以通过脑室引流,使 ICP 维持在 2.0～2.67 kPa 之间,可以缓解颅内高压危象,有利于肿瘤切除及提高患者对手术的耐受力。术后监护有利于早期发现术后颅内血肿等并发症,并指导抗脑水肿的治疗。

(三)蛛网膜下腔出血

蛛网膜下腔出血后常合并脑积水。脑室法 ICP 监护,可了解颅内压变化,同时行脑脊液引流,具有减少蛛网膜下腔积血、减轻脑血管痉挛与脑水肿的作用。

(四)脑积水与脑水肿

ICP 监护可以了解 ICP 变化,反映脑积水、脑水肿的状况,以判断脑脊液分流手术效果。同时行脑脊液引流,暂时使颅内高压缓解,也可促进脑水肿消退。

(五)其他

凡因其他原因导致 ICP 增高而昏迷的患者多存在脑缺氧与脑水肿,也可考虑用 ICP 监护。

四、颅内压监测方法和持续时间

对于急性颅脑创伤、脑出血等颅内高压患者,腰椎穿刺有导致脑疝的危险。所以,不推荐作为临床颅内压力监测的方法。目前 ICP 监测可以分为无创及有创两大类。无创的方法有多种,如采用前囟测压、测眼压、经颅多普勒超声测脑血流、生物电阻抗法及鼓膜移位测试法等,但无创颅内压监测尚处于研究阶段和临床试用阶段,其精确度和稳定性仍然无法判断。所以,不推荐临床应用。目前用于临床的 ICP 监测多为有创方式。

(一)ICP 监护的测压方式

根据压力传感器是否直接置于颅内,ICP 监测测压方式可以分为下列两类。①植入法:通过头皮切口与颅骨钻孔,将微型传感器置入颅内,又称体内传感器或埋藏传感器法。传感器直接置于脑室、硬脑膜外、硬脑膜下、蛛网膜下腔或脑实质内等处,使之与脑膜或脑实质接触而测压。近年来应用新发展光导纤维传感器装置技术,将此型传感器代替传统压触式传感器,具有"零点"不漂移优势,更适于连续监测 ICP 变化的特点。去骨瓣术后患者也可采用此法进行 ICP 监护。②导管法:一般按侧脑室穿刺引流法,在侧脑室内置入一条引流导管,借引流出的脑脊液或生理盐水充填导管,将导管与体外之传感器连接,通过导管内液体对颅内压进行传导、并与传感器连接而测压。

(二)ICP 监护方法

ICP 监护方法常用的有脑室内压、硬脑膜外压、脑组织内压监测三种方法。

1.脑室内压监护

脑室内压监护步骤与技术如下。

(1)侧脑室穿刺与导管置入:一般选择侧脑室前角穿刺,穿刺点在冠状缝前 2 cm、中线旁 2.5 cm之交点。切开头皮,做颅骨钻孔及前角穿刺,穿刺深度 4~6 cm。进入脑室后,安置导管于侧脑室内。

(2)将导管从另一头皮小切口引出于颅外,与颅内压传感器及颅内压监护仪连接。

(3)颅内压监测:如导管位于侧脑室内并且很通畅,即在仪器压力记录仪及示波屏上显示出脑脊液曲线,脑脊液压力搏动与脉搏同步跳动,说明仪器运转正常。

(4)将传感器固定并保持在室间孔水平。颅内压监护期间,光导纤维传感器预先调零后,可以连续监测不会发生零点漂移。应用液压传感器,应定时调整零点,以保证数据的准确性。本法的优点是方法简便,测压准确,是 ICP 监测的"金标准",可以兼做脑室引流减压;其缺点是易并发颅内感染,ICP 增高致脑室受压、变窄及移位时,脑室穿刺及安管较困难。一般监护时间不宜超过 5 天,以免增加颅内感染的机会。

2.硬脑膜外压监护

此法利用光导纤维微型扣式传感器,采用钻孔方法,将传感器安置于钻孔下方之硬脑膜外腔(术中注意将传感器放平)。对于手术患者,可以将传感器探头置于术区硬脑膜外。此种监测方法,由于硬脑膜完整,并发颅内感染的机会较少,因此,可以延长监护时间。但如果传感器探头安置不够平整,与硬脑膜接触不均匀,可能影响压力测定的准确性。

3.脑组织内测压监护

将传感器直接插入脑实质内,进行压力监护,仪器连接方式同前。监护完毕时,拔出脑内导管或取出传感器。

各种 ICP 监测方法按照它们的精确性、稳定性和引流 CSF 的能力来比较,按性能优劣依次排序如下。①脑室内装置:探头顶端压力感受器或带有一根外接压力传感器的液体传导导管;②脑实质内装置:探头顶端压力传感器;③硬膜下装置:探头顶端压力传感器;④硬膜外装置:探头顶端压力传感器。

(三)颅内压监护注意事项

(1)监护前调整记录仪与传感器的零点。为了获得准确的监护数据,监护的零点参照点,一般位于外耳道水平的位置,ICP 监护时患者保持平卧或头高 10°～15°。

(2)注意保持适当的体位,使呼吸道通畅,患者躁动时,酌情使用镇静药以免影响监护。高热时给予降体温措施。

(3)严密预防感染。ICP 监护整个操作过程中,从传感器的安置、日常监护管理以及传感器的取出,均需要严格执行无菌操作技术。监护时间一般 3～5 天,不宜过长。

(4)急性颅脑创伤患者根据脑损伤和脑水肿程度、临床病情变化和颅内压力变化决定监测持续时间,通常为 7～14 天。

五、颅内压监测的并发症

有创 ICP 监测技术可能发生的并发症包括感染、出血、阻塞和移位。大量临床应用表明有创 ICP 监测技术的并发症不常见。颅内植入压力感受器会出现压力漂移,通常在 1 周连续监测情况下,发生 0.1～0.4 kPa(1～3 mmHg)压力漂移。

六、颅内压监测的临床价值

(一)早期发现颅内病情变化、早期处理

在 ICP 轻、中度增高的早期,生命体征(脉搏、血压及呼吸等)、神志、瞳孔尚无明显变化的时候,颅内压监测便可显示 ICP 增高的情况及增高的程度。因此,ICP 监测可以在颅内高压出现相关症状和体征之前,及早发现 ICP 增高,提醒临床及时行头颅 CT 扫描,能早期发现迟发性血肿及术后血肿,以便早期进行处理。

(二)判断脑灌注压与脑血流量

脑血流量(cerebral blood flow,CBF)大小取决于脑灌注压(cerebral perfusion pressure,CPP),而 CPP 与平均动脉压、平均颅内压、脑血管阻力等因素密切相关。但当 ICP＞5.3 kPa(40 mmHg)、CPP＜6.7 kPa(50 mmHg)时,脑血管自动调节机制失调,脑血管不能相应扩张,则 CBF 急剧下降。当 ICP 上升接近平均动脉压水平时,颅内血流几乎完全停止,患者处于严重脑缺血状态,患者可以在 20 秒内进入昏迷状态,4～8 分钟可能发生不可逆脑损害,甚至死亡。因此,在监测 ICP 的同时监测平均动脉压,获得 CPP 信息,有可能防治不可逆脑缺血、缺氧发生。

(三)指导临床治疗

ICP 监测对指导治疗颅内高压有重要意义。医师可根据 ICP 的客观资料随时调整治疗方案。特别是对于甘露醇使用指征和剂量、亚低温治疗指征与时程以及是否行去骨瓣减压有十分重要价值。

(四)有助于提高疗效,降低病死率

由于 ICP 监测技术能早期发现 ICP 增高,及时指导临床正确应用降颅内压药物,早期发现和清除迟发性颅内血肿,及时行去骨瓣减压、防治脑疝形成。因此,ICP 监测技术有助于提高颅

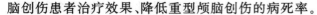

脑创伤患者治疗效果、降低重型颅脑创伤的病死率。

（五）及早判断患者预后

ICP监测技术能早期预测重型颅脑创伤患者的预后，对于临床医师和患者家属有一定指导作用。

（郑　鑫）

第三节　呼吸功能监测

进行机械通气的患者都存在不同程度的原发性或者继发性呼吸功能损害，呼吸功能状态常常决定着这些患者的病情严重程度和治疗成败，因此，治疗过程中需要密切监测呼吸功能。近年来，随着机械通气理论和实践的发展，危重病病理生理的深入研究与电子计算机技术和传感技术的不断融合，导致了呼吸机智能化程度不断增强。临床上，呼吸功能监测的指标可以通过数据、各种波形或者动态趋势图表示，包括呼吸力学监测、肺容积监测、呼吸功监测等，我们通过分析连续性的监测数据，有利于及时采取相应诊治措施，有利于判断治疗效果和评估预后。

一、压力监测指标

压力监测一般指气道压力监测，气道压力在每一个呼吸周期内不断变化，常用的指标有峰压（P_{peak}）、平台压（P_{plat}）、呼气末气道正压（PEEP）等。P_{peak}指呼吸周期中压力感受器显示的最大压力，其数值过高会造成气压伤，原则上不能超过$3.92\sim4.41$ kPa（$40\sim45$ cmH$_2$O）；P_{plat}指吸气末屏气，压力感受器显示的气道压力，实际上反映吸气末最大的肺泡跨壁压，原则上P_{plat}应该控制在2.94 kPa（30 cmH$_2$O）以下；PEEP指呼气末的气道压力，PEEP$_i$是指PEEP为0时的呼气末肺泡压力，PEEP可以改善气体在肺内的分布，但如果时间过长或者设置过高，会对循环系统造成不利影响。P_{peak}与P_{plat}主要反映气道阻力（包括人工气道和管路），二者差值越大，说明气道阻力越大。P_{plat}与PEEP之差主要反映肺组织弹性阻力，差值越大，阻力越大。P_{peak}下降至P_{plat}的坡度和持续时间反映肺组织的黏性阻力，坡度越大肺组织的黏性阻力越大。

二、流量监测指标

机械通气时吸气相流速的形态可由呼吸机设置，呼气相流速的形态是由系统顺应性和气道阻力决定。临床上常用的吸气流速波形为减速波，气流为减速气流时平均气道压力高、峰压低，且接近呼吸生理，因此，减速波得到了广泛应用。

流量-时间曲线可以判断PSV模式的呼气转换水平，PCV或A/C时的吸气时间是否足够，有无屏气时间；判断气流阻塞导致的PEEP$_i$的高低以及气道扩张药的疗效。当呼气末流速未降至0（回到基线），说明存在PEEP$_i$，较高的呼气末流速对应较高的PEEP$_i$。应用支气管扩张剂后呼气峰流速增加，回复基线的时间缩短，提示病情有改善。如果管路中冷凝水积聚、气道内分泌物多以及气道痉挛等，流速曲线出现锯齿样变化。

三、容量监测指标

(一)潮气量和分钟通气量

容量是流量对时间的积分,多数呼吸功能够监测潮气量(V_T),而分钟通气量则是潮气量与呼吸频率的乘积。正常人的 V_T 一般为 $5\sim10$ mL/kg,其中一部分进入肺泡内能够有效地进行气体交换即肺泡容量,另一部分则进入传导气道和完全没有血流的肺泡,即无效腔。一般无效腔占 V_T 的 $1/4\sim1/3$,相当于 $2\sim3$ mL/kg。正常人的分钟通气量约为 6 L/min。机械通气时应该根据不同疾病和同一疾病的不同阶段选择合适的呼吸频率(RR)和 V_T,例如在严重支气管哮喘和 ARDS 患者均应选择小 V_T,但前者 RR 应较慢,后者 RR 应较快,如果人机对抗,适当应用镇静药抑制自主呼吸。对于肺外疾病导致的呼吸衰竭或者 COPD 患者相对稳定时可选择深慢呼吸,即大 V_T 慢 RR。一般情况下 V_T 的变化与 RR 有关,RR 增快,V_T 变小;反之 V_T 增大,RR 减慢。如果 V_T 增大伴 RR 增快常常提示肺组织严重损伤或者水肿。

定压通气是通过调节吸气压力来改变潮气量的,因而潮气量相对不稳定,可随着患者气道阻力及顺应性的变化而发生变化。定容通气时由于管路的顺应性,患者实际通气潮气量也略低于设定的潮气量。潮气量-时间曲线也可以用来判断回路中有无气体泄漏以及反映呼气阻力。如有漏气,呼气量少于吸气量,潮气量曲线呼气支不能回到基线而开始下一次吸气。如果潮气量曲线呼气支呈线性递减而非指数递减,而且恢复至基线的时间延长,提示呼气阻力增高。

(二)肺活量

肺活量正常为 $60\sim80$ mL/kg,是反映肺通气储备功能的基本指标。

(三)功能残气量

正常人功能残气量为 40 mL/kg,或者占肺总量的 $35\%\sim40\%$。体位改变会影响功能残气量。

四、气流阻力指标

气流阻力指控制通气时,整个呼吸系统的黏性阻力,包括气道、肺和胸廓的黏性阻力。一般来说,气流阻力主要反映气道阻力的变化。

吸气阻力(R_i)=($P_{peak}-P_{plat}$)/(V_T/T_i)

呼气阻力(R_e)=($P_{plat}-PEEP$)/V_{max}

V_{max} 指呼气初期的流速。阻力增大,说明气道分泌物增加或气道痉挛,也可能是肺组织水肿、肺泡萎陷不张或者胸腔积液。

五、顺应性指标

机械通气时一般测定呼吸系统的总顺应性,分为静态顺应性(C_S)和动态顺应性(C_{dyn})。C_S 反映气流消失后单位压力变化时 V_T 的变化,其计算公式是:$C_S=V_T/(P_{plat}-PEEP)$,其正常值为 $60\sim100$ mL/ cmH$_2$O,CS 主要反映胸肺弹性阻力的变化;C_{dyn} 则为呼吸运动时,即气流存在时单位压力变化时 V_T 的变化,其计算公式是:$C_{dyn}=V_T/(P_{peak}-PEEP)$,其正常值为 $50\sim80$ mL/ cmH$_2$O,C_{dyn} 不仅受胸肺弹性阻力的影响,也受气道阻力和黏性阻力等变化的影响。

六、呼吸中枢驱动能力和呼吸肌力量指标

吸气用力开始 0.1 秒时对抗闭合气道产生的气道压,通常记录开始吸气 0.1 秒时的口腔压

力,称为口腔闭合压($P_{0.1}$),正常人<0.2 kPa(2 cmH$_2$O)。$P_{0.1}$可用来评价呼吸中枢的驱动水平。

最大吸气压(P_{Imax})标准方法是在FRC位,用单向活瓣堵塞吸气口,并迅速进行最大努力吸气,用压力表直接测定或者传感器间接测定,该值可以反映患者的自主呼吸能力,是呼吸肌和腹肌等辅助呼吸肌力量的综合反映。其正常值为$-9.81\sim-4.90$ kPa($-100\sim-50$ cmH$_2$O)。$P_{Imax}>-1.96$ kPa(-20 cmH$_2$O),一般需要机械通气。而机械通气患者,$P_{Imax}<-2.45$ kPa(-25 cmH$_2$O),撤机较易成功。

$P_{0.1}$和最大经膈压(P_{dimax})的监测一般需要留置食管气囊,以食管内压代替胸内压。

P_{dimax}是反映各肌收缩力量的准确指标,用一条带气囊的双腔管道,分别测定吸气时胃内和食管内的压力,两者的差值即为经膈压。在FRC位做最大努力吸气所测得的经膈压为P_{dimax},正常P_{dimax}为$7.85\sim21.58$ kPa($80\sim220$ cmH$_2$O)。

膈肌肌电图(EMG)常用食管法测定,根据EMG的功率频谱评价膈肌功能,一般应用中位频率(Fc)、高位频率(H,$150\sim250$ Hz)与低位频率(L,$20\sim50$ Hz)的比值(H/L)表示。正常值范围:Fc为$70\sim120$,H/L为$0.3\sim1.9$。临床上需要动态观察,较基础值下降20%以上,提示可能有膈肌疲劳。

七、呼吸功指标

克服整个通气阻力(主要是气道阻力和胸肺组织的弹性阻力)所做的功称为呼吸功,因为吸气主动、呼气被动,所以呼吸功一般指吸气功,一般用胸腔压力变化与容积变化的乘积或者P-V曲线的面积来计算呼吸功。但是存在较高通气阻力,尤其是存在PEEP$_i$和较高气流阻力情况时,在吸气初期存在呼吸肌做功但无容量的变化,也就是说患者的触发功增加,因此,上述计算方法有时低估了实际做功量。理论上流速触发可以减少触发功,更接近于生理。呼吸功包括呼吸肌和呼吸机做功两部分,原则上应该充分发挥自主呼吸做功,但在呼吸肌疲劳时应尽量减少自主呼吸做功。

八、呼吸形式的监测

呼吸频率(RR)是反映病情变化较敏感的指标,呼吸动力不足或者通气阻力加大均可增加RR。呼吸中枢兴奋性显著下降则RR明显减慢。由于通气模式或者参数调节不当也会影响RR,因此该指标特异性较差。呼吸节律对诊断呼吸中枢的兴奋性有一定的价值,但是焦虑患者常常出现不规则呼吸,高碳酸血症患者可以出现陈-施呼吸。

正常情况下,胸腹式呼吸同步,且以腹式呼吸为主。当呼吸肌疲劳或者胸廓结构变化时可以引起胸腹式呼吸幅度的变化,甚至胸腹矛盾运动。如果辅助呼吸肌如胸锁乳突肌、斜角肌等参与呼吸运动、张口呼吸或者出现吸气"三凹征"(吸气时胸骨上窝、锁骨上窝和肋间隙明显凹陷),则提示呼吸阻力显著增加、通气量不能满足需求或者呼吸肌疲劳。

九、吸、呼气时间比(I/E)和吸气时间分数(T_i/T_{tot})

关于I/E的监测和调节应该根据基础疾病和患者的耐受以及舒适程度进行针对性个体化的调节。气流阻塞性疾病应采用深、慢呼吸,适当延长呼气时间;限制性通气障碍的患者宜选择浅快呼吸,适当延长吸气时间;急性肺组织疾病患者宜采用深快呼吸(以快为主)。

T_i/T_{tot}是吸气时间/呼吸周期时间,一般呼吸肌在吸气时起作用,呼气时则由肺和胸廓的弹性回缩而驱动,正常人的 T_i/T_{tot} 值约为 0.3,一般不超过 0.35,如果延长至 0.4～0.5,则提示呼吸肌无力。

(郑 鑫)

第四节 循环功能监测

循环功能监测的目的在于能及时、准确发现各种循环功能异常,如容量负荷过重或不足、心律失常、循环阻力增高等,对于及时、合理地指导治疗,防止严重并发症及提高患者的救治成功率有重要的意义。

传统的循环功能监测项目包括观察意识表情、皮肤色泽、皮肤温度、触摸周围动脉搏动的频率和节律、测量动脉血压等,这些都是评估心功能和循环功能极有价值的指标。随着现代急危重症医学的发展,完整而系统的循环功能监测不仅要有以上的一般监测方法,还需要持续心电监护、直接或间接动脉血压监测、无创伤性和创伤性血流动力学监测等方法来共同实现。目前,临床上常用的循环功能监测方法如下。

一、一般监测

(一)意识状态

循环系统的功能状态变化可直接引起中枢神经系统的血流灌注量改变从而影响脑功能的表达,因此,意识状态是循环功能的直接观察指标。患者如出现意识障碍如嗜睡、意识模糊、谵妄、昏迷,或出现表情异常,如烦躁、焦虑或淡漠、迟钝,甚至意识丧失,在排除了神经系统疾病之后,主要反映循环功能障碍的加重。

(二)心率

正常成人心率 60～100 次/分,监测心率可反映心血管功能状态的变化。心率增快,可能是循环血量丢失的早期征象,这种反应可先于血压及中心静脉压的变化或与两者同时出现。合并感染的患者,机体代谢率增高,需有足够的心排血量才能满足机体代谢的需要。根据 CO(心排血量)=SV(心搏量)×HR(心率),适当提高心率有利于提高心排血量。当心率>150 次/分,心动周期缩短,舒张期充盈不足,CO 明显减少,且增加耗氧量。监测心率可以及时发现心动过速、心动过缓、期前收缩和心搏骤停等心律失常。

(三)呼吸状态

呼吸状态的改变可以间接反映循环功能的改变。例如,急性左心衰竭表现为阵发性呼吸困难,休克、创伤或重症感染的患者早期呼吸多浅快,呈现呼吸性碱中毒,随着病情发展可出现酸中毒,严重时可出现呼吸窘迫。

(四)尿量

心排血量减少,循环功能不良必将导致肾脏血流灌注减少。临床上患者出现少尿或者无尿,尿比重升高时,需观察每小时尿量、尿比重。当每小时尿量<30 mL,尿比重增加时,如果排除了肾性和肾后性因素,即表示出现了组织灌注不足或循环衰竭。

(五)颜面、口唇和肢端色泽

当周围小血管收缩及微血管血流减少,如急性失血、创伤或剧痛时,临床上可出现面颊、口唇及皮肤色泽由红润转为苍白,甚至发绀;急性心功能不全发作时表现为面色青灰、口唇发绀;重症感染发展至微循环障碍时可表现为发绀。

(六)毛细血管充盈时间和肢端温度

毛细血管充盈时间延长是微循环灌注不良及血液淤滞的表现,是反映周围循环状态的指标。如果在保暖的状态下,仍然出现四肢末端温度下降四肢冰凉,可以证实周围血管收缩,皮肤血流减少,是反映周围循环血容量不足的重要指标。

二、心电监护

心电监护是急诊室和重症监护病房最基本的床旁监测项目,临床心电监护的直接目的是及时发现、识别和确诊各种心律失常,最终目的是对各种致命性心律失常进行及时有效的处理,减低心律失常猝死率,提高急危重症患者抢救成功率,同时确保手术、特殊检查与治疗的安全。心电监护具有以下临床意义。

(一)及时发现和诊断致命性心律失常及其先兆

这是心电监护的主要目的,通过动态观察心律失常的发展趋势和规律,可预示致命性心律失常的发生。如某些急性器质性心脏病患者出现进行性增加的高危险性室性期前收缩,应警惕和预防随后可能出现的致命性心律失常。

(二)指导抗心律失常治疗

通过心电监护不仅可及时发现心律失常,初步确定心律失常的类型和程度,还能有效评价各种治疗措施的疗效及不良反应。

(三)监测电解质紊乱

电解质紊乱可影响心脏电生理活动,出现心电图的改变,诱发各种心律失常。通过心电监护可及时发现并对已经处理的患者进行疗效评价。

(四)手术监护

对各种手术,特别是心血管手术的术前、术中、术后及各种特殊检查和治疗过程中实行心电监护,以及时发现可能出现的并发症并迅速采取救治措施。

(五)指导其他可能影响心电活动的治疗

当非抗心律失常治疗措施有可能影响到患者的心电活动时,也可进行心电监护以指导治疗。

三、血流动力学监测方法

血流动力学监测是通过监测患者循环系统各部位的压力,同时监测心排血量(CO)、外周血管阻力(SVR)、肺血管阻力(PVR),结合氧动力学计算氧输送量(DO_2)、氧消耗量(VO_2)等参数,对患者循环功能异常作出判断,同时进行针对性和恰当的治疗。

(一)动脉压监测

动脉压监测分为无创血压监测和创伤性动脉压监测。

无创动脉压监测可采用人工袖套测压法或电子自动测压法,需注意袖带绑缚的位置正确(肘上 2 cm)及松紧度适宜(可伸入一到两指);电子自动测压时需注意避免频繁测压、测压时间过长或测压间隔太短,有可能发生疼痛、上肢水肿、血栓性静脉炎等。

创伤性动脉压(ABP)监测:通过在周围动脉置入动脉导管,并经由换能器将机械性压力波转变为电子信号,由示波屏直接显示动脉压力波形和相关数值,并可连续监测、记录及分析。适用于各类危重患者、循环不稳定者。

1.置管途径

置管途径首选桡动脉,足背动脉及股动脉亦可酌情挑选;尽量避免行肱动脉穿刺置管,以防发生动脉血肿或阻塞引起前臂血供障碍。

2.测压装置

测压装置包括换能器、加压冲洗袋、冲洗液及连接管道等。

3.有创动脉压波形

创伤性动脉压监测不仅能连续、实时地获得患者血压的数值,其波形亦带给我们很多信息。正常的动脉压波形分为收缩期和舒张期,主动脉瓣开放和快速射血入主动脉时动脉压波迅速上升至峰顶;而血流从主动脉到周围动脉时波形下降至基线。下降支的重搏切迹是主动脉弹性回缩产生的。

(二)中心静脉压(CVP)监测

中心静脉压(CVP)监测是测定位于胸腔内的上、下腔静脉或右心房内的压力,衡量右心对排出回心血量能力的指标。操作简单方便,不需特殊设备,在临床上应用广泛。

1.建立静脉通路

建立静脉通路需经颈内静脉或锁骨下静脉穿刺置入深静脉导管,导管头端的位置以位于上腔静脉内为宜。

2.影响 CVP 测定值的因素

(1)导管位置:头端应位于右心房或近右心房的上、下腔静脉内。

(2)标准零点:以右心房中部水平线为标准零点,在体表的投射位置相当于仰卧位时第四肋间腋中线水平,患者体位发生改变应相应调整零点位置。

(3)胸膜腔内压:行机械通气的患者胸膜腔内压增高,影响测得的 CVP 数值。

3.CVP 数值

CVP 数值正常为 0.49~1.18 kPa(5~12 cmH$_2$O),通常认为<0.25 kPa(2.5 cmH$_2$O)提示心腔充盈欠佳或血容量不足,>1.47 kPa(15 cmH$_2$O)提示右心功能不全。但 CVP 的个体差异极大,临床上对其绝对数值的参考意义争论较大,通过动态观察其数值变化可能更有利于患者容量情况的判断。

4.CVP 波形分析

正常波形有 a、c、v 三个正波和 x、y 两个负波,波形与心脏活动和心电图之间有恒定的关系。

(三)肺动脉漂浮导管

该方法又称肺动脉导管法(PAC)。目前,Swan-Ganz 导管不但能测量传统的参数如 CVP、肺动脉压(PAP)、肺动脉嵌入压(PAWP)或称肺毛细血管嵌入压(PCWP)、连续心排血量(CCO)及每搏量(SV)等,新型的 Swan-Ganz 导管(图 9-1)与仪器还可以连续测量右心室舒张末期容量(RVEDV)和右心室收缩末容量(RVESV),因此,将压力监测与容量监测融为一体。应用 Swan-Ganz 导管的方法监测心排血量在多种方法中被临床视为"金标准"。同时可以监测外周血管阻力(SVR)与肺血管阻力(PVR),其计算方法与正常参考值,见表 9-1,在较多新型监护仪可以自动计算。

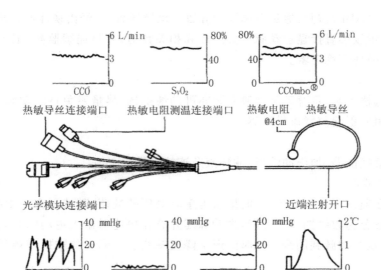

图 9-1　Swan-Ganz 漂浮导管的结构示意图

表 9-1　常用血流动力学监测参数与正常参考值

参数	缩写	单位	计算方法	正常参考值
平均动脉压	MAP	kPa	直接测量	10.9～13.6
中心静脉压	CVP	kPa	直接测量	0.8～1.6
肺动脉嵌顿压	PAWP	kPa	直接测量	0.8～1.6
平均肺动脉压	MPAP	kPa	直接测量	1.5～2.1
心排血量	CO	L/min	直接测量	5～6
每搏输出量	SV	mL/beat	CO/HR	60～90
心脏指数	CI	L/min·m²	CO/BSA *	2.8～3.6
外周血管阻力	SVR	dyne·s/cm⁵	80·(MAP-CVP)/CO	800～1 200
肺血管阻力	PVR	dyne·s/cm⁵	80·(MPAP-PAWP)/CO	＜250
氧输送指数	DO2I	mL/min·m²	$CI \cdot CaO_2 \cdot 10$	520～720
氧消耗指数	VO2I	mL/min·m²	$CI \cdot (CaO_2-CvO_2) \cdot 10$	100～180
氧摄取率	O2ER	%	$(CaO_2-CvO_2)/CaO_2$	22～30
动脉血乳酸	LA	mmol/L	直接测量	＜2.2
混合静脉血氧饱和度	SvO₂	%	直接测量	60～80

注：* BSA 为体表面积。

(四)脉搏指数连续心排血量(PiCCO)监测

一种较新的微创心排血量监测,是经肺温度稀释技术和动脉搏动曲线分析技术相结合的方法,能对心脏前负荷以及血管外肺水进行监测。

1.所需导管

中心静脉置管及股动脉放置 PULSION 导管。

2.操作方法

做 3 次经肺温度稀释法测量对脉搏曲线心排血量测量作校正,然后根据脉搏曲线变化可以连续监测。

3.优势

与漂浮导管比较,损伤较小,置管可能发生的并发症亦少;同时,PiCCO 可以监测胸腔内血容量(ITBV)及血管外肺水(EVLW),能够更准确、及时地反应体内液体情况。

(五)每搏输出量变异度(SVV)

根据 Frank-Starling 曲线,当回心血量超过一定程度后,心排血量不再随着心脏前负荷的增加而加大,呼吸对回心血量的影响也不会很大;反之,如果存在循环容量不足,随着呼吸而发生回心血量的周期性变化,导致心脏每搏输出量随之发生变化,即在基线的水平上产生一个变异度,即为 SVV。正常值应<13%,如果>13%,则提示继续扩容对提高心排血量仍有帮助。

(六)混合静脉血氧饱和度(SvO_2)及乳酸监测

对危重病和重大手术患者围术期血流动力学及组织氧供需平衡的评估有重要意义。

1.SvO_2

SvO_2 指肺动脉血的血氧饱和度,即经过全身机体摄氧、代谢后的静脉血在右心混合后所残留的氧含量,反映了全身供氧和耗氧之间的平衡,正常值为 60%~80%,当发生贫血、心排血量降低(低血容量、心源性休克等)时,氧供减少,则 SvO_2 值降低。临床上通常以上腔静脉血氧饱和度($ScvO_2$)来代替较难获取的 SvO_2;$ScvO_2$ 或 SvO_2 降低提示全身低灌注状态。《SSC2008 脓毒症救治国际指南》中作为重要的要点强调了旦期目标治疗(EGDT),推荐意见指出,应在最初的6小时之内,通过液体复苏与循环支持,使 $ScvO_2$ 达到 70%,或 SvO_2 达到 65%。

2.乳酸

当机体处于应激状态时,组织氧利用度提高,若存在循环容量不足,氧供难以满足机体需要,则出现无氧代谢,乳酸值升高,并大于 4 mmol/L。近年来,许多临床循证依据证明了严重脓毒症与脓毒性休克的患者,血乳酸是可以反应预后的重要临床依据。同时,乳酸也是救治严重脓毒症与脓毒性休克患者疗效评价的重要监测指标。

四、血流动力学参数的临床意义

CVP 是临床十分常用的评估容量状态的参数,但是很多因素会影响 CVP,如正压机械通气与呼气末正压(PEEP)等;同时 CVP 反映容量状态也较迟缓。临床应用中对同一患者的连续监测对评估与治疗有意义,同时可以在脓毒性休克救治中参考应用早期目标治疗(EGDT)。

LA 在救治复杂休克患者时十分重要,因为动脉压正常并不等于解除了全身或局部器官组织的低灌注。应用时可参考《SSC2008 指南》。临床研究也证实了 LA 升高是重症患者预后的独立相关因素。LA 升高提示低灌注状态。

SvO_2 如果是经导管抽取混合静脉血做血气分析,就需要看该血气分析仪是否是直接测定氧饱和度,而不是换算得到的,否则结果不可靠。SvO_2 是指经 Swan-Ganz 导管监测的,而经上腔静脉导管监测的为 $ScvO_2$,根据患者原发疾病的不同应具体分析。

MAP 是临床救治休克的最常用目标参数,按 EGDT 的早期治疗目标,应在尽量早的时间内

（6 小时）提高至 8.7 kPa（65 mmHg）以上。但是抗休克的根本目标并不是提高 MAP，而应该是纠正组织器官的低灌注，所以，LA 和尿排出量[＞0.5 mL/（kg·h）]是可以补充的参考指标。

PAWP 升高提示左心功能不全。在鉴别诊断 ARDS 与心源性肺水肿时是重要的指标，如果 PAWP＞2.4 kPa（18 mmHg），提示心源性肺水肿，即左心衰竭。但是，在腹腔高压与腹腔间室综合征（ACS）的特殊条件下，应当根据患者的个体化特征具体分析。

五、循环支持

（一）容量治疗

1.胶体液

血浆、人血清蛋白、羟乙基淀粉、动物胶和右旋糖苷等，能有效维持血浆胶体渗透压，改善循环状况；血液制品的来源有限，使得临床应用无法保证，人工胶体在应用时应注意：羟乙基淀粉有不同的制剂品种，每个商品有不同的平均相对分子质量与中位相对分子质量，以及分子替代率和每天最大用量。临床应用时注意具体商品的性质指标。动物胶的平均相对分子质量较小，另外还可能具有抗原性，应用中应注意。右旋糖苷制剂有不同的相对分子质量，应用有最大量限制，同时可能影响凝血功能。

2.晶体液

晶体液通常可选用林格液或生理盐水，但需注意生理盐水大量输注可能产生高氯性酸中毒。

（二）血管活性药物

血管活性药物可以分为强心药物、血管收缩剂、血管扩张剂多重种型，应用时根据患者的血流动力学异常的特征应用。

常用的药物包括多巴胺、去甲肾上腺素、血管升压素和多巴酚丁胺。

1.多巴胺

作为脓毒性休克治疗的胰腺血管活性药物，多巴胺兼具多巴胺能与肾上腺素能 α 和 β 受体的兴奋效应，在不同的剂量下表现出不同的受体效应。小剂量[＜5 μg/（kg·min）]多巴胺主要作用于多巴胺受体（DA），具有轻度的血管扩张作用。中等剂量[5～10 μg/（kg·min）]以 β_1 受体兴奋为主，可以增加心肌收缩力及心率，从而增加心肌的做功与氧耗。大剂量多巴胺[10～20 μg/（kg·min）]则以 α_1 受体兴奋为主，出现显著的血管收缩。

2.去甲肾上腺素

去甲肾上腺素具有兴奋 α 和 β 受体的双重效应。其兴奋 α 受体的作用较强，通过提升平均动脉压（MAP）而改善组织灌注；对 β 受体的兴奋作用为中度，可以升高心率和增加心脏做功，但由于其增加静脉回流充盈和对右心压力感受器的作用，可以部分抵消心率和心肌收缩力的增加，从而相对减少心肌氧耗。因此，亦被认为是治疗感染中毒性休克的一线血管活性药物。其常用剂量为 0.03～1.50 μg/（kg·min），但剂量＞1.00 μg/（kg·min），可由于对 β 受体的兴奋加强而增加心肌做功与氧耗。

3.肾上腺素

由于具有强烈的 α 和 β 受体的双重兴奋效应，特别是其较强的 β 受体兴奋效应在增加心脏做功、增加氧输送的同时也显著增加着氧消耗，血乳酸水平升高。目前，不推荐作为感染中毒性休克的一线治疗药物，仅在其他治疗手段无效时才可考虑尝试应用。

4.血管升压素

血管升压素通过强力收缩扩张的血管,提高外周血管阻力而改善血流的分布,起到提升血压、增加尿量的作用;血管升压素还可以与儿茶酚胺类药物协同作用。由于大剂量血管升压素具有极强的收缩血管作用,使得包括冠状动脉在内的内脏血管强力收缩,甚至加重内脏器官缺血,故目前多主张在去甲肾上腺素等儿茶酚胺类药物无效时才考虑应用,且以小剂量给予（0.01～0.04 U/min）。

5.多巴酚丁胺

多巴酚丁胺具有强烈的 β_1、β_2 受体和中度的 α 受体兴奋作用,而 β_2 受体的作用可以降低肺动脉楔压,有利于改善右心射血,提高心排血量。总体而言,多巴酚丁胺既可以增加氧输送,同时也增加（特别是心肌）氧消耗,因此,在脓毒性休克治疗中一般用于经过充分液体复苏后心脏功能仍未见改善的患者;对于合并低血压者,宜联合应用血管收缩药物。其常用剂量为 2～20 $\mu g/(kg \cdot min)$。

（郑　　鑫）

第五节　肾功能监测

肾是人体重要的生命器官,其主要功能是生成尿液,排泄人体代谢的终末产物（尿素、肌酐、尿酸等）、过剩盐类、有毒物质和药物,同时调节水电解质及酸碱平衡,维持人体内环境的相对稳定。然而,肾也是最易受损的器官之一,因此,在急危重症患者的诊疗过程中,肾功能监测与心肺功能监测同样重要。

一、一般观察

（一）尿量与次数

尿量是反映肾功能的重要指标之一。临床上通常记录每小时尿量或 24 小时尿量,成人白天排尿3～5次,夜间 0～1 次,每次 200～400 mL,24 小时尿量 1 000～2 000 mL。超过2 500 mL/24 h者为多尿;少于 400 mL/24 h 或 17 mL/h 为少尿;少于 100 mL/24 h 为无尿。

（二）颜色与气味

正常新鲜尿液呈淡黄色或深黄色,是由于尿胆原和尿色素所致。而气味则来自尿内的挥发性酸,静置后因尿素分解,故有氨臭味。

（三）酸碱度和比重

正常人尿液呈弱酸性,pH 为 4.5～7.5,比重为 1.015～1.025,尿比重与尿量一般成反比。

二、肾小球功能监测

肾小球的主要功能是滤过功能,测定肾小球滤过功能的重要指标是肾小球滤过率。单位时间内由肾小球滤过的血浆量,称为肾小球滤过率。临床上常用内生肌酐清除率、血浆肌酐、血尿素氮浓度来反映肾小球滤过功能,其中以内生肌酐清除率较为可靠。

计算公式：

$$内生肌酐清除率＝(尿肌酐/血肌酐)×单位时间尿量$$

因肾对某物质的清除量与肾体表面积有关，而后者又与体表面积有关，故内生肌酐清除率必须按体表面积校正：

$$校正清除率＝1.73\ m^2×肌酐清除率/实际体表面积$$

$$实际体表面积＝0.006×身高(cm)＋0.128×体重(kg)－0.152$$

三、肾小管功能监测

(一)尿浓缩-稀释试验

浓缩试验又称禁水试验，具体做法是：试验前1天18：00饭后禁食、禁水，睡前排空尿液，试验日6：00、7：00、8：00各留尿1次，3次尿中至少有1次尿比重在1.026(老年人可为1.020)以上，尿比重＜1.020则表示肾浓缩功能差。而稀释试验则由于单位时间内进水量过多，有致水中毒的危险，且易受肾外因素的影响，故临床上基本上不采用。

(二)尿/血渗透压的测定

正常人的血浆渗透压为280～310 mmol/L，而尿/血渗透压为3：1～4.5：1.0。禁饮水12小时后，尿渗透压应＞800 mmol/L，低于此值时，表明肾浓缩功能障碍。

四、肾影像学检查

肾功能的监测往往还需要一种或多种的肾影像学检查，如腹部X线平片、腹部CT检查、肾超声检查、肾盂造影和放射性核素扫描等。

(郑　鑫)

第六节　肝功能监测

一、反映肝实质细胞损伤的酶学监测

(一)转氨酶

临床上常用的为丙氨酸氨基转移酶，简称谷丙转氨酶(GPT，ALT)，以及天冬氨酸氨基转移酶，简称谷草转氨酶(GOT，AST)。人体许多组织细胞中都含有这两种酶，但含量不同，ALT含量次序为：肝＞肾＞心＞肌肉；AST顺序为心＞肝＞肌肉＞肾；ALT分布在细胞质中，AST分布在细胞质及线粒体中。由于肝内ALT活性较其他组织都高，所以ALT较AST在肝细胞损伤的检测中更具特异性。正常血清中ALT＜30 IU/L，AST＜40 IU/L。

测定血清转氨酶活性可以动态反映肝脏情况，以便及时调整治疗，或及早发现致病原因。重症肝坏死是由于肝细胞合成转氨酶能力受损，血清转氨酶下降，出现"胆-酶分离"现象，为肝功能极度恶化的表现。

AST在细胞内分布与CPT不同，一部分分布在胞质基质内，称为S型(ASTS)，一部分在线粒体内，称为M型(ASTm)。当肝细胞病变较轻，仅通透性改变时，ASTm不能透过细胞膜进入

血液,此时AST/ALT比值低;而当肝细胞发生坏死时,ASTm将与ASTs同时进入血液,血液中AST总量增加,AST/ALT比值较高。正常血清中AST/ALT比值为1.15。

(二)腺苷脱氨酶(ADA)及其同工酶

ADA是一种核酸分解酶,不仅在核酸分解代谢中起重要作用,与免疫功能密切相关。它在全身多种组织中以同工酶的形式广泛存在,而以淋巴细胞中活性最高。ADA分子较ALT小,分布于胞质中,更容易透过细胞膜,在肝细胞轻微损伤时即能从血液中测出,故较转氨酶有更高的敏感性,出现早,消失晚,但特异性不够。如测定它的同工酶ADA2,则可提高特异性。正常值为3~30 U/L。

(三)乳酸脱氢酶(LDH)及其同工酶

LDH是一种糖酵解酶,广泛存在于人体组织内,以心肌、肾、肝、横纹肌和脑组织含量较多,红细胞内含量也较高,故抽血检查时不能溶血。在反映肝细胞病变上,LDH灵敏度及特异性均不高。LDH分子由4条肽链组成,肽链有A、B两种,根据排列组合可组成LDH1-5 5种类型。AAAA型即LDH-5,主要存在于横纹肌及肝脏,故又称为横纹肌型(M型);BBBB型即LDH-1,主要存在于心肌,故称心肌型(H型)。肝脏病变时LDH-5明显升高。LDH同工酶的测定有助于判断病变的部位,排除肝外情况。

(四)谷胱甘肽-S-转移酶(GST)

GST是一组与肝脏解毒功能有关的同工酶,主要存在于肝细胞胞质中,微量存在于肾、小肠、睾丸、卵巢等组织中,诊断意义与ALT相近,在反映肝细胞损伤程度上更优于ALT,重症肝炎ALT下降时,GST仍能持续升高。同时,GST比ALT更敏感,常先于ALT升高。

(五)谷氨酸脱氢酶(GDH)

GDH主要参与谷氨酸的分解代谢,GDH仅存在于线粒体内,且肝脏内浓度远远高于心肌、骨骼肌等其他组织,是反映肝实质损害、坏死的一种敏感指标。

(六)胆碱酯酶(CHE)

人体CHE有两类,一类为真性胆碱酯酶,存在于神经节、运动终板等处,分解乙酸胆碱;另一类为假性胆碱酯酶,由肝细胞和腺细胞产生。血清假性胆碱酯酶主要由肝脏合成,当肝脏发生实质性损害时,血清CHE活性常呈下降趋势,下降程度与肝细胞损害程度相平行。但该酶特异性较差,有机磷农药中毒、营养不良、恶性肿瘤等疾病发生时CHE活性均下降,而糖尿病、肾病综合征、甲状腺功能亢进、重症肌无力、脂肪肝、支气管哮喘等疾病可引起该酶活性升高。判断结果时需注意有无上述伴随疾病。

(七)磷脂酰胆碱-胆固醇酰基转移酶(LCAT)

LCAT由肝合成和分泌,与胆固醇代谢有关,肝损害时该酶合成减少。与CHE类似,该酶血清活性反映肝脏的储备功能,但较CHE更具特异性。在敏感性方面,对慢性肝损害优于ALT和ADA。

二、反映胆汁淤积的诊断与监测指标

胆红素是血红素的代谢产物,80%来自分解的血红蛋白,20%来自肌红蛋白、过氧化物酶和过氧化氢酶、细胞色素等的分解。衰老的红细胞被肝、脾及骨髓的网状内皮细胞破坏,释出血红蛋白,分解为血红素和珠蛋白,血红素经一系列的氧化还原反应成为胆红素,成为未结合胆红素。由于其分子内特殊的氢键结构,使胆红素显示出亲脂疏水性质。游离胆红素进入血液后即被清

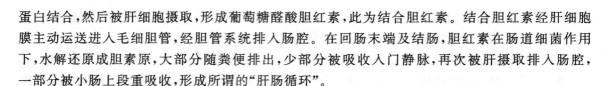

蛋白结合,然后被肝细胞摄取,形成葡萄糖醛酸胆红素,此为结合胆红素。结合胆红素经肝细胞膜主动运送进入毛细胆管,经胆管系统排入肠腔。在回肠末端及结肠,胆红素在肠道细菌作用下,水解还原成胆素原,大部分随粪便排出,少部分被吸收入门静脉,再次被肝摄取排入肠腔,一部分被小肠上段重吸收,形成所谓的"肝肠循环"。

(一)血清胆红素测定

血清胆红素试验包括血清总胆红素测定和1分钟胆红素测定。血清总胆红素正常值为$5.1 \sim 17.1 \mu mol/L$。如在$17.1 \sim 34.2 \mu mol/L$之间,则为隐性黄疸;$34.2 \sim 171.0 \mu mol/L$为轻度黄疸;$171 \sim 342 \mu mol/L$为中度黄疸;$342 \mu mol/L$以上为重度黄疸。1分钟胆红素是指通过直接偶氮反应,血清中1分钟内发生变色反应的胆红素的量。未结合胆红素不发生变色反应,而结合胆红素在1分钟内基本都发生了反应。因结合胆红素被肝细胞直接排入胆管,故正常人血中含量甚微,此时测出的1分钟胆红素基本都是干扰因素如尿素、胆汁酸盐、枸橼酸等所致,正常值为$0 \sim 3.4 \mu mol/L$,超过此值,即可认为血清结合胆红素升高。由于1分钟胆红素测定简便易行,虽然存在干扰因素,但对结果判断影响不大,故目前广泛应用。

总胆红素及1分钟胆红素的测定对鉴别黄疸的类型很有帮助。①溶血性黄疸:以非结合性胆红素升高为主,总胆红素轻度升高($<85.5 \mu mol/L$),1分钟胆红素/总胆红素比值小于20%。②阻塞性黄疸:1分钟胆红素明显增高,1分钟胆红素/总胆红素可高于50%。③肝细胞性黄疸:结合性和非结合性胆红素均升高,1分钟胆红素/总胆红素大于35%。

(二)尿胆红素的测定

由于非结合胆红素不溶于水,不能进入尿液,结合胆红素虽能溶于水,但正常情况下血中结合胆红素含量很低,因此正常尿液中不含胆红素。如出现表明血液中结合胆红素升高。尿胆红素正常值为$<0.51 \mu mol/L$。

临床上一般为定性试验,阳性的灵敏度一般为$0.86 \sim 1.70 \mu mol/L$范围内。通常情况下,血、尿中结合胆红素浓度变化相平行,但有时血中结合胆红素很高,尿中也可能为阴性。

(三)尿内尿胆原测定

尿胆原为胆红素排入肠道后在结肠经细菌分解后产生,部分再吸收入肝,由肝再排泄入小肠,形成肝肠循环,故尿内尿胆原量与多种因素有关,如胆红素产生过多;肝脏对重吸收的尿胆原摄取功能受损;胆管感染,使胆汁中的胆红素转变为了尿胆原;肠道排空延迟,吸收增多等。

(四)碱性磷酸酶(ALP,AKP)

ALP是一种膜结合酶,广泛存在于身体各组织中,肝、骨骼、肠上皮、胎盘、肾脏、成骨细胞和白细胞中含量丰富。它是一组同工酶,血清中的ALP成人主要来自肝,儿童主要来自骨骼。脂肪餐后,小肠内的ALP可逆入血液,引起ALP明显升高,持续可达6小时。由于ALP与膜结合紧密,且肝细胞内浓度仅比血液浓度高$5 \sim 10$倍,故肝病时血清ALP升高不明显。而胆汁酸凭其表面活化作用,可将ALP从膜上溶析下来,故任何干扰肝内外胆流的因素都会引起ALP的明显变化。

目前主要用于诊断胆汁淤积。肝内炎症及恶性肿瘤时,由于ALP被过度制造,血清ALP也会明显升高,具有参考价值。对肝细胞损害价值不大。

ALP正常值为$3 \sim 13$ U。电泳法可将ALP分为6种同工酶,可鉴别其来源,肝脏来源的为ALP-1和ALP-2。

（五）γ-谷氨酰转肽酶（GGT）

GGT 是一种膜结合酶，广泛存在于人体，尤以肾、胰、肝、肠为丰富。血清内的 GGT 主要来自肝脏，肝内主要分布于肝细胞质和肝内胆管上皮。其临床意义与 ALP 基本一致，而肝外胆管梗阻较肝内胆汁淤积升高更明显。

GGT 的正常值<40 U，长期饮酒者可能稍高，但≤50 U。GGT 也有同工酶，但其蛋白质结构相同，因其所带电荷不同，在电泳带上出现不同分带。其中 GGTⅠ、GGTⅡ、GGTⅢ对原发性肝癌诊断有意义。

三、蛋白质代谢试验

（一）血清总蛋白（TP）、清蛋白（Alb）、球蛋白（Glu）

血清总蛋白主要包括清蛋白和球蛋白。正常生理状态下，血清总蛋白在 60～80 g/L，其中清蛋白占 70%，球蛋白占 30%。人血清蛋白的半衰期为 17～21 天，球蛋白为 3～5 天，所以在肝脏疾病的早期，清蛋白不会很快下降。正常值清蛋白为 35～55 g/L，球蛋白为 25～30 g/L。清蛋白减少没有很高的特异性，营养不良、肝功能受损、蛋白丢失过多、高分解代谢状态及蛋白异常分布等都可引起人血清蛋白减少。球蛋白减少较少见，见于严重营养不良、长期应用类固醇激素以及一些先天性疾病。球蛋白合成增加，常见于肝脏及全身炎症时，球蛋白明显增高时应考虑多发性骨髓瘤存在，可加做蛋白电泳。

（二）前清蛋白（PA）

PA 是电泳时位于清蛋白前方的一条蛋白区带，由肝脏合成。其合成及分解代谢几乎与清蛋白同步，但由于其半衰期较清蛋白明显短，仅 1.9 天，故可非常敏感地反映肝脏蛋白合成功能及分解代谢情况。在肝合成功能降低的早期即可降低，同样，在肝合成功能恢复的早期，PA 即可恢复正常或高于正常。肾病时 PA 会升高，机制不详。

PA 正常值为 0.23～0.29 g/L。

（三）血氨

蛋白质分解最终可产生氨，氨可逆入脑脊液，消耗 α-酮戊二酸，影响脑脊液的柠檬酸循环，并改变神经介质功能。当血氨浓度超过 2.0 mg/L 时，常可出现不同程度意识障碍，即继发性肝性脑病，而急性重症肝损害引起的原发性肝性脑病，血氨常不高，可能与内环境紊乱有关。血氨主要依靠肝脏清除，慢性肝功能衰竭时血氨常升高，急性肝功能衰竭时血氨升高较少。

四、脂质和脂蛋白代谢试验

（一）血清总胆固醇（TC）

体内胆固醇大多由各组织合成，少数来自肠道吸收。血清中的胆固醇几乎完全来自肝脏。血清总胆固醇包括游离胆固醇与胆固醇酯。急性肝损害引起肝合成功能下降时该值降低，胆管阻塞时升高，尤以慢性胆管阻塞时升高明显。高胆固醇饮食、糖尿病、动脉粥样硬化、脂肪肝等也可增高。

血清总胆固醇正常值为 3.3～5.9 mmol/L。随年龄增长可稍增高。

（二）血清磷脂（SPL）

肝脏一方面合成磷脂，进入血液，一方面又不断从血液摄取磷脂，分解后排入胆管。急性肝功能损害时该值无明显变化，慢性肝硬化晚期该值才有所下降。胆管梗阻时该值上升幅度明显。

(三)三酰甘油(TC)

血清 TC 存在于脂蛋白中,通过循环在组织中运送,其浓度受组织中脂肪代谢以及脂蛋白合成降解的影响。肝脏是内源性 TC 的主要来源。血清 TC 浓度受许多生理病理因素影响,特异性不高,对判断肝功能状态意义不大。

血清 TC 正常值为 0.22~1.21 mmol/L。

(四)载脂蛋白

血浆中脂质通过与载脂蛋白结合而运输的,除作为脂质载体外,载脂蛋白还起着调节脂酶活性、调节脂蛋白合成分解代谢等重要作用。

目前认为,载脂蛋白测定比其他血脂检查更能正确反映肝脏功能不良时脂质代谢的实际状态。载脂蛋白分为 apoA、apoB、apoC 3 类,每一类又有数种,其中最常监测的有 apoA I 和 apoB。apoA I 在 apoA 中含量最多,主要由肝及小肠黏膜合成,是高密度脂蛋白的主要结构蛋白,其主要功能为促进血浆胆固醇酯化和高密度脂蛋白成熟,并能协助周围组织中的自由胆固醇,是预测冠心病的一项重要指标。肝功能受损时合成减少,血清中 apoA I 浓度降低。动态观察有助于判断肝脏预后。apoB 是低密度脂蛋白和极低密度脂蛋白的主要结构蛋白,主要功能是运载脂类,识别受体。在调节周围组织中的胆固醇及低密度脂蛋白代谢具重要作用,是预测动脉粥样硬化、冠心病的有价值指标之一。肝功能受损时随之下降,下降程度与肝脏受损严重度一致。

五、影像学监测

目前,临床上常用于肝脏诊断的影像学技术有 B 型超声波、CT、MRI 及核素扫描等。大多数形态学的变化及某些功能变化都可通过这些检查发现。但由于危重患者的特殊性,如不宜搬动、不能较长时间独处、有时还需呼吸机维持呼吸,使检查受到很大的局限性。目前,危重患者的肝脏影像学检查还是以 B 超及 CT 为主。

(一)B 超

B 超灵活、方便,可在床边进行,并可导引介入进行穿刺抽液、活检、药物注入,分辨率也较高,对肝内占位、胆管系统诊断价值很大,是目前临床上唯一可用于院前影像学检查工具。

(二)多普勒彩超

多普勒彩超有助于肝血管系统的观察,对肝移植后肝血供的判断很有价值。由于其分辨率及超声波穿透性的限制,易受气体干扰,对肝内微小占位、腹膜后淋巴结的观察不佳。

(三)CT

CT 是 B 超最好的补充。由于需搬动患者、有射线损伤且检查费用较高,CT 的检查受到一定限制。但 CT 分辨率高,能发现肝内小占位;对腹膜后、肝脏周围组织器官显示清楚,解剖结构直观;增强检查可发现血运变化等,在许多情况下 CT 检查不可被替代。

(四)MRI、核素扫描

MRI、核素扫描虽有较多优点,由于检查烦琐,占用时间较长,在危重患者抢救中较少使用。

(郑　鑫)

第七节 高血压危象

在高血压过程中,由于某种诱因使周围小动脉发生暂时性强烈痉挛,使血压进一步地急剧增高,引起一系列神经-血管加压性危象、某些器官性危象及体液性反应,这种临床综合征称为高血压危象。

一、病因

本病可发生于缓进型或急进型高血压、各种肾性高血压、嗜铬细胞瘤、妊娠高血压综合征、卟啉病等,也可见于主动脉夹层动脉瘤和脑出血,在用单胺氧化酶抑制剂治疗的高血压患者,进食过含酪胺的食物或应用拟交感药物后,均可导致血压的急剧升高。精神创伤、情绪激动、过度疲劳、寒冷刺激、气候因素、月经期和更年期内分泌改变等为常见诱因。在上述诱因的作用下,原有高血压患者的周围小动脉突然发生强烈痉挛,周围阻力骤增,血压急剧升高而导致本病的发生。心、脑、肾动脉有明显硬化的患者,在危象发生时易发生急性心肌梗死、脑出血和肾衰竭。

二、发病机制

高血压危象的发生机制,多数学者认为是由于高血压患者在诱发因素的作用下,血液循环中肾素、血管紧张素、去甲基肾上腺素和精氨酸加压素等收缩血管活性物质突然急骤的升高,引起肾脏出入球小动脉收缩或扩张,这种情况若持续性存在,除了血压急剧增高外还可导致压力性多尿,继而发生循环血容量减少,又反射性引起血管紧张素Ⅱ、去甲肾上腺素和精氨酸加压素生成和释放增加,使循环血中血管活性物质和血管毒性物质达到危险水平,从而加重肾小动脉收缩。

三、病情评估

(一)主要症状

1.神经系统症状

剧烈头痛、多汗、视力模糊、耳鸣、眩晕或头晕、手足震颤、抽搐、昏迷等。

2.消化道症状

恶心、呕吐、腹痛等。

3.心脏受损症状

胸闷、心悸、呼吸困难等。

4.肾脏受损症状

尿频、少尿、无尿、排尿困难或血尿。

(二)主要体征

(1)突发性血压急剧升高,收缩压 > 26.7 kPa(200 mmHg),舒张压 ≥ 16.0 kPa(120 mmHg),以收缩压升高为主。

(2)心率加快(>110 次/分)心电图可表现为左室肥厚或缺血性改变。

(3)眼底视网膜渗出、出血和视盘水肿。

(三)主要实验室检查

危象发生时,血中游离肾上腺素或去甲肾上腺素增高、肌酐和尿素氮增高、血糖增高,尿中可出现蛋白和红细胞,酚红排泄试验、内生肌酐清除率均可低于正常。

(四)详细评估

(1)有无突然性血压急剧升高。在原高血压的基础上,动脉血压急剧上升,收缩压高达26.7 kPa(200 mmHg),舒张压 16.0 kPa(120 mmHg)以上。

(2)有无存在诱发危象的因素。包括情绪激动、寒冷刺激、精神打击、过度劳累、内分泌功能失调等。

(3)血压、脉搏、呼吸、瞳孔、意识,注意有无脑疝的前驱症状。

(4)患者对疾病、治疗方法,以及饮食和限盐的了解。

(5)观察尿量及外周血管灌注情况,评估出入量是否平衡。

(6)用药效果及不良反应。

(7)有无并发症发生。

四、急救护理

(一)急救干预

(1)立即给患者半卧位,吸氧,保持安静。

(2)尽快降血压,一般收缩压<21.3 kPa(160 mmHg),舒张压<13.3 kPa(100 mmHg)左右,平均动脉压<16.0 kPa(120 mmHg),不必急于将血压完全降至正常:一般采用硝酸甘油、压宁定(利喜定)静脉给药。

(3)有抽搐、躁动不安者使用安定等镇静药。

(4)如有脑水肿发生可适当使用脱水药和利尿药,常用药物有 20%甘露醇和呋塞米。

(二)基础护理

(1)保持环境安静,绝对卧床休息。

(2)给氧,昏迷患者应保持呼吸道通畅,及时清除呼吸道分泌物。

(3)建立静脉通路,保证降压药的及时输入。

(4)做好心理护理,消除紧张状态,避免情绪激动,酌情使用有效镇静药。

(5)限制钠盐摄入,每天小于 6 g,多食新鲜蔬菜和水果,保证足够的钾、钙、镁摄入;禁食刺激性食物如酒、烟等,昏迷患者给予鼻饲。

(6)保持大便通畅,排便时避免过度用力。

(7)严密观察血压,严格按规定的测压方法定时测量血压并做好记录,最好进行 24 小时动态血压监测,并进行心电监护,观察心率、心律变化,发现异常及时处理。

(8)观察头痛、烦躁、呕吐、视力模糊等症状经治疗后有无好转,精神状态有无由兴奋转为安静。高血压脑病随着血压的下降,神志可以恢复,抽搐可以停止,所以应迅速降压、制止抽搐以减轻脑水肿,按医嘱适当使用脱水剂。

(9)记录 24 小时出入量,昏迷患者给予留置导尿管,维持水、电解质和酸碱平衡。

(三)预见性观察

(1)心力衰竭:主要为急性左心衰,应注意观察患者的心率、心律变化,做心电监护,及时观察有否心悸、呼吸困难、粉红色泡沫样痰等情况出现。

（2）脑出血表现为嗜睡、昏迷、肢体偏瘫、面瘫，伴有或不伴有感觉障碍，应加以观察，出现情况及时处理。

（3）肾衰竭观察尿量，定期复查肾功能，使用呋塞米时尤其应注意。

（郑　　鑫）

第八节　重症脑膜炎、脑炎

一、脑膜炎患者的重症护理

脑膜炎就是脑膜发炎，可由细菌或病毒感染所致。病毒性脑膜炎的症状非常轻微，然而细菌性脑膜炎的症状就可能会危及生命。病毒性脑膜炎多流行于冬季，通常都以散发病例出现，而且多发生在 5 岁以上的儿童。由于脑膜炎的症状有时难与上呼吸道感染区分，容易延误诊断和治疗，而其中细菌性脑膜炎常引发合并症甚至危及生命。

（一）病因

根据年龄的不同，病原体也不同，一般分为细菌性和非细菌性两大类。新生儿细菌性脑膜炎以 B 族溶血性链球菌、肺炎链球菌、大肠埃希菌和金黄色葡萄球菌为主；婴幼儿以流感嗜血杆菌、肺炎链球菌及脑膜炎球菌多见；儿童以脑膜炎球菌、金黄色葡萄球菌和肺炎链球菌为主。成人脑膜炎以肺炎链球菌为主。老年人的病原分布中肺炎球菌占 54％、脑膜炎球菌 16％、革兰阴性杆菌 8％、李斯特菌 7％、金黄色葡萄球菌 6％、链球菌 4％、流感杆菌 2％ 及不明细菌 2％。非细菌性脑膜炎中以病毒性脑膜炎为最多，其中又以肠病毒脑膜炎最常见，每年夏季常有肠病毒脑膜炎的病例流行，严重时可并发脑炎，有生命危险。

（二）发病机制

病原菌可通过下列途径到达中枢神经系统。

1.经血流感染

经呼吸道如上呼吸道、支气管炎、肺炎等；经损伤的皮肤、黏膜或脐部创口等。细菌可从上述局部炎症处进入血流并通过血-脑屏障入侵脑膜，此为最常见的入侵途径。

2.邻近组织感染灶

如中耳炎、乳突炎、鼻窦炎等。病原菌可自病灶直接侵入脑膜，或脑脓肿溃破至脑膜。

3.先天畸形

如脑脊膜膨出、枕部或腰部皮肤窦道与蛛网膜下腔相通等先天畸形，使皮肤的细菌易侵入脑膜。

4.颅脑损伤及手术

可将细菌带入脑膜。

（三）机体免疫状态

病原体进入机体后是否侵入中枢神经系统，取决于机体的免疫状态及细菌的毒力两方面因素。在机体防御功能正常、细菌毒力弱的情况下，存在于一些部位的细菌仅处于寄居或带菌状态而并不致病；当人体免疫力明显下降或细菌毒力强时，细菌可自不同途径入侵脑膜而致病。

小儿免疫力较弱,尤其是新生儿及婴幼儿,所以该年龄段患病率较高。另外长期使用免疫抑制剂和肾上腺皮质激素,导致免疫功能低下,使一些平时不致病的低毒力致病菌,也可成为脑膜炎的主要病原。

(四)病理生理改变

病变主要发生在中枢神经系统。细菌入侵脑膜后引起软脑膜及蛛网膜化脓性炎症,蛛网膜下腔充满大量炎性渗出物,使整个脑组织表面及底部都覆盖一层脓性液体。肺炎链球菌感染时,稠厚的脓性纤维素性渗出物主要覆盖于大脑表面,尤其以顶部为甚,并可迅速形成粘连和包裹性积脓,甚至发生硬膜下积液或积脓。由于脑膜血管通透性增加,清蛋白易透过而形成积液。脑膜炎过程中硬脑膜及脑血管浅表静脉尤其是桥静脉的炎症栓塞和血管壁损伤的影响,可导致渗出、出血,使局部渗透压增高,因此周围水分进入硬膜下腔,形成硬膜下积液。脑膜表面的血管极度充血,常见血管炎病变,包括血管或血窦的血栓形成、血管壁坏死、破裂和出血。由于未能及早诊断和治疗,脓性炎症渗出物逆流而上,也可由败血症引起。感染累及脑室内膜形成脑室膜炎;大脑表面和脑室附近的脑实质常有炎性改变,表现为充血、水肿,脑细胞变性坏死炎性细胞浸润等,形成脑膜脑炎。炎症累及脑神经,或因颅内压增高使脑神经受压、坏死,则可引起相应的脑神经损害,表现如失明、耳聋、面瘫等。如脓液黏稠或治疗不彻底则可发生粘连,阻塞脑室孔,或大脑表面蛛网膜颗粒因炎症后发生粘连并萎缩,导致脑脊液循环受阻及吸收障碍而形成脑积水。

(五)临床表现

由于脑膜炎的症状有时难与上呼吸道感染作区分,容易延误诊断和治疗,而其中细菌性脑膜炎常造成合并症甚至危及生命。

1.新生儿和婴幼儿临床表现

这些患者脑膜炎症状大多不明显,临床表现差异也很大。婴儿早期阶段的症状包括嗜睡、发热、呕吐、拒绝饮食、啼哭增加,睡不安稳。较大的患儿还可能出现严重头痛、讨厌强光和巨大声音、肌肉僵硬,特别是颈部。各年龄层的病例中,一般是出现初始症状后就会发生进行性嗜睡,偶尔也可能会出现昏迷或惊厥等症状。有些患有脑膜炎患儿也可能会出现特殊的皮疹(呈粉红或紫红色、扁平、指压不褪色)。

2.老年人脑膜炎临床表现

症状不典型,尤其是原有糖尿病或心、肺疾病者。起病隐匿,如嗜睡、意识模糊、记忆力减退、定向困难、思维和判断迟缓。可无发热、头痛、呕吐和脑膜刺激症状,因此常误认为衰老性精神异常、脑动脉硬化性脑组织缺氧或脑出血等。

(六)并发症和后遗症

1.硬膜下积液

硬膜下积液为常见并发症之一,多见于肺炎链球菌和流感杆菌脑膜炎,其发生率在婴幼儿约50%,主要为1岁以内前囟未闭的婴儿。硬膜下积液的特点为经有效抗生素治疗4~6天后,脑脊液已好转,但发热持续不退,或退后又复升;同时出现颅内压增高症状,如频繁呕吐、惊厥、易激惹、持续昏睡、前囟膨隆、头围增大、颈项强直,以及局灶性体征、肢体抽搐或瘫痪。

2.脑室管膜炎

脑室管膜炎是新生儿和婴幼儿较常见的并发症,表现为频繁呕吐、发热持续不退、反复抽搐、呼吸衰竭;或脑脊液检查已好转而发热不退、颅内压增高。

3.脑性低血钠症

脑膜炎时可因下视丘受累,抗利尿激素异常分泌,又因呕吐、进食少而致低钠血症和水中毒,出现尿少、轻度浮肿、频繁呕吐、反复惊厥和昏迷。

4.脑神经受损

由于脑实质损害及粘连可使脑神经受累,出现失明、耳聋、面瘫等。

5.后遗症

有智力落后、肢体瘫痪、癫痫、耳聋、失明、脑积水等。

(七)治疗和护理

经过治疗后,脑膜炎通常可以完全复原。但少数患儿可能会出现一些脑部伤害,因而导致耳聋、癫痫或学习障碍。有时即使脑膜炎患儿得到及时治疗,但也可能会死亡,不过这种情况非常罕见。

1.治疗

病毒性脑膜炎治疗主要以降脑压和支持疗法为主,只有少数病毒有相应的抗病毒药物。细菌性脑膜炎需使用抗生素治疗、对症治疗和支持疗法;治疗原则是尽早选择有效抗生素,选择易于通过血-脑屏障而对机体毒性较低的抗菌药物;抗生素药物的剂量要高于一般常用量,宜静脉分次给药,以保证脑脊液中达到有效杀菌浓度;疗程要足,停药指征为临床症状消失,体温正常后3～5天,脑脊液常规、生化和培养均正常;尽量避免鞘内给药。

2.症状护理

(1)高热的护理:用物理降温,或使用退热剂降温;惊厥者可给予安定每次 0.2～0.3 mg/kg,缓慢静脉注射。

(2)颅内压增高的护理:应密切观察、积极采用降颅内压治疗。

(3)支持疗法及护理保证患者有足够的热量和液体量摄入,对意识障碍和呕吐的患者应暂时禁食,按医嘱准确给予静脉补液,并精确记录 24 小时出入液量,仔细检查有无异常的抗利尿激素分泌。

(4)维持体液平衡:有液体潴留的患者,必需限制液体量,每天每公斤体重 30～40 mL。当血钠达 140 mmol/L 时,液体量可逐渐增加到每天 60～70 mL/kg。对年幼、体弱或营养不良者,可补充血浆或少量鲜血。

3.并发症的观察和护理

严密观察患者的生命体征、意识状态、瞳孔、血压、评估患者头痛、呕吐的性质,观察有无脑膜刺激征(颈项强直、克氏、布氏征阳性)。并发有脑室炎时行侧脑室控制性引流,应做好脑室引流管的护理,及时评估固定情况,保持引流通畅,观察引流物的色、质、量。

二、脑炎患者的重症护理

脑炎是脑细胞发炎,脑炎通常由病毒感染引起,有少数病例的脑炎是由诸如流行性腮腺炎或传染性单核细胞增多症、单纯性疱疹病毒等传染性疾病所引起,有少数一些脑感染并非由病毒所引起。

(一)病因

当病毒进入人体后,首先进入血液,引起病毒血症,随后可侵入全身器官或中枢神经系统;也可由病毒直接侵犯中枢神经系统。发生病毒脑炎时,常引起神经细胞的炎症、水肿、坏死等改变,

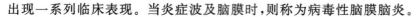

出现一系列临床表现。当炎症波及脑膜时,则称为病毒性脑膜脑炎。

（二）发病机制和病理生理

当人体被带病毒的蚊虫叮咬后,病毒即进入血液循环中。发病与否,一方面取决于病毒的毒力与数量,另一方面取决于机体的反应性及防御机能。当病毒经血液循环可突破血-脑屏障侵入中枢神经系统,并在神经细胞内复制增殖,导致中枢神经系统广泛病变。

不同的神经细胞对病毒感受不同。同时脑组织在高度炎症时引起的缺氧、缺血、营养障碍等,造成中枢病变部位不平衡,如脑膜病变较轻,脑实质病变较重,间脑、中脑病变重,脊髓病变轻。

脑炎病变广泛存在于大脑及脊髓,但主要位于脑部,且一般以间脑、中脑等处病变为主。肉眼观察可见软脑膜大小血管高度扩张与充血、水肿。显微镜下可见血管病变脑内血管扩张、充血,小血管内皮细胞肿胀、坏死、脱落。血管周围环状出血,血管周围有淋巴细胞和单核细胞浸润,可形成"血管套"。神经细胞变性、肿胀与坏死,胞核溶解,坏死细胞周围常有小胶质细胞围绕并有中性粒细胞浸润,形成噬神经细胞现象。脑实质肿胀;软化灶形成后可发生钙化或形成空洞。

（三）临床表现

脑炎病症的严重程度,差别很大,轻度脑炎的症状跟任何病毒感染相同:头痛、发热、体力衰弱、没有食欲。较严重的脑炎症状,是脑的功能受到明显的影响,造成心烦气躁、不安及嗜睡,最严重的症状是臀部或腿部肌肉无力,双重视觉(复视),语言及听觉困难,有些病例的嗜睡现象,会转变为昏迷不醒。

由于病毒的种类不同,脑炎的表现也就多种多样。病毒性脑炎可通过临床表现、脑脊液化验、脑电图及 CT 扫描来诊断。少数有条件的医院可做特异性抗体或病毒分离,以期进一步明确病原。

不同病毒感染脑炎的临床特点如下。①流行性乙型脑炎(简称乙脑)是由带病毒的蚊子传播而发生,最易引起高热、抽风、昏迷;发病急骤,进展迅速,致残率及病死率均较高。②单纯疱疹病毒引起的脑炎病情也十分严重。脑部不但有炎症、水肿症状,而且出血、坏死等问题也较多发生。③腮腺炎脑炎是流行性腮腺炎的一个合并症。患儿除腮腺肿痛外,逐渐产生头痛、呕吐等症状,提示脑部可能受到损害。有的患者在腮腺炎好转后才出现脑炎症状。极少数患者始终无腮腺炎之症状,一开始即出现脑炎的表现。

（四）并发症

脑及其周围组织因炎症或粘连可引起第Ⅱ、Ⅲ、Ⅶ及Ⅷ对脑神经损害、肢体运动障碍,失语、大脑功能不全、癫痫等。脑室间孔或蛛网膜下腔粘连可发生脑积水,后者又导致智能障碍、癫痫等。经脑膜间的桥静脉发生栓塞性静脉炎后可形成硬膜下积水,多见于1～2岁的幼儿。当及时和适当的治疗效果不满意,恢复期出现抽搐、喷射性呕吐,特别伴有定位体征,颅内压持续升高,以及发热等,即应想到硬膜下积水的可能。

（五）治疗

确诊或疑似患者均可采用抗病毒治疗。对于单纯疱疹病毒引起者可用阿昔韦洛;其他病毒引起者可用利巴韦林及中西医结合综合疗法。病毒性脑炎的预后与所感染的病原密切相关;单纯疱疹病毒引起者预后较差,不少存活患者留有不同程度的后遗症。

（六）重症护理

严密观察病情变化，包括生命体征、意识、颅内压增高的情况等。昏迷患者要做好生活护理，保持皮肤的完整性，预防压疮的产生，预防肢体失用性挛缩。应用呼吸机辅助呼吸的患者，评估患者的呼吸功能，保持呼吸道的通畅，预防下呼吸道感染，定时排除呼吸道分泌物。昏迷患者应加强饮食护理，保证足够的营养和液体的摄入，可予以鼻胃管喂食。

（郑　鑫）

第九节　多器官功能障碍综合征

多器官功能障碍综合征（multiple organ dysfunction syndrome，MODS）是指在严重创伤、感染和休克时，原无器官功能障碍的患者同时或者在短时间内相继出现两个以上器官系统的功能障碍以致机体内环境的稳定必须靠临床干预才能维持的综合征。

MODS 的原发致病因素是急性而继发受损，器官可在远隔原发伤部位，不包括慢性疾病、组织器官退化、机体失代偿时。常呈序惯性器官受累，致病因素与发生 MODS 必须＞24 小时。发生 MODS 前，机体器官功能基本正常，功能损害呈可逆性，一旦发病机制阻断、及时救治，器官功能有望恢复。

一、病因

（一）严重创伤

严重创伤是诱发 MODS 的常见因素之一，主要见于复合伤、多发伤、战地伤、烧伤及大手术创伤，并由此可引起心、肺、肝、肾、造血系统、消化道等多个组织器官系统的功能障碍。

（二）休克

各种原因导致的休克是引起 MODS 的重要发病因素，尤其是出血性休克和感染性休克更易引发 MODS。休克过程中机体各重要器官血流不足而呈低灌注状态，引起广泛性全身组织缺氧、缺血，代谢产物蓄积，影响细胞代谢、损害器官的功能，最后导致 MODS。

（三）严重感染

严重感染是引发 MODS 的最主要因素之一，尤其是腹腔感染，是诱发 MODS 的重要原因。据相关资料统计，腹腔感染在多种 MODS 致病因素中占首位。其中革兰阴性杆菌占大多数，如腹腔内脓肿、急性化脓性阑尾炎、急性坏死性胰腺炎、急性腹膜炎、急性胆囊炎等更易导致 MODS 的发生。有报道 MODS 患者 69%～75% 的病因与感染有关。

（四）医源性因素

医源性因素也是造成 MODS 的一个重要因素。尤其是急危重症患者，病情错综复杂，如治疗措施应用不当，对脏器容易造成不必要的损伤而引发 MODS。较常见的因素如下。

（1）长时间（至少＞6 小时）高浓度给氧可破坏肺表面活性物质，损害肺血管内皮细胞。

（2）大量输血、输液可导致急性肺水肿、急性左心功能不全。

（3）药物使用不当可导致肝、肾等重要脏器功能障碍。

（4）不适当的人工机械通气可造成心肺功能障碍。

（5）血液吸附或血液透析造成的不均衡综合征、出血和血小板计数减少。

（五）心搏、呼吸骤停

心搏、呼吸骤停致使机体各重要脏器严重缺血、缺氧，若能在短时间内得到有效及时的抢救，复苏成功后，血流动力学改善，各大器官恢复灌流，形成缺血-再灌注，但同时也可能引发再灌注损伤，导致 MODS。

二、临床表现

MODS 多以某一器官功能受损开始发病，并序贯地影响到其他器官，由于首先受累器官的不同及受累器官组合的不同，因此，其临床表现也不尽相同，下面将各器官受累时的主要表现分别介绍（表 9-2）。

表 9-2　MODS 的临床表现

项目	休克	复苏	高分解代谢	MOF
全身情况	萎靡、不安	差、烦躁	很差	终末
循环	需输液	依赖容量	CO↓，休克	药物依赖
呼吸	气促	呼碱低氧	ARDS	O_2↓，CO_2↑
肾脏	少尿	氮↑，需透析	氮↑，需透析	恶化
胃肠	胀气	摄食↓	应激性溃疡	功能紊乱
肝脏	肝功轻度↓	中度↓	严重↓	衰竭
代谢	血糖↑需胰岛素	高分解代谢	代谢性酸中毒，血糖↑	肌萎缩，酸中毒
CNS	模糊	嗜睡	昏迷	深昏迷
血液	轻度异常	BPC↓，WBC↑	凝血异常	DIC

（一）心脏

心脏的主要功能是泵功能，并推动血液在体内进行周而复始的循环，无论是心脏发生继发性损伤或原发性损伤都能够引起泵功能障碍，从而引起急性心功能不全，主要临床特征表现为急性肺循环淤血和供血不足。

急性心功能不全可概括为急性右心功能不全和急性左心功能不全，临床上急性右心功能不全极为少见，因此一般急性心功能不全即泛指急性左心功能不全，临床上最常见的是急性左室功能不全。临床症状及体征表现如下。

1.呼吸困难

按诱发呼吸困难急性程度的不同又可分为劳力性呼吸困难、夜间阵发性呼吸困难和端坐呼吸。端坐呼吸和夜间阵发性呼吸困难是急性左心功能不全早期或急性发作时的典型表现之一，必须给予高度重视。

2.咳嗽与咯血

急性心功能不全引起的咳嗽主要特征为无其他原因可解释的刺激性干咳，尤以平卧或活动时为明显，半卧位或坐起及休息时咳嗽可缓解。若发生肺水肿时可见大量白色或粉红色泡沫样痰，严重者可发生咯血。

心排血量急剧下降是严重急性左心功能不全可引起的病变,从而引起心源性晕厥、心源性休克及心搏骤停。

(二)呼吸功能

临床特征表现为发绀和呼吸困难,血气分析检查常呈现为低氧血症。严重者可出现急性呼吸窘迫综合征(ARDS)或急性呼吸功能不全。ARDS 是 MODS 常伴发的一种临床表现,其病理改变为急性非心源性肺水肿。临床特点如下。

(1)起病急,呼吸极度困难,经鼻导管高流量吸氧不能缓解。

(2)呼吸频率加快,常超过每分钟 28～30 次,并进行性加快,严重者可达每分钟 60 次以上,患者所有呼吸肌都参与了呼吸运动,仍不能满足呼吸对氧的需求而呈现为窘迫呼吸。

(3)血气分析呈现为 $PO_2 < 8.0$ kPa(60 mmHg),并呈进行性下降,高流量氧疗也难以使 PO_2 提高,而必须采用人工机械通气。

(三)肝

当肝脏功能遭到严重损害时,临床表现为干细胞性黄疸,巩膜、皮服黄染,尿色加深呈豆油样,血清生化检查显示:总胆红素升高(直接胆红素与间接胆红素均升高)并伴有肝脏酶学水平升高,同时 ALT、AST、LDH 均大于正常值的 2 倍以上,还可伴有清蛋白含量、血清总蛋白下降及凝血因子减少,既往有肝病史者或病情严重者即可发生肝性脑病。

(四)肾

在急危重症的抢救过程中,多种原因都可能造成肾小管功能受损或急性肾小球功能受损,从而引起急性肾功能不全,其临床表现主要为氮质血症、少尿、无尿和水、电解质及酸碱平衡失调。当发生急性肾功能不全后,常易导致病情急剧进展或明显恶化,在以各种原因所导致的休克为 MODS 的原发病变时,肾功能不全也可能为最早的表现。

(五)胃肠道

各种原因引起的胃肠黏膜缺血及病变、治疗过程中的应激,导致的胃泌素与肾上腺皮质激素分泌增加,而导致胃黏膜病变,引起消化道大出血,或者其他因素所致的胃肠道蠕动减弱,从而发生胃肠麻痹。

(六)凝血功能

毛细血管床开放,血流缓慢或淤积,致使凝血系统被激活,引起微循环内广泛形成微血栓,导致弥散性血管内凝血可由任何原因所致的组织微循环功能障碍造成。进一步使大量凝血因子和血小板被消耗,引发全身组织发生广泛出血。临床常表现为黏膜、皮肤形成花斑,皮下出血,注射部位或手术切口、创面自发性弥漫性渗血,术后引流管内出血量增多,严重者内脏器官也发生出血。化验检查可见:血浆蛋白原含量降低,纤维组织蛋白原降解产物增加,血小板计数呈进行性减少,凝血酶原时间延长。

(七)脑

由于危重病病变发生发展过程中的多种因素影响而使脑组织发生缺血、缺氧和水肿,从而在临床上引起患者意识障碍。如出现淡漠、烦躁、自制力和定向力下降,对外界环境、自己及亲人不能确认,甚至出现嗜睡、昏睡、昏迷。同时常伴有瞳孔、出现神经系统的病理反射及呼吸病理性变化等。

三、护理

(一)一般护理

1.饮食护理

MODS 患者机体常处于全身炎性反应高代谢状态,机体消耗极度升高,免疫功能受损,内环境紊乱,因此保证营养供应至关重要。根据病情选择进食方式,尽量经口进食,必要时给予管饲或静脉营养,管饲时注意营养液的温度及速度,避免误吸及潴留。

(1)肠道营养:根据患者病情选择管饲途径。口胃管、鼻胃管、鼻肠管、胃造口管、空肠造瘘等。

(2)肠外营养:根据患者病情给予不同成分的 TPN 治疗。

2.环境管理

病室清洁安静,最好住单人房间,室内每天消毒 1 次。

3.心理护理

因患者起病突然、病情严重,容易恐惧,护士耐心解释疾病发生发展的原因,帮助患者树立信心并取得积极配合,保证患者情绪稳定。

(二)重症护理

1.病情观察

全面观察,及早发现、预防各器官功能不全征象。

(1)循环系统:血压,心率及心律,CVP,PCWP 的监测,严格记录出入液量。

(2)呼吸系统:呼吸频率及节律,动脉血气分析,经皮血氧饱和度的监测。

(3)肾功能监测:监测尿量,计算肌酐清除率,规范使用抗生素,避免使用肾毒性强的药物,必要时行 CRRT 治疗。

(4)神经系统:观察患者的意识状态、神志、瞳孔、反应等的变化。

(5)定时检测肝功能,注意保肝,必要时行人工肝治疗。加强血糖监测。

(6)肠道功能监测与支持:根据医嘱正确给予营养支持,合理使用肠道动力药物,保持肠道通畅。

(7)观察末梢温度和皮肤色泽。

2.各脏器功能的护理

(1)呼吸功能的护理:加强呼吸道的湿化与管理,合理湿化,建立人工气道患者及时吸痰。根据患者病情,及时稳定脱机。多次进行机械通气、病情反复的患者,对脱机存在恐惧感,得知要脱机即表现为紧张、恐惧,这种情绪将影响患者的正常生理功能,如产生呼吸、心率加快、血压升高等,影响脱机的实施。需对患者实施有效的心理护理。

(2)循环功能的护理:MODS 患者在抢救治疗过程中,循环系统不稳定,血压波动大且变化迅速,需通过有创动脉测压及时可靠准确的连续提供动脉血压,为及时发现病情变化并给治疗提供可靠的资料。同时注意观察患者痰液色质量,及时发现心力衰竭早期表现。严格控制出入液量。

(3)肝肾功能的护理:注意肝肾功化验指标的变化,严密监测尿量、尿色、尿比重,保持水、电解质平衡。避免使用肝、肾毒性药物。维持血容量及血压,保证和改善肾脏血流灌注。严重衰竭患者及时采用连续血液净化治疗。

（4）胃肠道功能的护理：应激性溃疡出血是 MODS 常见的胃肠功能衰竭症状，早期进行胃肠道内营养，补充能量，促进胃肠蠕动的恢复，维持菌群平衡，保护胃黏膜。观察患者是否存在腹胀，及时听诊肠鸣音，观察腹部体征的变化。患者发生恶心、呕吐时及时清理呕吐物，避免误吸。发生腹泻时，及时清理，保持床单位清洁，观察大便性状、色质量，留取异常大便标本并及时送检。

3.药物治疗的护理

（1）根据医嘱补液，为避免发生肺水肿，可在 PCWP 及 CVP 指导下调整补液量及速度。

（2）按常规使用血管活性药物。

（3）血压过低时不可使用利尿剂，用后观察尿量变化。

（4）使用制酸剂和胃黏膜保护剂后，要监测胃液 pH。

（5）观察要点：持续心电监护，监测体温。

（于凤雪）

第十章

手术室护理

第一节　常见手术的配合

一、胆囊切除术手术配合

(一)特殊用物

扁桃体血管钳、长剪刀、直角钳。

(二)手术配合

(1)常规消毒皮肤,铺巾。取右上腹直肌切口或右肋缘下斜切口,切开皮肤,皮下组织,直血管钳止血。

(2)按切口方向切开腹直肌前鞘及腹外斜肌,分离腹直肌的内外侧缘,依切口方向将其切断。分离腹内斜肌及腹横肌,切开腹直肌后鞘及腹膜,显露胆囊。

(3)探查后,用盐水纱垫保护切口,用深部拉钩和蒂氏拉钩显露肝外胆道和十二指肠韧带,进一步探查肝和胆囊。

(4)用盐水纱垫隔开周围脏器组织,艾力斯钳夹住胆囊底部向上牵引,切开胆囊管前面的腹膜,推开周围的疏松组织,显露胆囊管及其相连的胆总管及肝总管。

(5)分离胆囊管,用直角钳从其后方引过一根4号线,将胆囊管提起,分离胆囊动脉并结扎。

(6)游离胆囊,切开胆囊边缘浆膜,用组织剪、电烧将胆囊从胆囊床上剥下,出血点中线结扎。切断胆囊管,近端再结扎1次。

(7)用小圆针中线缝合胆囊床两侧腹膜,彻底止血。

(8)清点用物,关闭腹腔,常规逐层缝合,伤口覆盖纱布包扎。

二、胃大部切除术手术配合

(一)特殊用物

3-0可吸收线、吻合器、荷包钳及荷包线。

(二)手术配合

(1)常规消毒铺巾,取上腹部正中切口,常规进入腹腔,探查病变部位,决定手术方式。

（2）用深拉钩显露手术野,分离大小网膜,游离胃大弯,将胃提起,在大弯稍左处选出一无血管区,剪开胃结肠韧带,切断并结扎胃网膜血管通往胃壁的各分支。

（3）沿大弯向左游离至胃网膜左血管邻近无血管区的最后 1 或 2 个分支,再向右切断并结扎胃网膜右血管各分支,直至幽门部。用剪刀将右侧胃后壁与横结肠系膜、胰腺之间及胃结肠韧带与横结肠系膜之间的粘连分开。

（4）将胃向上翻开,切断并结扎走向胃幽门部的各分支。

（5）游离胃小弯,剪开肝胃韧带,结扎胃右动脉,将胃翻向左侧,游离胃小弯及胰腺之间的粘连。

（6）分离十二指肠球部,切断并结扎胃十二指肠动脉的分支,用两把直可可钳在近幽门处夹住十二指肠,并在两钳间切断,络合碘消毒残端,胃残端用纱垫包裹。

（7）将胃向下方牵引,向左切断肝胃韧带,结扎胃左动脉,清除胃小弯的脂肪约 2 cm,以利缝合。

（8）在预定切除胃大弯侧夹两把直可可钳,胃小弯侧夹一把直可可钳并用闭合器闭合,两钳间将胃切除,移去标本,络合碘消毒残端,小弯侧闭合的残端 1 号线缝合浆肌层。

（9）胃肠道重建。将十二指肠残端用荷包钳及荷包线缝制荷包,将涂有络合碘的吻合器伞形头置入并收紧荷包线,放开胃残端,吸净胃内容物,络合碘消毒,并用吻合器将胃后壁与十二指肠残端吻合,将大弯侧残端用闭合器闭合,并用 1 号线将肌层缝合。

（10）用 1 号线缝闭后腹膜与肠系膜的空隙。

（11）冲洗伤口,止血,清点用物,常规关闭腹腔。

三、右半结肠切除术手术配合

（一）特殊用物
3-0 可吸收缝线、吻合器、引流管。

（二）手术配合
（1）常规消毒铺巾,取右上腹直肌切口,切开腹膜,探查病变。

（2）腹腔牵开器显露腹腔,剪开升结肠后外侧的后腹膜,分离结缔组织,向下剪开升结肠后及末端回肠系膜下的腹膜,向上剪开肝结肠韧带,游离右半结肠。

（3）分离回盲系膜血管、升结肠血管,结扎中结肠动脉、静脉及右结肠动静脉。

（4）在末段回肠的近端夹肠钳,下夹直可可钳,切除回肠末端、盲肠、升结肠及右半横结肠。

（5）回肠、横结肠端端吻合,以小圆针细线做间断缝合,3-0 可吸收缝线缝合全层,或用吻合器做功能性对端吻合。

（6）冲洗腹腔,仔细止血,放置引流管,清点物品后常规关闭腹腔。

四、肝切除术手术配合

（一）特殊用物
肝针、粗引流管、超声刀、氩气刀、肝拉钩、血管阻断钳。

（二）手术配合
（1）常规消毒铺巾,做右肋缘下斜切口或右上腹直肌或正中切口,切口上端至剑突左侧,常规进入腹腔。

（2）保护周围组织，用深拉钩充分显露，进行腹腔内探查。

（3）游离肝。用肝拉钩显露手术野，分离肝周围韧带，用扁桃体血管钳和组织剪依次分离切断肝圆韧带、镰状韧带、冠状韧带、三角韧带和肝胃韧带，中线缝扎或7号线结扎。切缘的预计可通过扪诊和用电灼画出界限。也可同时行胆囊切除。

（4）显露肝门。分离肝、十二指肠韧带上段，分离肝动脉、肝管及门静脉分支，用阻断套管和长气门芯环绕肝门并钳夹气门芯两端准备阻断。用扁桃体血管钳和直角钳先分离和夹住动脉和肝管，切断动脉，近端用7号线结扎，切断肝管后用7号线缝扎，门静脉分支用7号线结扎切断。

（5）结扎肝静脉。分离冠状韧带内侧，显露肝上的腔静脉，用肝针或7号线缝扎肝静脉主干。

（6）沿下腔静脉左缘与胆囊右缘的平面用超声吸引装置（CUSA）离断肝，先切开肝包膜，逐步离断肝实质，遇有血管和肝管分支时用蚊式血管钳夹住切断，1号线结扎或缝扎。

（7）肝断面止血。肝针或7号线做褥式缝合，并用氩气刀烧灼肝断面，以大网膜缝合覆盖在肝断面上，左膈下放置引流管于切口旁引出。

（8）仔细止血，清点用物，常规关腹。

五、腹股沟斜疝修补术手术配合

（一）特殊用物

布带子、疝补片。

（二）手术配合

（1）常规消毒皮肤，铺巾，自腹股沟韧带中点上方2 cm处至耻骨结节做一与腹股沟韧带相平行的切口，切开皮肤、皮下组织，直血管钳止血。

（2）保护切口，铺皮垫，用巾钳固定。甲状腺拉钩牵开显露腹外斜肌腱膜及外环。

（3）用弯血管钳或手指将皮下脂肪组织及筋膜从腹外斜肌腱膜上推开，内达腹直肌前鞘，外至腹股沟韧带。

（4）在外环的外上方切开腹外斜肌腱膜，用弯血管钳在腱膜下潜行分离，剪开腱膜，显露并分离髂腹股沟神经及髂腹下神经。用弯血管钳提起腱膜，在深面分离，内达腹内斜肌与联合肌腱，外至腹股沟韧带。

（5）沿纤维方向切开提睾肌，显露精索及疝囊，疝囊一般在精索的内前方。如果疝囊小，就不用切开疝囊；如果疝囊大且进入阴囊，则自精索中部横断疝囊，远端旷置，近端向上钝性剥离达内环口。小疝囊向内翻转推至腹腔内，大疝囊断端4号线缝扎后推至腹腔内，然后将伞状填充物放入内环口，伞端用4号线固定于内环边缘和附近的腹横筋膜上。提起精索将补片平铺于精索深层，补片预留缺口包绕精索间断缝合缺口，修剪补片，用4号线将补片固定于联合肌腱和腹股沟韧带上，还纳精索间断缝合提睾肌。止血，还纳髂腹下和髂腹股沟神经于精索浅层，间断缝合腹外斜肌腱膜达外环口。

（6）缝合皮下、皮肤。

六、阑尾切除术手术配合

（一）特殊用物

麻头吸引器、石炭酸、棉棍。

（二）手术配合

（1）常规消毒，铺巾。取右下腹麦氏切口，切开皮肤，皮下组织，保护皮肤切口铺护皮垫。

（2）切开腹外斜肌腱膜，切开肌膜，甲状腺拉钩牵开肌层。

（3）切开腹膜，直钳将腹膜固定在皮垫上。

（4）用长平镊、卵圆钳找出阑尾，用艾力斯钳提起阑尾，依次切断阑尾系膜，中线结扎，用小圆针中线在阑尾根部做荷包缝合，阑尾根部用 7 号线结扎。手术刀涂以石炭酸切除阑尾，分别用石炭酸、乙醇、盐水棉棍擦拭阑尾残端。将阑尾残端埋入直肠，扎紧荷包线，做褥式缝合。

（5）检查腹腔有无出血，清点物品，关腹。

（6）更换干净的器械，逐层缝合。

七、乳癌改良根治术手术配合

（一）特殊用物

棉垫、线头、引流管×2、头皮针×2。

（二）手术配合

（1）常规消毒铺巾，做一梭形切口，切皮后用大巾钳依次夹住皮肤边缘，大刀向两侧潜行分离，干纱垫止血。

（2）显露遮盖腋窝的胸锁筋膜，剪开并清除腋窝的淋巴组织，干纱垫止血。

（3）切除乳腺组织，止血，放置引流，做减张缝合。

（4）纱布、棉垫、线头覆盖伤口，弹力绷带包扎。

八、甲状腺次全切除术手术配合

（一）特殊用物

3-0 可吸收缝线、皮片引流、显纱、布带子、扣线。

（二）手术配合

（1）常规消毒铺巾，在胸骨切迹上两横指沿颈部皮肤横纹作弧形切口。依次切开皮肤、皮下组织、颈阔肌，出血点直钳钳夹，电凝止血。

（2）分离皮瓣。上至甲状软骨，下至胸骨颈静脉切迹，两侧达胸锁乳突肌缘，弯钳电凝止血。两块干纱垫保护切口。

（3）牵引颈阔肌。直钳钳夹上侧颈阔肌边缘，并用布带子及艾力斯钳将其固定在头部托盘上。

（4）用电刀沿颈白线正中切开颈阔筋膜，上下扩大颈白线切口。

（5）切断颈前肌群。出血点中线结扎或缝扎。

（6）由上级至下级游离甲状腺组织。小圆针中线缝扎甲状腺作牵引，弯钳、组织剪分离甲状腺组织，小直角钳分离甲状腺上、下动静脉，7 号线结扎并切断，远端中线结扎，近端中线缝扎。

（7）切断甲状腺峡部。中线或 7 号线结扎。

（8）切除甲状腺弯钳数把钳夹甲状腺四周，并切除甲状腺体，细线结扎，3-0 可吸收线缝合包埋腺体残端，止血。

（9）同法切除另一侧甲状腺。

（10）冲洗切口，清点物品。

(11)中线缝合甲状腺前肌群,并放置皮片引流。

(12)细线或 0 号线缝合颈阔肌和皮下组织,并清点物品。

(13)扣线缝合皮肤。切口覆盖纱布及棉垫并加压包扎。

九、大隐静脉高位结扎剥脱术手术配合

(一)特殊用物

大隐静脉剥脱器、绷带、显纱、棉垫、弹力绷带。

(二)手术配合

(1)常规消毒铺巾,于卵圆窝处做一平行于腹股沟韧带的斜切口。

(2)切开皮肤及皮下组织,于卵圆窝内下缘找到大隐静脉主干,分离、中线结扎其分支并切断。

(3)7 号线结扎并切断大隐静脉,近端中线缝扎,远端插入剥脱器至膝下,并于该部位做一小切口,用 7 号线将远端静脉与剥脱器绑扎后切断。

(4)拔出剥脱器,同时抽出大隐静脉,干纱垫压迫止血。

(5)膝部以下静脉需剥脱时,将剥脱器从膝部静脉插入,将曲张静脉全部抽出。

(6)冲洗切口,清点物品,缝合筋膜。

(7)细线缝合皮下组织及皮肤。

(8)切口覆盖纱布及棉垫,弹力绷带加压包扎。

十、腹腔镜胆囊切除术手术配合

(一)特殊用物

腹腔镜器械、冲水管、钛夹。

(二)手术配合

(1)常规络合碘消毒皮肤,铺无菌巾。

(2)在脐部刺入气腹针并注入 CO_2 气体建立气腹,插入电视镜头。

(3)在剑突部、右肋缘下穿刺,置入 Trocar(穿刺套管锥),经腹腔镜直视做腹腔探查和胆囊切除术。

(4)分离胆囊管、胆囊血管,用钛夹夹闭并切断。将胆囊从肝床分离,彻底止血,并探查胆总管。

(5)取出胆囊,冲洗腹腔,清点用物,关闭切口。

十一、经腹腔镜乙状结肠癌根治术手术配合

(一)特殊用物

腹腔镜器械、吻合器、闭合器、超声刀、钉仓、钉仓钳、荷包钳等。

(二)手术配合

(1)气腹后,置入摄像头,观察腹腔和盆腔情况,是否适合腹腔镜手术。

(2)用超声刀分离乙状结肠和侧腹壁。此过程中同时解剖出左侧输尿管,并注意保护。

(3)剪开乙状结肠系膜前叶并与左侧术野会合后,用超声刀继续向上解剖,直至肠系膜下动脉根部。

(4)向下游离直肠,于拟切断肠管的位置用超声刀游离肠管周围的系膜和脂肪组织,从第1穿刺孔内置入钉仓,夹住肠管,切断盲肠。

(5)于脐与耻骨联合水平之间行左下腹3～4 cm的腹直肌旁切口,逐层进入腹腔,用直桶型的无菌塑料袋保护切口,将近段结肠提出腹壁外。于腹壁外修剪乙状结肠系膜,并切除、移走病变肠段。荷包钳夹住结肠近断端,荷包线缝合结肠断端,并于其中置入吻合器的钉砧头,收紧荷包线并打结。将其放回腹腔内,缝合左下腹切口的腹膜及后鞘,重新气腹。

(6)助手经患者肛门放入吻合器,腹腔内直视下旋出钻钉,主刀用胆囊抓钳将钉仓与钻钉对合,扣动扳机吻合,确认吻合口无张力后,放置引流管,分别置入吻合口的前后方。

(7)冲洗腹腔,清点纱布器械无误后,分层缝合。

十二、肾切除术手术配合

(一)特殊用物

肾蒂钳、开胸去肋器械。

(二)手术配合

(1)常规消毒皮肤,铺无菌单。取腰部切口 探查肾。

(2)用纱垫推开腹膜,打开肾周筋膜,用一深直角拉钩将其牵向内侧再用手分离肾蒂脂肪组织,以充分显露肾蒂。

(3)手指钝性分离肾周围脂肪及粘连处,出血点用中线结扎,直至显露肾动静脉,应先处理肾动脉,找到输尿管,用扁桃体钳夹住,待肾蒂处理完后再切断。

(4)肾及上段输尿管全部分离清楚,用三把肾蒂钳夹住肾血管,两把位于近端,一把位于远端,用手术刀在肾蒂间切断,用7号线结扎肾蒂残端,再用7号线缝扎。

(5)切下的肾用纱垫包好,此时只有输尿管与其相连,沿输尿管向膀胱方向分离,用两把血管钳夹住,周围以湿纱垫保护、切断。将离体肾放入弯盘内,输尿管残端用中线双重结扎,缝合。

(6)清点物品,冲洗伤口逐层缝合,盖无菌纱布。

十三、前列腺摘除术手术配合

(一)特殊用物

热盐水。

(二)手术配合

(1)常规消毒铺单,取下腹部正中切口。

(2)用盐水纱布将腹膜反折向上推,显露膀胱,用艾丽斯钳提起膀胱从中间切开吸尽尿液。

(3)用组织剪扩大膀胱切口,手指由膀胱插入直至前列腺内,在前列腺体及包膜间作钝性分离。

(4)助手将手指伸入肛门内,向前上顶起前列腺,术者剥离腺体将前列腺摘除的腺体应仔细察看是否完整,如有残缺遗留部分未摘除应进一步摘除干净。

(5)用热盐水纱垫压迫前列腺窝,暂时止血 用3-0可吸收线将膀胱作荷包缝合止血,缝线应穿过前列腺包膜及膀胱壁肌层和黏膜。

(6)放置尿管冲洗伤口,清点用物缝合伤口。

十四、腹腔镜下肾上腺切除术手术配合

（一）特殊用物

20 mL 空针、粗引流管、中粗引流管、三通、无菌引流袋、18#（16#）尿管各 1 根，手套多备一副（用来作水囊），超声刀、1 000 毫升/袋生理盐水、体位垫。

（二）手术配合

（1）腔镜的手术在进 Trocar 前需要通过水囊将皮下组织撑开，以免进 Trocar 时造成损伤。

（2）铺巾。先在胸腰段两侧各铺一小手巾，再以切口为中心铺 4 块小手巾，然后铺腹单。在铺单完成后，将平车放于与床同一水平线上，并用 1 块大手巾将平车与手术床连接。

（3）连接腹腔镜镜头、冷光源线、单极线、二氧化碳通气管、超声刀等。

（4）尖刀自脐与髂前上棘连线与腋前线交点处做第一个切口，依次切开皮肤、皮下、肌层，用弯钳分离筋膜，并把打水囊的一套用物递与医师。

（5）气腹建立后，由于切口大漏气，用皮针 7 号丝线缝两针到切口直径大约为 1.5 cm 后，置入 10 mm 套管针，建立人工 CO_2 气腹，压力为 1.7～2.0 kPa（13～15 mmHg），引入摄像头。

（6）腹腔镜监视下于术侧锁骨中线肋缘下约 1 cm 及 7 cm 分别穿刺置入 5 mm、10 mm 套管针作为第 2、第 3 穿刺孔，分别引入器械，腋中线肋缘下建立第 4 穿刺孔。横行切开侧后腹膜及肾上腺筋膜，提起肾周筋膜并行钝性分离。自第 4 穿刺孔引入一钝性器械，牵开肝脾以暴露肾上腺。

（7）提起肾上腺内侧面，仔细分离肾上腺门区，显露肾上腺上、下动脉并用超声刀切断，分离肾上腺中央静脉，置双肽夹闭后切断。右肾上腺静脉较短，只有 1 cm，可置 1 个钛夹。然后用超声刀于近端切断，仔细止血并检查脾、胰、结肠有无损伤，冲洗和清理手术区。

（8）用无菌橡胶手套剪掉手指后用 7 号丝线结扎成兜状，把标本经第 1 穿刺孔从腹腔中取出。

（9）肾上腺窝放置粗引流管，经腋后线套管引出，缝合切口。

十五、全子宫切除术手术配合

（一）特殊用物

双爪钳、有牙血管钳、普通纱布 1 块、可吸收缝线。

（二）手术配合

（1）常规铺巾，探查盆腔。

（2）分离子宫两侧圆韧带、阔韧带、主韧带、宫骶韧带，并用胖圆针 7 号丝线缝扎或结扎。

（3）切断宫颈阴道穹隆处，将半块酒精纱布放入阴道残端内，用可吸收缝线封闭残端。

（4）常规关闭伤口，取出阴道内纱布。

十六、卵巢癌细胞减灭术手术配合

（一）特殊用物

深部手术器械 1 套。

（二）手术配合

（1）常规铺巾，探查腹腔。

（2）按全子宫切除术切除子宫。

（3）切除大网膜,4号线结扎,清扫腹腔各淋巴结,1号线结扎。

（4）按常规方法切除阑尾。

（5）放置引流管,常规关闭腹腔。

十七、卵巢囊肿剔除术手术配合

（一）特殊用物

0号可吸收缝线,3-0可吸收缝线,弯有齿血管钳。

（二）手术配合

（1）常规消毒铺巾,铺护皮膜及无菌单,探查腹腔。

（2）将囊肿拉出腹腔,用10号刀片在囊肿上划一小口,蚊式钳夹住小口边缘,以纱布钝性分离并取出囊肿,3-0可吸收缝线缝合切口。

（3）探查对侧卵巢。

（4）清点用物,常规关腹,覆盖伤口。

十八、阴式子宫切除及阴道前后壁修补术手术配合

（一）特殊用物

重锤、阴道拉钩两个、窥具、海绵钳、宫颈钳。

（二）手术配合

（1）消毒会阴和阴道。第1块络合碘海绵消毒会阴部皮肤,第2块络合碘刷洗阴道。

（2）三角针1号线将小阴唇缝于小手巾上,螺旋拉钩拉开阴道后壁,艾利斯钳夹住宫颈向外牵引,金属导尿管排尿并测定膀胱底部位置。

（3）游离膀胱腹膜反折并做标记。20号刀片在膀胱子宫颈交界下方的阴道膜上做1横切口。环形延长后分离阴道黏膜,将膀胱向上推开,暴露膀胱宫颈韧带并剪开,7号线结扎。拉钩牵开可见膀胱腹膜反折,用弯血管钳提起腹膜,用剪刀剪1小口,向两侧延长。在腹膜中点用小圆针1号线缝1针,蚊式钳固定末端,剪开后穹隆进入子宫直肠陷窝,在腹膜处剪小口延长并缝1针固定。

（4）切开双侧宫骶韧带及主韧带。双爪钳夹主宫颈作牵引,暴露宫骶韧带用妇科有牙血管钳或弯血管钳夹住切断,小胖针7号线缝扎,4号线加固,主韧带处理同上。

（5）分离并切断双侧子宫动脉和静脉、圆韧带、卵巢固有韧带,切下子宫,并以0号可吸收缝线缝合残端。

（6）修补前壁。在阴道前壁用手术刀做三角形切口,用剪刀和盐水小纱布将阴道黏膜剥离。用4号刀柄20号刀片背面分离膀胱表层及筋膜,并剪去多余的阴道黏膜,再用3-0可吸收缝线缝合阴道黏膜。

（7）关闭后腹膜。小圆针1号线将阴道前壁及前壁腹膜与韧带残端做荷包状缝合,使韧带残端固定于腹膜两侧。呈两个半环状,在中间放置T型管引流。

（8）修补后壁。在后壁及皮肤交界处切口,用剪刀及纱布将阴道后壁向上做钝性分离,再用3-0可吸收缝线缝合后壁,三角针1号线缝合会阴部皮肤。

（9）油纱卷填塞阴道,压迫止血,置尿管。

十九、腹腔镜卵巢囊肿剔除术手术配合

（一）特殊用物

妇科腔镜器械。

（二）手术配合

（1）消毒腹部、会阴和阴道。第1块络合碘海绵消毒会阴部皮肤,第2块刷洗阴道,更换卵圆钳及消毒垫,用碘酒、酒精消毒腹部皮肤。

（2）导尿,消毒宫颈,上举宫器。

（3）11号刀片切开脐部皮肤,大巾钳夹并提起脐周皮肤,气腹针脐部穿刺,人工气腹。左下腹、右下腹、脐部3个小切口分别放置3个打孔器。

（4）切开卵巢囊肿表面包膜、囊皮,吸净内容液体。剥离卵巢囊肿之囊壁,取出囊壁及内容物,卵巢剥离面电凝止血,冲洗。

（5）缝合腹部切口。

（刘　萍）

第二节　手术室应急情况的处理

一、心搏骤停

心搏骤停是指各种原因（如急性心肌缺血、电击、急性中毒等）所致的心脏突然停止搏动,有效泵血功能消失,造成全身循环中断、呼吸停止和意识丧失,引起全身严重缺血、缺氧。一旦发生手术患者心搏骤停,手术团队成员应第一时间进行快速判断,并实施心肺复苏术。

（一）术中发生心搏骤停的原因

1.各种心脏病

各种心脏病,如心肌梗死、心肌病、心肌炎、严重心律失常、严重瓣膜疾病。

2.麻醉意外

术中麻醉过深,或大量应用肌松剂,或气管插管引起迷走神经兴奋性增高,使原来有病变的心脏突然停跳。

3.药物中毒或过敏

常见的如局麻药（普鲁卡因胺）中毒,抗生素过敏、术中血液制品过敏等。

4.心脏压塞

心脏外科手术,如术中止血未完全或术中出血未及时引流出心包,易形成血块导致心脏压塞。

5.血压骤降

血压骤降,如快速大量失血、失液,或术中过量使用扩血管药物（如硝普钠）,可使手术患者血压骤降至零,心搏骤停。

（二）心肺复苏术的实施

心肺复苏术（CPR）是针对呼吸心跳停止的急症危重患者所采取的抢救关键措施,即胸外按

压形成暂时的人工循环并恢复自主搏动,采用人工呼吸代替自主呼吸,快速电除颤转复心室颤动,以及尽早使用血管活性药物重新恢复自主循环的急救技术。若手术患者因心脏压塞引起心脏呼吸骤停应当马上实行手术,清除心包血块。心跳呼吸骤停急救有效的指标:触及大动脉搏动,收缩压 8.0 kPa(60 mmHg)以上;皮肤、口唇、甲床颜色由紫转红;瞳孔缩小,对光反射恢复,睫毛反射恢复;自主呼吸恢复;心电图表现室颤波由细变粗。

1.迅速评估

如果为术中已实施麻醉监护的手术患者,可以通过监护仪实时监测数据和触摸颈动脉搏动,判断脉搏和呼吸,但不可反复观察心电示波,丧失抢救时机;如果为术中未实施麻醉监护的手术患者,则手术室护士或手术医师应迅速判断其意识反应、脉搏和呼吸情况,若手术患者意识丧失,深昏迷,呼之不应,医护人员用 2 个或 3 个手指触摸患者喉结再滑向一侧,于此平面的胸锁乳突肌前缘的凹陷处,触摸颈动脉搏动,检查至少 5 秒,但不要超过 10 秒,如果 10 秒内没有明确地感受到脉搏,应启动心肺复苏应急预案。

2.启动心肺复苏应急预案

如果麻醉师在场,手术室护士应配合麻醉师和手术医师一同进行心肺复苏术;如果为局麻手术患者,手术室巡回护士应当立刻呼叫麻醉师帮助,同时协助手术医师开始心肺复苏术。

3.胸外按压及呼吸复苏

(1)胸部按压:抢救者站于手术患者的一侧,使手术患者仰卧在坚固平坦的手术床上,如果手术患者为特殊体位如俯卧位、侧卧位,手术团队应将其翻转为仰卧位,翻转时应尽量使其头部、颈部和躯干保持在一条直线上。抢救者一手的掌根放在手术患者胸部中央,另一手的掌根置于第一只手上,伸直双臂,使双肩位于双手的正上方。按压时要求用力快速按压,胸骨下陷至少 5 cm,按压频率至少 100 次/分,每次按压后让胸壁完全回弹,尽量减少按压中断。

(2)开放气道,进行呼吸支持:如果手术患者已置气管插管,则应使用呼吸机或简易人工呼吸器进行呼吸支持。如果手术患者未置气管插管,则手术室护士应协助麻醉师或手术医师用仰头提颏法和推举下颌法两种方法开放气道,同时给予简易人工呼吸面罩呼吸支持,同时应尽快实施气管内插管,连接呼吸器或麻醉机。

仰头提颏法是指抢救者一手置于手术患者的前额,用手掌推动,使其头部后仰,另一只手的手指置颏附近的下颌下方,提起下颌,使颏上抬。推举下颌法是指抢救者同时托起手术患者左右下颌,无须仰头,当手术患者存在脊柱损伤可能时,应选择推举下颌法开放气道。

(3)胸内心脏按压:在胸外心脏按压无效的情况下,可实施胸内心脏按压。应用无菌器械,局部消毒,左第 4 肋间前外侧切口进胸,膈神经前纵形剪开心包,正确地施行单手或双手心脏按压术。一般用单手按压时,拇指和大鱼际紧贴右心室的表面,其余 4 指紧贴左心室后面,均匀用力,有节奏地进行按压和放松,60~80 次/分;双手胸内心脏按压,用于心脏扩大、心室肥厚者,术者左手放在右心室面,右手放在左心室面,双手掌向心脏做对合按压,余同单手法。切勿用手指尖按压心脏,以防止心肌和冠状血管损伤。术后彻底止血,置胸腔引流管。

(三)电除颤

部分循环骤停的手术患者实际上是心室颤动,在心脏按压过程中,出现心室颤动者随时进行电击除颤才能恢复窦性节律。

1.胸外除颤

将除颤电极包上盐水纱布或涂上导电膏,一电极放在患者胸部右上方(锁骨正下方),另一电极放在左乳头下(心尖部),成人一般选用 200～400 J,儿童选用 50～200 J,第一次除颤无效时,可酌情加大能量再次除颤。

2.胸内除颤

术中或开胸抢救时使用胸内除颤电极板,电极板蘸以生理盐水,左右两侧夹紧心脏,成人用 10～30 J,放电后立即观察心电监护波形,了解除颤效果。

二、外科休克

休克是一急性的综合征,是指各种强烈致病因素作用于机体,使循环功能急剧减退,组织器官微循环灌流严重不足,导致细胞缺氧和功能障碍,以致重要生命器官功能、代谢严重障碍的全身危重病理过程。休克分为低血容量性、感染性、心源性、神经性和过敏性休克五类。其中低血容量休克是手术患者最常见的休克类型,指由于体内或血管内血液、血浆或体液等大量丢失,引起有效血容量急剧减少所致的血压降低和微循环障碍,如肝脾破裂出血、宫外孕出血、四肢外伤、术中大出血等均可造成低血容量性休克。

(一)低血容量性休克的临床表现

早期患者出现精神紧张或烦躁,面色苍白,出冷汗,肢端湿冷,心跳加快,血压稍高,晚期患者出现血压下降,收缩压<10.7 kPa(80 mmHg),脉压<2.7 kPa(20 mmHg),心率增快,脉搏细速,烦躁不安或表情淡漠,严重者出现昏迷,呼吸急促,发绀,尿少,甚至无尿。

(二)低血容量性休克的急救措施

休克的预后取决于病情的轻重程度、抢救是否及时、抢救措施是否得力。所以一旦手术患者发生低血容量性休克,手术室护士应采取以下护理措施,协助手术医师、麻醉师,共同对手术患者进行急救。

1.一般护理措施

休克的手术患者送入手术室后,首先应维持手术患者呼吸道通畅,同时使其仰卧于手术床并给予吸氧;选择留置针,迅速建立静脉通路,保证补液速度;调高手术间温度,为手术患者盖棉被,同时可使用变温毯等主动升温装置,维持手术患者正常体温。

2.补充血容量

低血容量休克治疗的首要措施是迅速补充血容量,短期内快速输入生理盐水、右旋糖酐、全血或血浆、清蛋白以维持有效回心血量。同时正确地评估失液量,失液量的评估可以凭借临床症状、中心静脉压、尿量和术中出血量等进行判断。因此,休克患者术前必须常规留置导尿管,以备记录尿量;术中出血量包括引流瓶内血量及血纱布血量的总和,巡回护士应正确评估、计算后告知手术医师;在快速补液时,手术室护士应密切观察手术患者的心肺功能,防止急性心力衰竭;在给手术患者输注库存血前,要适当加温库存血,预防术中低体温的发生。

3.积极处理原发病

(1)术前大量出血引起休克:如术前因肝脾破裂出血、宫外孕出血而引起休克的患者,进入手术室后所有手术团队成员应分秒必争,立即实施手术进行止血。

(2)四肢外伤引起休克:手术室护士事先准备止血带,并协助手术医师及时环扎止血带,并记录使用的起止时间。

(3)术中大出血:洗手护士在无菌区内做好应急配合,密切关注手术野、协助手术医师采取各种止血措施,传递器械、缝针时应确保动作迅速、准确。巡回护士应及时向洗手护士提供各类止血物品和缝针,与麻醉师共同准备并核对血液制品。

(4)剖宫产术中发生大出血:手术医师可以通过按摩子宫、使用缩宫素、缝扎等方式进行止血,巡回护士应及时准备缩宫素等增强子宫收缩的药物。如遇胎盘滞留或胎盘胎膜残留情况,洗手护士应配合手术医师尽快徒手剥离胎盘控制出血,若出血未能有效控制,在输血、抗休克的同时,行子宫次全切除术或全子宫切除术,巡回护士应及时提供洗手护士手术器械、敷料及特殊用物,并准确进行添加器械和纱布的清点记录。

4.及时执行医嘱

在抢救手术患者的紧急情况下,巡回护士可以执行手术医师的口头医嘱,执行前必须复述,得到确认后方可执行。

5.做好病情观察及记录

注意观察手术患者的生命体征,包括出入量(输血、输液量、尿量、出血量、引流量等);记录各类抢救措施、术中用药及病情变化。

三、输血反应

输血是临床抢救患者,治疗疾病的有效措施,在外科手术领域应用较广。一般情况下输血是安全的,但仍有部分患者在输血或输入某些血液制品后出现各种反应,可能由供、受者间血细胞表面同种异型抗原型别不同所致,常见的输血反应为红细胞 ABO 血型不符导致的溶血反应。除了溶血反应还有非溶血性反应,即发热反应、变态反应。

(一)溶血反应

溶血反应是最严重的输血反应,死亡率高达 70%。发生溶血反应的患者,临床表现与发病时间、输血量、输血速度、血型、溶血程度密切相关且差异性大。术中全麻患者最早出现的征象是手术野出血、渗血和不明原因的低血压、无尿。

(二)发热反应

发热是最常见的非溶血性输血反应,发生率可达 40%。通常在输血后 1.5～2.0 小时内发生,症状可持续 0.5～2.0 小时,其主要表现为输血过程中手术患者出现发热、寒战。如遇发生发热反应的手术患者,立即终止输血,用解热镇痛药或糖皮质激素处理。造成该不良反应的原因有:①血液或血制品中有致热原;②受血者多次受血后产生同种白细胞和/或血小板抗体。

(三)变态反应

变态反应是输血常见的并发症之一,发生在输血过程中或输血后数分钟,临床表现为受血者出现荨麻疹、血管神经性水肿,重者为全身皮疹、喉头水肿、支气管痉挛、血压下降等。造成该不良反应的原因有:①所输血液或血制品含变应原;②受血者本身为高过敏体质或因多次受血而致敏。

(四)输血反应急救措施

一旦发生输血反应,应立即停止输血,更换全部输液管路。遵医嘱进行抗过敏等治疗,紧急情况下,口头医嘱必须完整复述得到确认后方可执行。将未输完的血液制品及管道妥善保存送输血科。

四、火灾

手术室发生火灾虽然罕见,但如果手术室工作人员忽视防火安全管理,操作不规范,仍然可

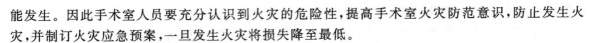

能发生。因此手术室人员要充分认识到火灾的危险性,提高手术室火灾防范意识,防止发生火灾,并制订火灾应急预案,一旦发生火灾将损失降至最低。

(一)手术室发生火灾的危险因素

1.火源

(1)手术室内各种仪器设备:如电刀、激光、光纤灯源、无影灯、电脑、消毒器等,当设备及线路老化、破损发生漏电、短路,接头接触不良,使用后忘记关闭电源等情况,均是手术室发生火灾的导火索。

(2)手术室相对封闭的空间:如果通风不良、湿度过低,特别是在秋冬季,物体间相互摩擦极易产生静电,遇可燃物或助燃剂即可能导致火灾。

(3)高危设备的使用不当:如高频电刀在使用时会产生很高的局部温度,输出功率越高,产生温度也越高,遇到高浓度氧和乙醇时就会诱发燃烧。

2.氧气

氧气是最常见的助燃剂,患者在手术过程中一般都需持续供养,故可造成手术室中局部高氧环境,特别在患者头部。而当术中面罩吸氧时,由于密闭不严造成无菌巾下腔隙中的氧达到较高的浓度,可燃物在此环境中很容易燃烧。

3.可燃物

手术室内可燃物种类很多,如乙醇、碘酊、无菌巾、纱布、棉球、胶布等,尤以乙醇燃烧最常见,特别是乙醇挥发和氧气浓度增大可造成一种极易燃烧的混合物,一旦有火源就能燃烧,严重者可引起爆炸。

(二)手术室火灾预防措施

1.加强手术室管理

改进手术室的通风设备,防止氧气和乙醇在空气中积聚浓度过高;定期对仪器设备、线路进行维护和检修;氧气瓶口、压力表上应防油、防火,不可缠绕胶布或存放在高温处,使用完毕立即关好阀门;制订手术室防火安全制度及火灾应急预案,手术室内放置灭火器材,保证消防通道通畅。

2.加强术中管理

使用电刀时严格控制输出功率,严禁超出电刀使用的安全值范围;使用乙醇或碘酊消毒时,不可过湿擦拭,待其挥发完全后再开始使用电刀;使用任何带电的仪器设备前,必须确定不处在高氧环境中,使用完毕后及时关闭电源;对需要面罩吸氧的手术患者,应尽量给予低流量吸氧。

3.加强手术室人员的消防安全意识

树立防患于未然的观念,杜绝火灾隐患,防止发生火灾。组织全体医务人员学习一些基本的防火灭火安全知识,掌握灭火器材的使用方法。灭火器材有干粉、泡沫、二氧化碳,手术室配备的灭火器主要是二氧化碳灭火器,适合扑灭易燃液体、可燃气体、带电物质引起的火灾。

(三)手术室火灾应急预案及处理

1.原则

早发现、早报警、早扑救,及时疏散人员,抢救物资,各方合作,迅速扑灭火灾。

2.现场人员应对火灾四步骤(按照国际通用的灭火程序"RACE")

(1)救援(rescue):组织患者及工作人员及时离开火灾现场;对于不能行走的患者,采用抬、背、抱等方式转移。

（2）报警（alarm）：利用就近电话迅速向医院火灾应急部门及"119"报警，有条件者按响消防报警按钮，迅速向火灾监控中心报警；在向"119"报警时讲清单位、楼层/部门、起火部位、火势大小、燃烧物质和报警人姓名，并通知邻近部门关上门窗、熟悉灭火计划和随时准备接收患者；与此同时，即刻向保卫科、院办、主管副院长汇报，并派人在医院门口接应和引导消防车进入火灾现场。

（3）限制（confine）：关上火灾区域的门窗、分区防火门，防止火势蔓延。

（4）灭火或疏散（extinguish or evacuate）：如果火势不大，用灭火器材灭火；如果火势过猛，按疏散计划，及时组织患者和其他人员撤离现场。

3.救助人员灭火、疏散步骤

救助人员接到报警到达后，立即采取以下步骤展开灭火和疏散。

（1）报警通报：立即通知所有相关领导、部门以及可能殃及的区域，要求相关人员到位，启动相应流程，做好灭火和疏散准备。

（2）灭火：①明确火场状况，要做到"三查三看"。一查火场有没有人员被困火场，二查具体是什么物质在燃烧，三查通达火场最近的路径；一看火烟，定风向、定火势、定性质，二看建筑，定结构，定通路，三看环境，定重点、定人力、定路线。②扑救过程中，最高负责人总负责，所有参加人员必须严格服从现场，冷静、机智、正确使用灭火器材，应首先控制火情、然后扑灭。③一定要抓住起初灭火有利的时机，集中使用灭火器对存放精密仪器、昂贵物资的部位进行扑灭，力争在初起阶段就将火灾扑灭。④在燃烧过程中部分物品可产生有害有毒气体，应在扑救过程中采取防毒措施，如使用氧气呼吸面罩，用湿毛巾、口罩捂住口鼻等。

（3）疏散：积极抢救受火灾威胁的人员，应根据救人任务的大小和现有的灭火力量，首先组织人员救人，同时部署一定力量扑救火灾，在力量不足的情况下，应将主要力量投入救人工作。

4.疏散的原则和方法

（1）火场疏散先从着火房间开始，再从着火层以上各层开始疏散救人；本着患者优先的原则，医院员工有责任引导患者向安全的地方疏散。即先近后远，先上后下。要做好安抚工作，不要惊慌、随处乱跑，要服从指挥；对于被火围困的人员，应通过内线电话或手机等通信工具，告知其自救办法，引导他们自救脱险。

（2）当烟雾阻塞疏散通道的时候，可以利用湿毛巾、口罩捂住口鼻，尽可能身体贴近地面，匍匐前行，通过消防楼梯实现转移，尽快脱离火场；火灾中如果出现受伤人员，可以利用担架、轮椅，将患者尽快地撤离出危险区域。

（3）电梯严禁使用，因为如果突然停电可导致人员被困电梯。指示方向的哨位必须设立在各个疏散通道口，确保通道畅通。人员必须尽快分流，如果大量人员涌向同一个出口会导致出现拥挤踩踏等造成伤亡。

（4）疏散与保护物资：必须根据现场的具体状况来判断对受火灾威胁物资的处置，尽快决定进行疏散或者就地保护，以使财产的损失降低到最低限度。通常做法是先疏散和保护贵重的、有爆炸和有毒害危险的以及处于下风方向的物资。不能让疏散出来的物资把通路堵塞，妥善放置在安全地点，由专人看护，避免丢失及毁坏。

五、停电

手术室停电通常可分为由人为原因造成的停电和意外情况引起的停电。如维修线路、错峰

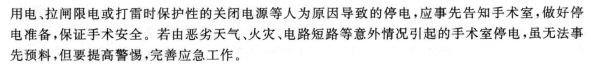

用电、拉闸限电或打雷时保护性的关闭电源等人为原因导致的停电,应事先告知手术室,做好停电准备,保证手术安全。若由恶劣天气、火灾、电路短路等意外情况引起的手术室停电,虽无法事先预料,但要提高警惕,完善应急工作。

(一)手术室停电预防措施

1.按手术室建筑标准做好配电规划

医院及手术室系统应建立两套供电系统,当其中一路发生故障时,自动切换至备用系统,保障手术室及其他重要部门的供电。同时,医院及手术室还应备有应急自供电源系统,当两套外供系统全部出现故障时,可紧急启动,维持短时间供电,为抢修赢得时间,为患者的安全提供保障。

2.加强手术室管理

每个手术间配备有足够的电插座,术中用电尽量使用吊塔与墙上的电源插座,少用接线板,避免地面拉线太多;电插座应加盖密封,防止进水,避免电路发生故障;每个手术间有独立的配电箱及带保险管的电源插座,以防一个手术间故障影响整个手术室运作。设备科相关人员必须定期对手术室的电器设备进行检测和维护;手术室严禁私自乱拉乱接电线;如发生断电应马上通知相关人员查明原因,防止再次发生。

3.加强手术室人员的用电安全意识

制订防止术中意外停电制度、停电应急预案,组织学习安全用电知识,术中合理使用电器设备,防止仪器短路。

(二)手术室停电应急预案及处理

1.手术间突发停电

(1)手术室人员立即报告科主任、护士长,电话报告医院相关部门。

(2)巡回护士使用应急灯照明,保证手术进行,对清醒的患者做好安抚工作。

(3)断电后麻醉呼吸机、监护仪、微量输液泵等用电设备均停止工作,尽量使用手动装置替代动力装置,如呼吸机改手控呼吸,监护仪蓄电池失灵无法正常工作,应手动测量血压、脉搏和呼吸,以及时判断患者的生命体征,保证手术患者呼吸循环支持。

(4)防止手术野的出血,维持手术患者生命体征稳定,如为单间手术间停电可以先将电刀、超声刀等仪器接手术间外电源;如为整个手术室的停电应立即启动应急电源。

(5)关闭所有用电设备开关(除接房外电源的仪器),由专业人员查明断电原因,排除后恢复供电。

(6)做好停电记录包括时间及过程。

2.手术室内计划停电

(1)医院相关部门提前通知手术室停电时间,做好停电前准备。

(2)停电前相关部门再次与手术科室人员确认,以保证手术的安全。

(3)问题解除后及时恢复供电。

(刘　萍)

第十一章

传染病的预防与控制

第一节 结核病的预防与控制

一、结核病防治机构的管理体系

结核病防治机构是指国家、省、地市和县级专门从事结核病防治管理的专业机构。在我国结核病防治机构有多种形式存在,大部分隶属各级疾病预防控制中心,小部分以结核病防治所、慢性病防治中心(站、院)的独立形式存在,还有个别地方由卫生行政部门指定综合性医院承担结核病防治机构的职责。

结核病防治机构作为卫生系统的一个重要组成部分,除了接受卫生系统的领导和管理外,还形成了其独特的管理体系。结核病防治机构管理体系包括国家、省、地市和县级四个层次,每个层次又分成卫生行政管理部门和业务管理部门。这些部门相互交织形成了一个完整的结核病防治网络系统。

(一)国家级结核病防治机构及其管理部门

国家级结核病防治机构的行政管理部门为卫健委,卫健委下设疾病控制局,疾病控制局下设结核病控制处,具体负责国家级结核病防治机构的行政管理。国家级结核病防治机构设置于中国疾病预防控制中心内,作为中国疾病控制中心的一个处室,以中国结核病预防控制中心的形式存在。另外,还同时设置中国疾病预防控制中心结核病防治临床中心。

(二)省级结核病防治机构及其管理部门

省级结核病防治机构的行政管理部门为各直辖市、省和自治区的卫生厅,卫生厅下设疾病控制处,具体负责省级结核病防治机构的行政管理。省级结核病防治机构大部分设置于同级疾病预防控制中心内,小部分以结核病防治研究所的独立形式存在。

(三)地市级结核病防治机构及其管理部门

地市级结核病防治机构的行政管理部门为各地市级卫生局,卫生局下设疾病控制科,具体负责地市级结核病防治机构的行政管理。地市级结核病防治机构大部分设置于同级疾病预防控制中心内,小部分以结核病防治所、慢性病防治中心(站、院)的独立形式存在。

(四)县级结核病防治机构及其管理部门

县级结核病防治机构的行政管理部门为各县级卫生局,卫生局下设疾病防治机构,具体负责县级结核病防治机构的行政管理。县级结核病防治机构大部分设置于同级疾病预防控制中心内,小部分以结核病防治所、慢性病防治中心(站、院)的独立形式存在。

(五)市级辖区结核病防治机构及其管理部门

市级内辖区,一部分不设置结核病防治机构。而部分设置结核病防治机构的区,多为本市级结核病防治机构的派出机构。

(六)县级以下的结核病防治机构及其管理部门

县级以下不设独立的结核病防治机构,一般在乡镇卫生院或社区卫生中心内设立疾病预防保健组,作为各级疾病控制机构的网底,承担其行政区域内的疾病预防保健任务,其行政管理部门为县级卫生局。此外,乡镇卫生院或社区卫生中心下还设村级卫生室。

二、结核病防治管理机构的职责

结核病防治管理机构分为结核病防治卫生行政管理机构(卫健委、卫生厅、卫生局)和结核病防治业务管理机构(疾病预防控制中心、结核病防治研究所、慢性病防治中心、站、院)两类。由于它们行政职能的不同,因此,它们承担着不同的管理职责。

(一)卫生行政机构主要职责

在政府的领导下,各级卫生行政部门对结核病防治工作进行统一监督管理,组织和协调结核病防治机构和医疗机构,实施本地区结核病防治规划。其职责如下。

(1)协助政府制订本地区结核病防治规划、实施计划和年度计划。

(2)协助政府制订本地区结核病防治经费预算,多方筹集经费,保证落实结核病防治经费。

(3)健全结核病防治网络,加强结核病防治能力建设。

(4)组织实施结核病控制措施,保证及时发现肺结核病患者并进行有效的治疗和管理,降低结核病疫情。

(5)将结核病防治工作列入医疗机构的工作目标之中,充分发挥医疗机构在结核病防治工作的作用。

(6)对结核病防治工作的实施情况进行督导检查。

(二)结核病防治业务管理机构的职责

结核病防治业务管理机构包括各级结核病防治专业机构和各类医疗机构。从国家到省、地、县都有结核病防治专业机构,它们按其管辖地域、覆盖人口和工作任务,配备相应的专职人员从事结核病控制工作。

1.国家级结核病防治业务管理机构

中国疾病预防控制中心结核病预防控制中心是负责全国结核病预防控制业务工作的组织协调和指导中心,是集结核病预防控制资源协调、业务指导、疫情监测管理、项目组织实施及技术人员培训等功能于一体的国家级结核病防治业务专业管理机构。

其主要职责是:为政府制订有关结核病预防控制法规、标准、规范及规划等提供技术支持,开展防治策略和控制措施研究;对全国结核病防治工作进行技术指导、督导检查和考核评价;对全国结核病防治机构实验室工作进行技术指导和质量控制;承担结核病监测、信息收集、处理、上报和专项分析;承担国家结核病防治指南的制订;实施健康教育策略的制订、评价与推广应用;负责国际合作、援助等项目的实施与管理;组织开展结核病防治的相关研究;开展对外交流与合作,引进和推广先进技术、新方法;培训专业技术人员,组织编写各类人员培训教材。

中国疾病预防控制中心结核病防治临床中心在中国疾病预防控制中心的领导下,协助中国疾病预防控制中心结核病预防控制中心,开展全国结核病防治人员和医疗单位有关人员的临床技术培训工作;编写结核病防治工作相关培训材料;开展结核病防治科研、临床技术咨询和指导;开展结核病诊断、治疗和抗结核病药物临床观察研究及耐药监测工作;协助开展结核病健康教育工作;参与结核病防治工作国内外技术交流与合作。

2.省级结核病防治业务管理机构

省级疾病预防控制中心和省级结核病防治研究所是负责全省结核病预防控制业务工作的组织协调和指导中心,是集结核病预防控制资源协调、业务指导、疫情监测管理、项目组织实施及技术人员培训等功能于一体的省级结核病防治业务专业管理机构。其主要职责如下。

(1)为政府制订有关结核病预防控制法规、标准、规范、规划、年度计划(含经费预算)等提供技术支持,并协助组织实施。

(2)做好辖区内肺结核病患者的报告、确诊、登记和治疗管理以及转诊、追踪和密切接触者检查的组织和技术指导工作。进行涂阴肺结核病患者诊断质量的评价。承担患者诊断和治疗工作的疾病预防控制(结核病防治)机构要完成区级的职责。

(3)在卫生行政部门组织下,对医疗机构疫情报告和管理情况进行督导、检查和指导。

(4)设立专职人员负责结核病报表收集、核对和上报工作,定期完成结核病月、季报表和年报表填报,并对信息质量进行督导。对信息资料进行及时评价,提出改进工作的建议。

(5)加强痰菌检查的质量控制,对所辖县区进行实验室痰涂片检查的质量保证工作,对有关人员进行培训。

(6)制订本辖区的培训计划,开展对本省地、市级结防机构业务人员和医疗保健单位有关人员的培训,并接受上级的培训。

(7)制订本辖区的健康促进计划,并组织实施。负责培训地市或县级健康促进人员,组织编发健康促进宣传材料,评价全省健康促进活动的质量。

(8)编制并上报药品计划,建立药品管理制度,保证货源充足,及时向市(地)或县提供抗结核药品。保证有专人管理药品,建立药品账目,保证药品库房条件达到要求。及时检查库存药品的有效期,保证账物相符。

(9)在卫生行政部门的领导下,组织本地区结核病防治工作的督导、检查和评价工作。

(10)开展结核病实施性研究工作。

3.地、市级结核病防治业务管理机构

地、市级疾病预防控制中心、结核病防治所或慢性病防治中心(站、院)是负责全地、市结核病预防控制业务工作的组织协调和指导中心,是集结核病预防控制资源协调、业务指导、疫情监测管理、项目组织实施及技术人员培训等功能于一体的地、市级结核病防治业务专业管理机构。其主要职责如下。

(1)为政府制订有关结核病预防控制法规、标准、规范、规划、年度计划(含经费预算)等提供技术支持,并协助组织实施。

(2)做好辖区内肺结核病患者的报告、确诊、登记和治疗管理以及转诊、追踪和密切接触者检查的组织和技术指导工作。进行涂阴肺结核病患者诊断质量的评价。承担患者诊断和治疗工作的疾病预防控制(结核病防治)机构完成区级的职责。

(3)在卫生行政部门的组织下,对各医疗机构的疫情报告和管理情况进行督导、检查和指导。

对县级主要医疗机构的有关领导和医师进行培训。

（4）对所辖县区进行实验室痰涂片检查的质量保证工作。对有关人员进行培训。

（5）设立专职人员负责结核病报表的收集、核对和上报工作，定期完成结核病月、季报表和年报表填报，并对信息质量进行督导。对信息资料进行及时评价，提出改进工作的建议。

（6）制订本辖区培训计划，开展对本市（地）结防机构业务人员和医疗保健单位有关人员的培训，并接受上级的培训。

（7）制订本辖区健康促进计划，并组织实施。负责培训县级健康促进人员，组织编发健康促进宣传材料，评价全省健康促进活动的质量。

（8）编制并上报药品计划，建立药品管理制度，保证货源充足，及时向县区提供抗结核药品。保证有专人管理药品，建立药品账目，保证药品库房条件达到要求。及时检查库存药品的有效期，保证账物相符。

（9）在卫生行政部门领导下，组织本地区结核病防治工作的督导、检查和评价工作。

4.县级结核病防治业务管理机构

县级疾病预防控制中心、结核病防治所或慢性病防治中心（站、院）是负责全县结核病预防控制业务工作的组织协调和指导中心，是集结核病预防控制资源协调、业务指导、疫情监测管理、项目组织实施及技术人员培训等功能于一体的县级结核病防治业务专业管理机构。其主要职责如下。

（1）为政府制订有关结核病预防控制法规、标准、规范、规划和年度计划（含经费预算）等提供技术支持，并协助组织实施。

（2）做好肺结核病患者报告、确诊和登记工作。开展肺结核病患者筛查工作，负责落实肺结核可疑症状者、疑似患者诊断工作；完成肺结核病患者追踪工作和密切接触者检查。对肺结核病患者的确诊主要由结核病诊断技术小组实施。不承担患者治疗工作的疾病预防控制（结核病防治）机构由各地结核病定点诊疗机构承担患者诊断的具体工作。

（3）负责实施肺结核病患者不住院化疗工作，应设立专职人员，负责管理活动性肺结核病患者化疗的工作，不承担患者治疗工作的疾病预防控制（结核病防治）机构由各地结核病定点诊疗机构承担患者治疗的具体工作。

（4）对开展痰涂片的医疗机构进行痰涂片质量保证工作。

（5）指导各医疗机构开展结核病转诊工作。在卫生行政部门的组织下，对各医疗机构的疫情报告和管理情况进行核实、检查、指导。对医疗机构的有关医师进行培训。

（6）设立专职人员负责结核病报表填报，定期完成结核病月、季报表和年报表填报，结核病定点诊治机构负责将所有三个登记本资料录入结核病管理信息系统。并对信息质量进行督导。对信息资料进行及时评价，提出改进工作的建议。

（7）制订本辖区培训计划，开展对本辖区医疗机构和乡镇级、社区有关人员的培训，并接受上级的培训。

（8）制订本辖区健康促进计划，并组织实施。负责培训县级健康促进人员，组织编发健康促进宣传材料，评价全县健康促进活动的质量。

（9）编制并上报药品计划，建立药品管理制度，保证货源充足。保证有专人管理药品，建立药品账目，保证药品库房条件达到要求。及时检查库存药品的有效期，日清月结，保证账物相符。

（10）在卫生行政部门领导下，组织本地区结核病防治工作督导、检查和评价工作。

5.乡镇卫生院或社区卫生中心疾病预防保健组

乡镇卫生院或社区卫生中心疾病预防保健组设专职或兼职结核病防治医师。负责其乡镇或社区卫生中心的结核病防治工作。其主要职责如下。

(1)负责村医结核病防治知识培训。

(2)对村医结核病的治疗管理工作进行定期督导、检查。

(3)对肺结核可疑症状者或疑似肺结核病患者的转诊及转诊工作的记录。

(4)执行统一化疗方案,对结核病患者进行规范管理。

(5)乡(镇、街道)预防保健机构负责本单位及所辖区域内疫情报告工作。

6.村级卫生室

村级卫生室设乡村医师,负责本级结核病防治工作。其主要职责如下。

(1)向村民和患者宣传结核病防治知识。

(2)将肺结核可疑症状者及时转至县结核病防治机构就诊、确诊,并做好转诊记录。

(3)执行县级结防机构制订的化疗方案,对结核病患者进行化疗管理,负责落实患者的短程化疗,负责督导患者按时按量服药。

(4)对上级通知需追踪的患者或可疑者进行追踪。

(5)督促患者按时复查、取药,按期留送合格的痰标本。

(6)负责对实施督导化疗的患者家庭成员或志愿者进行指导。

7.医疗机构

各级各类医疗机构(包括厂矿、企事业单位医疗机构)虽然不属于结核病防治机构。但是,它们作为当地的主要卫生医疗力量,要主动参与到当地的结核病防治工作之中。其主要职责如下。

(1)对初诊发现的肺结核病患者或肺结核可疑症状者,按国家有关法规及规定进行患者报告及转诊。

(2)负责对肺结核危重患者的抢救工作。在结核病防治工作中,按有关标准和规范对患者进行诊断和转诊。对收治住院的肺结核病患者,应及时向当地结核病防治机构报告,出院后应将治疗结果报告给患者居住地结防所(科),若患者需继续化疗,应将患者转至患者居住地结核病防治机构继续进行治疗管理。

(3)负责在医院内开展结核病健康教育活动。

三、结核病防治机构的资源配置

结核病防治机构作为结核病管理的主要业务机构,承担着所在区域结核病防治规划的制订、结核病预防控制资源的协调、业务指导、疫情监测管理、项目组织实施及技术人员培训等结核病防治业务专业管理工作。同时,一部分结核病防治机构还承担着结核病的临床诊疗和患者管治工作。因此,结核病防治机构需要良好的资源配置。

(一)资源配置的原则

(1)整合资源,合理布局。各地要根据实际情况,统筹规划省、市、县(市、区)级结核病防治机构的布局,本着填平补齐的原则建设业务用房和配备设备。

(2)完善功能、满足基本要求。结核病防治机构承担着辖区内的结核病防治工作,房屋、科室、设备的资源配备要满足结核病防治业务工作的要求。在一些省市,结核病防治机构如果同时承担麻风病防治、皮肤性病防治、精神疾病防治以及慢性非传染性疾病防治任务时,房屋、科室、设备的资源配备除要满足结核病防治业务工作的要求外,还要满足麻风病防治、皮肤性病防治、精神疾病防治以及慢性非传染性疾病防治任务工作的要求。

(3)分类指导、规范建设。结核病防治机构资源配置标准要根据覆盖人口及服务功能来确定资源配置的规模,实行统一技术规范,做到规模适宜、功能适用、装备合理,切实提高结核病预防控制能力。

(二)机构设置的要求

(1)原则上每个省、市、县(市)应有一所结核病防治机构,区级结核病防治机构的设置各地可根据实际情况和工作需要确定是否设置。

(2)结核病防治机构根据工作的需要设立的部门包括行政管理科室、业务科室和后勤保障科室。行政管理科室包括办公室、人事科、党团、工会和妇女组织。业务科室包括门诊部、诊室、治疗室、实验室(BSL-2级)、放射科、防治科、信息资料室和药房等科室。后勤保障科室包括总务科和消毒供应室等。同时承担麻风病防治、皮肤性病防治、精神疾病防治以及慢性非传染性疾病防治任务时,还应设立相应的麻风病防治科、皮肤性病防治科、精神疾病防治科和慢性非传染性疾病防治科等。

(三)工作人员的配备

(1)结核病防治机构工作人员的配备要严格准入制度,除行政管理人员外,严禁非专业技术人员进入结核病防治机构。同时,要优化结核病防治机构人员的学历和专业职称构成。各级结核病防治机构行政管理人员、专业技术人员和工勤人员所占比例为15%、80%和5%。省级以上的结核病防治机构专业技术人员的学历构成要求本科以上,并以研究生学历人员为主体。地级结核病防治机构专业技术人员的学历构成要求专科以上,并以本科学历人员为主体。县级结核病防治机构专业技术人员的学历构成要求中专以上,并以本科学历人员为主体。专业技术人员的职称构成省级结核病防治机构高、中、初级人员比例不应低于1∶2∶3;地级结核病防治机构高、中、初级人员比例不应低于1∶4∶6;县级结核病防治机构高、中、初级人员比例不应低于1∶6∶9。

(2)各级结核病防治机构的人员配备标准要根据机构管理区域的大小和服务人口的多少而定。但是,一个独立的结核病防治机构要正常运转,必须要有基本的人员配备。各级独立的结核病防治机构人员配备可参考下列标准。

(3)各级结核病防治机构同时承担麻风病防治、皮肤性病防治、精神疾病防治以及慢性非传染性疾病防治任务时,可根据具体需要增加人员配备标准。

(四)业务用房的配置

结核病防治机构房屋的建设应遵循以下原则。

(1)满足开展疾病预防控制工作的需要,业务用房、实验室、行政及保障等功能用房布局合理,既要符合建筑要求,又符合专业要求的原则。

(2)应贯彻适用、经济、环保、美观的原则。

(3)建筑材料和结构形式的选择,应符合建筑耐久年限、防火、抗震、防洪、建筑节能、保温隔热及施工等方面要求的原则。

独立的结核病防治机构要开展正常结核病防治工作,必须要有基本的业务活动场地用房。各级独立的结核病防治机构基本的业务活动场地用房可参考下列标准配置。

各级结核病防治机构同时承担麻风病防治、皮肤性病防治、精神疾病防治以及慢性非传染性

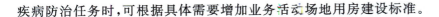

疾病防治任务时,可根据具体需要增加业务活动场地用房建设标准。

四、结核病患者的发现

结核病患者的发现是指通过公认的、可靠的流行病学手段和临床程序以及以痰菌检查为代表的实验室方法完成对结核病患者的诊断,继而进行规范的抗结核病治疗,达到治愈患者,控制传染源的目的。目前世界卫生组织在全球推广应用并取得良好效果的现代结核病控制策略认为,发现和治愈肺结核患者是当前控制结核病疫情的最有效措施。随着我国结核病防控体系不断扩展和完善,结核病患者将获得更高治愈率,以此为前提,加大患者发现的力度,使更多的结核病患者得到及时、规范的治疗对控制结核病疫情至关重要。

(一)发现对象

按照我国新修订的肺结核诊断标准(WS288-2008),肺结核分疑似病例、确诊病例和临床诊断病例。其中,确诊病例和临床诊断病例是发现对象,痰涂片阳性的肺结核患者是主要的发现对象。在临床工作中,肺结核可疑症状者和疑似病例是发现结核病患者的重要线索,应引起包括结防机构、各级综合医疗机构的广大医务工作者高度重视。

1.肺结核可疑症状者和疑似病例

(1)肺结核可疑症状者:咳嗽、咳痰≥2周、咯血或血痰是肺结核的主要症状,具有以上任何一项症状者为肺结核可疑症状者。此外,胸闷、胸痛、低热、盗汗、乏力、食欲减退和体重减轻等为肺结核患者的其他常见症状。这里需要提出的是,虽然多数肺结核病患者有咳嗽症状,但咳嗽并非结核病所特有。急性呼吸道感染、哮喘和慢性阻塞性肺病等一系列呼吸系统疾病也有咳嗽、咳痰症状,同样,咳嗽2周以上也不是一个特异性的条件,但按照惯例和早期的一些研究结果,2周以上的咳嗽、咳痰一直被作为怀疑患有结核病的标准而被多数国家指南和国际指南所采纳,在结核病疫情高发地区尤其如此。

(2)肺结核疑似病例:5岁以下儿童有肺结核可疑症状时,一般不主张以放射性检查为首选检查手段,如果有肺结核可疑症状同时有与涂阳肺结核患者密切接触史,或结核菌素试验强阳性,即可判断为肺结核疑似病例。5岁以上就诊者,无论有无可疑症状,只要胸部影像学检查显示活动性肺结核影像学可疑的表现,即可作为肺结核疑似病例处理。特别需要强调的是,除了X线检查外,还需结合其他检查来确立结核病的诊断,否则容易导致结核病的过诊、漏诊和其他疾病的漏诊。

2.确诊病例

包括涂阳肺结核、仅培阳肺结核和病理学诊断为肺结核三类。

(1)涂阳肺结核:对所有肺结核疑似患者或具有肺结核可疑症状的患者(包括成年人、青少年和能够排痰的儿童)均应至少收集两份最好是3份痰标本用于显微镜或结核分枝杆菌培养检查,而3份痰标本中,至少含有一份清晨痰标本。随着实验室诊断技术不断发展,免疫学、分子生物学方法的探索和应用广受重视,但直至目前,结核菌培养阳性仍然是诊断结核病的"金标准"。而通过显微镜检查发现痰涂片中抗酸杆菌虽然对结核分枝杆菌不具有绝对特异性,但在结核病疫情高发地区,仍然作为确诊手段在结核病控制工作中广泛应用。

由于目前我国尚有很多结防机构的实验室因资源有限而不能开展培养,因此,从可操作性和服务可及性出发,将标准定为凡符合下列任一条件者可诊断为涂阳肺结核病例:①2份痰标本直接涂片抗酸杆菌镜检阳性。②1份痰标本直接涂片抗酸杆菌镜检阳性加肺部影像学检查符合活动性肺结核影像学表现,或者加 1 份痰标本结核分枝杆菌培养阳性。

(2)仅培阳肺结核:与培养相比,痰涂片镜检的敏感性只有 30%～40%。痰涂片阴性,同时肺部影像学检查符合活动性肺结核影像学表现加 1 份痰标本结核分枝杆菌培养阳性者可归为仅培阳肺结核。因此,在有条件的情况下,应对涂片检查为阴性的疑似病例收集痰标本进行培养,一方面为了避免结核病的过诊和漏诊,一方面还可使结核病患者得到明确的病原学诊断而获得及时治疗。

(3)病理学诊断:对肺部病变标本病理学诊断为结核病变者,即使没有病原学支持,也可确诊为肺结核。但由于开展此项检查技术要求高,不适用于大范围人群的结核病防治,目前一般仅限于疑难病例的鉴别诊断使用。

3.临床诊断病例

所谓临床诊断病例,也可称为活动性涂阴肺结核。此类病例诊断一般应包括三方面依据:一是至少 3 个痰涂片镜检均为阴性且其中至少 1 份为清晨痰标本;二是胸部 X 线片显示与结核相符的病变,即与原发性肺结核、血行播散性肺结核、继发性肺结核、结核性胸膜炎任意一种肺结核病变影像学表现相符;三是对于一般广谱抗生素的治疗反应不佳或无反应,而在诊断性抗感染治疗过程中,注意不应使用氨基糖苷类或氟喹诺酮类等对结核分枝杆菌有杀灭作用的广谱抗生素。对经抗感染治疗仍怀疑患有活动性肺结核的患者可进行诊断性抗结核治疗,推荐使用初治活动性肺结核治疗方案,一般治疗 1～2 月。此类患者可登记在"结核病患者登记本"中,如最后否定诊断,应变更诊断。

临床诊断病例的确定因情况复杂多变,既需要系统性,又需要灵活性,临床医师根据患者实际情况掌握好这两方面的平衡对于避免结核病的过诊和漏诊具有重要意义。另外,结核菌素实验强阳性、抗结核抗体检查阳性、肺外组织病理检查为结核病变等均可作为涂阴肺结核的诊断参考,诊断流程详见"接诊和诊断程序"。符合临床诊断病例的特点,但确因无痰而未做痰菌检查的未痰检肺结核患者也可按涂阴肺结核的治疗管理方式采取治疗和管理。

(二)发现方式

长期以来,我国大部分地区在结核病防治工作中采用了"因症就诊"为主的被动的发现方式。目前随着我国疾病控制网络化建设的不断完善,以综合医院转诊和结核病防治机构追踪为标志的主动发现模式在结核病发现工作中发挥了越来越重要的作用。下文将以《中国结核病防治规划实施工作指南》中有关内容为线索,将目前我国肺结核患者发现方式做一系统阐释。

1.因症就诊

因症就诊指患者出现肺结核可疑症状后主动到结防机构就诊,是我国结核病控制患者发现的最主要方式。目前我国已经将完善社会动员和健康促进工作列为中国结核病控制策略的重要内容之一,制订并在全国范围内实施倡导、交流和社会动员策略(ACSM),与多部门合作,开展结核病防治健康促进工作。通过建立并充分利用《结核病防治健康教育材料资源库》,有计划、有针对性地在诸如学校、工厂、社区等地开展多种形式的健康促进活动,取得了较好的成效。随着社会民众结核病防治知识知晓率逐步提高,越来越多具有可疑症状的患者能够主动到疾控中心、结核病防治所、慢性病防治中心等结防机构就诊。

2.转诊和追踪

全国结核病防治规划(2001－2010 年)中,特别强调了结核病患者归口管理和督导治疗,相应的在我国的结核病防治规划实施工作指南中也要求,各级综合医疗机构和结核病防治机构要在患者的发现、治疗等环节开展紧密合作,共同遏制结核病流行,简称"医防合作"。在医防合作中,卫生行政部门负责领导、协调开展转诊和追踪工作;要将肺结核患者转诊和追踪实施情况纳入对医疗卫生机构和结防机构目标考核内容,至少每年考核一次;应建立例会制度,定期听取医疗卫生机构和结防机构关于转诊和追踪工作的进展情况汇报,解决实施过程中出现的问题,并提出下一步工作要求。

转诊和追踪是医防合作的重要组成部分,是两个主体不同,相互关联的环节,其中转诊指患者出现肺结核可疑症状后到医疗卫生机构(不包括结防机构)就诊,经胸部X线或痰菌检查等诊断为肺结核或疑似肺结核患者后,患者携带医师填写的转诊单到结防机构就诊。医疗机构在具体执行的过程中,可以根据自身情况,采取感染科、呼吸科、实验室、放射科多科室共同转诊,或采取由医院预防保健科统一登记、转诊等模式,及时将应转诊对象转诊到结防机构接受治疗管理。

转诊的必要性是由结核病的特点和治疗要求决定的。结核病作为一种慢性传染性疾病,治疗需要长时间规则服药,否则极易产生耐药而治疗失败。在一般的综合医疗机构,结核病患者或许可以得到准确的诊断和正确的治疗方案,但是在至少6～9个月的治疗过程中,难以实施严格的治疗管理措施来保证患者规范治疗,而结核病专业机构则可以在诊断、治疗、跟踪随访、不良反应处理等各个环节实施严格管理和密切监测,保证患者坚持治疗和规律服药,提高结核病治愈率,减少因不规则服药而产生耐药、耐多药等不良后果。

追踪可以说是对转诊工作的重要补充,指对于医疗卫生机构疫情报告并转诊的肺结核和疑似肺结核患者,未按时到结防机构就诊,则须由结防机构或乡、村医师进行追踪,使其到结防机构接受检查和治疗。追踪工作与结核病网络报告关系密切,结防机构需要指定专人负责,对医疗卫生机构在疾病监测信息报告管理系统(以下简称"网络直报")中报告的肺结核患者或疑似肺结核患者信息进行浏览、核实,并与结防机构临床医师紧密协作,对转诊未到位的患者进行追踪。下面分别就转诊、追踪两个环节进行阐述。

(1)转诊,具体详述如下。

转诊主体:各综合医疗单位、私营医疗机构门诊或住院部的医务人员,特别是呼吸科、感染科等密切相关科室的医师,通常采取首诊医师负责制原则。

转诊对象:在各综合医疗单位、私营医疗机构门诊就诊的不需要住院治疗的肺结核患者或疑似肺结核患者;需住院治疗者,出院后仍需治疗的肺结核患者均为转诊对象。在我国结核病网络报告系统中,对应转诊对象有更为明确的要求。

转诊程序:①填写转诊单和转诊登记本:转诊单一般由省级或市级结防机构根据国家结核病防治规划实施手册要求统一印制逐级分发至各级医疗机构,对需转诊对象,医疗卫生机构除填写传染病报告卡外,还要填写"肺结核患者或疑似肺结核患者转诊/推荐单"一式3份,一般采用复写纸方式以减少工作量,提高工作效率。一份留医疗卫生机构存档;一份由医疗卫生机构送达指定的结防机构;一份由患者携带,到指定的结防机构就诊。各级医疗机构应在感染科、医疗保健科或其他指定科室安排人员每天收集院内转诊单,并及时核对填写资料,对患者相关信息,尤其是患者联系信息不详的,要督促转诊医师及时更正。同时填写"医院肺结核患者及疑似肺结核患者转诊登记本"。②转诊前健康教育:结核病防治机构应在卫生行政部门协调下,积极开展对综合医疗机构医务人员在结核病健康教育方面的培训,使医疗卫生机构转诊医师或护士能够熟练掌握宣传教育技巧和内容,以保证患者转诊前能接受良好的健康教育。良好的健康教育即可由医师实施、也可由护士实施,许多医院根据自身实际情况,采取了委派专门护士进行健康教育的方式,效果非常理想。健康教育的内容应包括:向患者解释其可能患了肺结核,并讲解结核病相关知识和国家为结核病患者提供的各项优惠和减免政策,以及转诊到结防机构的必要性或原因等内容。③转诊:一般在进行健康教育后,即嘱咐患者及时到结防机构就诊。部分结核病防治机构为院所合一的模式或结核病防治专科医院,在患者的住院管理和门诊管理之间、普通门诊和肺结核门诊之间要建立规范的转诊机制,保证患者及时接受规范的督导治疗。

转诊要求:及时转诊;按照转诊程序规范转诊;患者转诊单填写不能漏项,患者联系地址和电话须填写清楚、准确;患者的住院和出院情况要及时在传染病信息报告系统中进行订正;各医疗机构根据自身特点,制订规范的转诊流程图。

转诊评价指标:转诊率和转诊到位率是目前评价转诊工作的主要指标。

在实际工作中,评价指标还应包括一些过程指标,如:是否将结核病转诊纳入了医疗机构考核体系;是否制订转诊制度和流程;是否建立了转诊患者登记本等,还要特别强调医疗卫生机构内各有关科室要及时详细填写门诊工作日志、放射科结核病患者登记本、实验室登记本、出入院登记本等,保证基础资料的完善。应鼓励部分有条件的医院对部分病情较重、传染性较强或耐药、耐多药患者采取救护车转送到结防机构等更为积极的做法,以提高转诊到位率、减少结核病的传播。

(2)追踪,具体动作介绍如下。

追踪主体:各级结防机构或乡村卫生医疗机构的医务人员。

追踪对象:辖区内、外医疗卫生机构报告或转诊现住址为本辖区的非住院肺结核患者或疑似肺结核患者,在报告后 24 小时内未到当地结防机构就诊者;在医疗卫生机构进行住院治疗的肺结核患者,出院后 2 天内未与当地结防机构取得联系。

有关追踪对象的确定需要综合临床和网络信息,主要包括以下几个环节:①结防机构的工作人员需要每天将前一天医疗卫生机构网络直报的确诊或疑似肺结核患者逐一进行浏览、查重,对于重复报告的传染病报告卡按照有关要求进行删除。②查重后网络直报中的肺结核患者基本信息转录到"县(区)结防机构肺结核患者和疑似肺结核患者追踪情况登记本"(简称"追踪登记本"),追踪登记本也可以通过网络导出装订成册。③将"追踪登记本"信息与结防机构"初诊患者登记本"和"肺结核患者或疑似肺结核患者转诊/推荐单"进行核对并记录所有具有报告信息患者"转诊日期"及"追踪、到位信息"。④对"传染病报告卡""备注"栏中注明的住院患者,通过与报告医疗卫生机构住院部核实,确定患者已住院,则应在追踪登记本"备注"栏中注明。

追踪方法:①电话追踪是目前最为常用的追踪方法:由县(区)结防机构负责追踪的人员直接与患者电话联系了解患者未就诊原因,劝导患者到结防机构就诊和治疗。该方法的前提是转诊单或报告卡所填患者联系电话必须准确可靠,这也是转诊、报病阶段对临床医师和信息填报人员须反复强调的重点。②逐级开展现场追踪:对报病信息或转诊单上没有电话或通过电话追踪3 天内未到位的患者,县(区)结防机构追踪人员与乡镇级卫生服务机构的医师电话联系,或将"患者追访通知单"传真或邮寄至乡镇医师,告知患者的详细情况。乡镇医师接到信息后,及时通知村医与患者进行联系,通过对患者进行结核病相关知识健康教育,说服患者到结防机构就诊;若 5 天内未到结防机构就诊,乡镇医师应主动到患者家中家访并劝导患者到结防机构就诊。同时电话通知或填写"患者追访通知单"第二联,向县(区)级结防机构进行反馈。经电话、乡(村)医师追踪,7 天内仍未到位的患者,县(区)结防机构追踪人员应主动到患者家中,充分与患者交流,了解患者未能及时到结防机构就诊的原因并努力劝导患者到结防机构就诊。

追踪评价指标:追踪率和追踪到位率是主要评价指标。

关于追踪工作的评价同样包括一些非量化指标,如:是否建立了追踪流程和追踪制度;是否设立了结核病患者转诊、追踪登记本;是否与综合医疗机构建立了良好的反馈机制等。

(3)转诊、追踪的总体评价:转诊、追踪是两个紧密衔接的环节,实施的总体情况在很大程度上反映一个地区的医防合作成效。在数据录入质量较高的情况下,转诊追踪总体到位率目前可通过网络报表统计得出,是对转诊追踪情况的总体评价指标。

(4)转诊和追踪结果的反馈与激励措施:为强化各级医疗机构和结防机构医务人员对转诊追踪的认识,县(区)结防机构应每月采用反馈表的方式将患者转诊和追踪到位情况、结核病的核实诊断情况反馈给转诊单位、参与追踪的乡镇卫生院(社区卫生服务中心)医师和村卫生室(社区卫生服务站)医师,对他们的合作表示感谢,并结合本地实际和相关政策给予一定激励。

3.因症推荐

因症推荐大多适用于技术条件相对不足,自己没有能力对患者进行进一步诊治的单位。一般来说,咳嗽、咳痰≥2周、咯血或血痰是肺结核的主要症状,具有以上任何一项症状者均可考虑为肺结核可疑症状者。医务人员或有关人员应将发现的肺结核可疑症状者推荐并督促其到结防机构接受检查。积极、及时地推荐病例非常关键,常常取决于接诊医师对结核病防治工作的认识和重视程度。因此,有计划地开展结核病防治知识、政策等培训,是促进因症推荐成效的重要因素。

4.接触者检查

指对涂阳肺结核患者的密切接触者进行结核病可疑症状筛查或结核病检查。涂阳肺结核病患者是公认的传染源。据统计,一个涂片阳性肺结核病患者如果得不到正规治疗,一年中可传染10～15人,被感染者一生中发生结核病的可能性为5%～10%。因此,对涂阳肺结核患者的密切接触者进行筛查是更为积极地干预结核病传播链的重要举措。目前,我国已经将涂片阳性肺结核病患者的密切接触者筛查和检查纳入结核病防治免费政策,密切接触者检查已经成为结核病控制日常工作的重要内容。

(1)密切接触者含义:一般指新登记痰涂片阳性肺结核病患者(含初治和复治患者)的密切接触者,包括与痰涂片阳性肺结核病患者直接接触的家庭成员、同事、同学或同宿舍居住者。在判定密切接触者,分析其感染、发病可能性时,要综合考虑与病例接触时,病例是否处于传染期、病例临床表现、与病例的接触方式、接触时所采取的防护措施,以及暴露于病例污染的环境和物体的程度等因素,进行综合判断,在进行检查的同时,建议及时采取有针对性的防控措施。

(2)检查程序:①对每一位新登记涂片阳性肺结核病患者进行常规询问,调查其密切接触者信息,接触者中有肺结核可疑症状者,应填写在"涂阳肺结核病患者密切接触者登记本"上。②结防机构人员对新登记涂阳患者需进行有关密切接触者检查重要性的宣传教育。根据密切接触者范围、场所等实际情况,开展有针对性的结核病防治知识宣传或请患者将防治知识宣传卡或其他宣传资料转交给密切接触者,特别要注意通知已经出现或近期曾经出现肺结核病可疑症状的密切接触者到结防机构检查。③密切接触者接受检查后,应及时将检查结果记录到"涂阳肺结核病患者密切接触者登记本"中。

(3)密切接触者检查方法及处理原则如下。

检查方法:①PPD皮试。适用于0～14岁儿童有肺结核病可疑症状者。②胸部X线片。适用于0～14岁儿童PPD硬结平均直径≥15 mm或有水疱等强烈反应者、≥15岁有肺结核可疑症状者。③痰涂片检查。适用于对 0～14 岁儿童胸部 X 线片有异常阴影者、≥15 岁有肺结核可疑症状者。

处理原则：①凡符合上述拍片和查痰标准的密切接触者的信息及检查结果，要登记在涂阳肺结核病患者密切接触者登记本上，也要登记在"初诊患者登记本"上。②对检查发现的肺结核病患者，按照《中国结核病防治规划实施工作指南》的要求进行治疗管理。③经检查没有异常发现的密切接触者，进行结核病知识宣传。宣传重点：一旦出现可疑肺结核病症状，应立即到指定的结防机构就诊；肺结核不可怕，绝大多数是可以治愈的。④对于学校内、工厂车间内等人群比较密集的场所，建议采取尤其积极主动的措施来进行密切接触者检查，避免结核病疫情暴发和流行。

5.健康检查

健康体检是一种主动发现结核病患者的手段，成本效益比较低，一般不作为患者发现的常规方法。更多适用情况是结核病防治机构积极与开展健康体检的机构合作，在进行健康体检时，特别关注结核病高发人群和重点行业人群，以便及时发现肺结核患者或疑似肺结核患者。健康体检的主要对象如下。

(1)高危人群：①农民工或来自结核病高发地区移民及求职者。②儿童及青少年中结核菌素反应强阳性者。③涂阳肺结核病患者的密切接触者。④糖尿病、接受免疫抑制剂治疗、硅肺、艾滋病病毒感染者及艾滋病患者。结核病和艾滋病病毒双重感染防治是目前结核病防治的重要挑战之一，在艾滋病病毒感染者和艾滋病患者中常规开展结核病调查已经逐步纳入我国艾滋病防治和结核病防治工作体系。⑤羁押人群。对于羁押人群中的结核病患者，大多地区采取了属地化管理的原则，其发现和治疗管理需要司法、监狱、当地结核病防治机构、卫生行政部门等有关各方充分沟通合作。由于羁押人群相对的独立性和固有的特殊性，因此，需要结核病防治机构进一步研究和探讨。

(2)重点人群：①教育系统的工作人员，主要包括托幼机构职工及大、中、小学教职工。②入伍新兵。③食品、卫生服务行业职工和劳动密集型企业职工。④来自偏远少数民族地区，到大中城市就读的学生。

6.结核病流行病学调查

虽然流行病学调查的主要目的是了解一个地区结核病疫情状况，但在调查过程中也会发现一部分结核病患者。

(三)接诊和诊断程序

1.问诊

问诊是接诊的第一环节，问诊的过程也是医师与患者交流的过程，富于技巧的良好问诊对于病情的判断、初步建立医患互信，乃至对后期患者的治疗都会产生深刻的影响。接诊医师应该详细询问初诊患者是否有咳嗽、咳痰、咯血、胸痛、发热、乏力、食欲减退、盗汗等症状，症状出现和持续时间，既往史(结核病史、抗结核治疗史、肝肾病史、药物过敏史、粉尘接触史与肺结核患者密切接触史等)，是否已在其他地区结防机构登记和治疗等内容。

对推荐或转诊来的患者要询问发病过程、诊疗经过、诊断结果和治疗情况，并保存其推荐/转诊单，特别要关注治疗方案是否准确、治疗过程中是否有中断现象、不良反应发生等方面的信息，为患者病情判断和治疗管理打下良好基础。

对已在其他地区登记和治疗的患者，要按照"跨区域管理"有关流程(见第五节)在网络直报系统中查阅本单位是否收到该患者转入信息,若无转入信息,则要通过电话等方式与首次登记治疗单位联系,获取该患者既往治疗信息,确保患者得到准确、及时、规范的治疗。

2.填写"初诊患者登记本"

"初诊登记本"是目前结防机构普遍使用的结核病患者登记工具,记录内容是重要的"第一手资料",由县(区)结防机构接诊医师认真填写。凡初次就诊患者都要在"初诊患者登记本"上登记。目前全国结防机构统一执行《中国结核病防治规划实施工作指南》中的规范,部分地区开始逐步推广电子病案、无纸化办公系统,"初诊患者登记本"纸质版仍然需要妥善保留存档。下表为"初诊患者登记本"样板及其填写说明。

3.痰涂片显微镜检查

随着现代结核病诊断技术不断进展,越来越多的快速诊断技术开始在临床应用,但作为结核病控制工作中广泛应用的结核病诊断技术,痰涂片显微镜检查仍是目前肺结核患者诊断不可替代的重要手段。

(1)查痰对象:前来就诊的肺结核患者、疑似肺结核患者和肺结核可疑症状者,对转入患者或在经住院治疗后转诊者,如在外院或外地结防机构就诊时已经做过痰检,根据病历资料或网上转入信息核实后,可参考结果直接登记。

(2)收集3份合格痰标本:对初诊患者,要求当天在门诊留1份"即时痰"标本,同时发给患者两个标记患者姓名的痰标本盒,嘱患者次日带"夜间痰"和"晨痰"进行检查。应告诉初诊患者留取合格痰标本的方法,保证其提供的痰标本是从肺深部咳出的黏性或脓性痰。

(3)乡镇查痰点:一般查痰在县或区级结防机构实验室进行,为减轻部分边远地区、交通不便地区的患者负担,提高结核病防治服务可及性,我国在部分地区设置了乡镇查痰点,一般设立在镇级中心卫生院检验室,相关人员需要接受结防机构检验人员专业培训,工作环境和实验操作要接受上级实验室的质量控制。特别强调所有检查玻片要妥善保存,阳性涂片由当地县级结防机构进行复核后才生效,以保证结果准确性。

4.痰分枝杆菌培养和菌型鉴定

鉴于痰涂片检查无法区别结核分枝杆菌和非结核分枝杆菌,建议在有条件的实验室在进行直接痰涂片检查结果的同时,开展痰分枝杆菌培养、药敏试验、菌型鉴定甚至分子生物学检测等技术资源要求较高的项目以更好地明确诊断和指导治疗。

5.胸部影像学检查

胸部X线检查目前对结核病诊断仍然是重要的手段之一,特别是在基层医疗单位。病原学检查和组织病理检查是肺结核诊断的确切依据,但在上述两项无法满足的时候,胸部X线检查结果就显得尤为关键。因此,大部分肺结核患者均采用X线诊断技术。但为减少放射性损伤,对于孕妇、婴幼儿、儿童患者或疑似病例,应严格掌握指征,防止滥用;对成人亦应尽量减少不必要的重复检查。一般来说,0~14岁儿童肺结核可疑症状者、结核菌素试验强阳性者拍胸部正位片1张,胸部正位片显示异常可加拍侧位片1张;对≥15周岁肺结核可疑症状者直接拍摄胸部X线片检查,但如患者可提供近2周内胸部X线片或胸部X线片报告单,可借阅其胸部X线片核实情况,不再重复拍胸部X线片检查。

胸部CT扫描在结核病诊断与鉴别诊断中的价值已经得到了广泛的认可,其优点主要在于:对缺乏病原学诊断的肺部肿块、囊肿阴影、空洞、结节和浸润型阴影的鉴别诊断;血行播散型肺结核早期发现;胸内肿大淋巴结、淋巴结隐匿部位病灶的鉴别诊断;胸腔积液,特别是少量、包裹性胸腔积液和胸膜病变的鉴别诊断等。

6.结核菌素试验

我国是结核病高流行国家,儿童普种卡介苗,因此阳性结果对诊断结核病、区别人工和自然感染结核菌的意义不大。但强阳性结果仍然对结核病诊断具有一定的参考价值。临床上结核菌素试验常应用于0～14岁儿童肺结核可疑症状者、与涂阳肺结核患者密切接触的0～14岁儿童或需与其他疾病鉴别诊断的患者。

7.结核病分类

按照2001年《中华人民共和国卫生行业标准》,结核病分为以下5类。

(1)原发性肺结核(简写为Ⅰ),为原发结核杆菌感染所致病症,包括原发综合征和胸内淋巴结结核。

(2)血行播散性肺结核(简写为Ⅱ),包括急性、亚急性、慢性血行播散性肺结核。

(3)继发性肺结核(简写为Ⅲ),是肺结核中的最常见类型,包括浸润性、纤维空洞性及干酪性肺炎、气管支气管结核、结核球等。

(4)结核性胸膜炎(简写为Ⅳ),包括干性、渗出性结核性胸膜炎和结核性脓胸。

(5)其他肺外结核(简写为Ⅴ),包括骨关节结核、结核性脑膜炎、肾结核、肠结核等。

8.结核性胸膜炎诊断要点

(1)确诊依据包括病原学和病理学两方面:①病原学,胸腔积液涂片或培养查到结核分枝杆菌。②病理学,胸膜活检符合结核病变病理学特征。

(2)诊断:缺乏上述两项依据者,若具有典型的胸膜炎症状及体征,同时符合以下辅助检查指标中至少一项者或临床上可排除其他原因引起的胸腔积液,可诊断为结核性胸膜炎。①结核菌素皮肤试验反应强阳性或血清抗结核抗体阳性。②胸腔积液常规及生化检查符合结核性渗出液改变。③肺外组织病理检查证实为结核病变。

(四)肺结核疫情报告

1.报告依据

2004年12月1日起施行的《中华人民共和国传染病防治法》中,将肺结核病列为乙类传染病。各责任报告单位和报告人应按照乙类传染病报告要求,对肺结核病例限时进行报告。

2.责任报告单位及报告人

各级疾病预防控制机构、各类医疗卫生机构和采供血机构均为责任报告单位;其执行职务的人员、乡村医师和个体开业医师均为责任疫情报告人。

3.报告对象

凡在各级各类医疗卫生机构就诊的肺结核患者(包括确诊病例、临床诊断病例和疑似病例)均为病例报告对象,在报告中分为涂阳、仅培阳、菌阴和未痰检4类。需特别提出的是,为使报告信息准确反映疫情状况,对于明确的陈旧性肺结核病例、刚刚完成规范疗程的肺结核病例,均不作为报告对象。

4.报告时限

根据我国《传染病法实施办法》有关规定,责任疫情报告人发现乙类传染病患者、病原携带者和疑似传染病患者时,城镇于12小时内,农村于24小时内向发病地的卫生防疫机构报出传染病报告卡。

结合上述要求和目前我国肺结核病监测网络现状,我国《结核病防治规划实施工作指南》中要求,凡肺结核或疑似肺结核病例诊断后,实行网络直报的责任报告单位应于 24 小时内进行网络报告;未实行网络直报的责任报告单位应于 24 小时内寄出或送出"中华人民共和国传染病报告卡"(以下简称"传染病报告卡")给属地疾病预防控制机构。县(区)级疾病预防控制机构收到无网络直报条件责任报告单位报送的传染病报告卡后,应于 2 小时内通过网络直报进行报告。

5.报告程序与方式

传染病报告实行属地化管理。传染病报告卡由首诊医师或其他执行职务的人员负责填写。现场调查时发现的传染病病例,由属地结防机构的现场调查人员填写报告卡。肺结核病疫情信息实行网络直报,没有条件实行网络直报的医疗卫生机构,应在 24 小时内将传染病报告卡寄出或送给属地县级疾病预防控制机构。军队医疗卫生机构向社会公众提供医疗服务时,发现传染病疫情应当按照国务院卫生行政部门的规定向属地疾病预防控制机构报告。

6.传染病报告卡的订正与查重

各级政府卫生行政部门指定的结核病防治机构应当对辖区内各类医疗保健机构的结核病疫情登记报告和管理情况定期进行核实、检查、指导,及时对报告卡进行订正和查重,内容主要如下。

(1)重新填写传染病报告卡:同一医疗卫生机构发生报告病例诊断变更、死亡或填卡错误时,应由该医疗卫生机构及时进行订正报告,并重新填写传染病报告卡,卡片类别选择"订正"项,并注明原报告病名。对报告的疑似病例,应及时进行排除或确诊。转诊病例发生诊断变更或死亡时,由转诊医疗卫生机构填写订正卡并向患者现住址所在地县(区)级结防机构报告。

(2)患者现住址和联系方式的核实:强调准确填写患者联系电话,便于后期对患者进行随访,对于调查核实现住址查无此人的病例,应由核实单位更正为地址不详。

(3)对肺结核患者进行追踪及报告卡订正:结防机构对其他单位报告的病例进行追踪调查,发现报告信息有误、变动或排除病例时应及时订正。

(4)重报卡的删除:结防机构及具备网络直报条件的医疗卫生机构每天对报告信息进行查重,对重复报告信息进行删除。

(5)追踪到位情况订正:在"追踪登记本"的"到位情况"和"到位诊断结果"栏目中填写患者的到位情况和核实诊断结果;根据实际情况对网络直报中的原始报告信息予以订正,对于需抗结核治疗的患者进行"收治"并录入患者的相关信息。

五、肺结核患者的登记管理

通过世界银行贷款结核病控制项目,国家"十五""十一五"结核病防治规划,全球基金结核病防治项目等结核病防治项目的实施,我国逐步建立起一套较为完善的肺结核患者登记管理体系。其主要内容包括患者诊断、治疗、随访、转归等各环节情况,主要形式有纸质登记资料和 2004 年建立并投入使用的结核病网络登记管理系统,本节仅就纸质登记系统管理进行阐述,网络登记系统将在有关章节作详细介绍。

(一)结核病患者登记的意义和方法

对肺结核患者进行登记管理是现代结核病控制策略的重要基础,是实现肺结核患者规范治疗的基本保证,根本目的在于提高结核病治愈率,控制结核病疫情。目前全国结核病防治机构采用统一内容的结核病患者登记本,初步实现了肺结核病患者登记和管理标准化。对耐药、耐多药等特殊情况下的结核病患者登记管理体系尚处于项目试点阶段,有待进一步完善并逐渐推广。

1.对确诊结核病患者进行登记的必要性

首先,长期以来的结核病控制工作实践表明,以县为单位对结核病患者登记是对患者实施较长时间的科学管理,保证和监测治疗效果的有效方法。2005年底,我国结核病防治工作实现十一五规划和全球要求的DOTS覆盖率达到100%,发现率达到70%,治愈率达到85%的阶段性目标,不断完善的登记系统发挥了重要的基础性作用;其次,及时、准确登记患者,全程系统地收集每一个个案的治疗管理信息,不仅有利于患者的治疗效果,更重要的是将个案信息分类汇总获取的防治信息,对于及时发现防治工作中出现的问题、考核评价整体防治效果和调整改进防治措施都具有指导意义;最后,通过不断完善登记系统,获取高质量的年度登记率等流行病学数据可以更为准确地反映结核病发病和患病趋势,节约开展大规模流行病学调查所需的人力、物力和财力等宝贵资源。

2.登记单位和责任人

县(区)级结防机构或承担患者治疗管理任务的市级结防机构负责本辖区结核病患者的登记工作。由于目前采用纸质和网络信息并行的方法,门诊医师和信息资料管理人员应紧密沟通,共同负责,保证网络报告数据的高质量。一般来讲,门诊医师负责纸质材料的填写,信息资料管理人员负责将门诊原始资料进行网络录入,也有部分结防机构可在门诊直接完成电脑录入患者病案信息,减少了重复环节,提高了数据的准确性和及时性。

3.登记对象和分类

随着我国结核病控制工作的拓展,目前,所有的活动性肺结核患者都被纳入登记管理。同时,新结核性胸膜炎患者和其他肺外结核患者也成为登记对象。此外,下列患者也应进行重新登记:复发、返回、初治失败、其他几类。

4.结核病患者登记本登记内容和登记方法

结核病患者登记本主要填写患者基本信息、登记分类、治疗期间随访检查结果以及转归等内容。结合我国结核病防治工作进展和新挑战,结核病患者登记本也进行了相应的调整,增加了流动人口跨区域管理、TB/HIV检测、耐多药结核病管理、系统管理率等内涵。《中国结核病防治规划实施工作指南》在患者登记本填写说明中详细列出了登记本中相关名词的定义和具体填写方法,是我国统一标准、统一要求的登记管理模式。

随着中国结核病管理信息系统的不断完善,病案资料录入良好的县(区),可通过计算机直接生成"结核病患者登记本",可定期打印留存以便于工作中浏览和核查。但无论是纸质还是网络记录资料,均为重要的原始资料,要求准确、完整、及时、妥善保管,并不得随意涂改。

(二)肺结核患者病案记录

我国目前已经在全国结防机构推广使用了统一内容的肺结核患者病案,下简称"病案记录"。对登记并进行治疗的活动性肺结核患者、结核性胸膜炎患者,应按"病案记录"的内容和要求进行记录;对未在结防机构治疗管理的肺外结核病患者,只填写病案首页的主要内容,包括姓名、性别、出生日期、职业、登记号、身份证号、民族和现住址等,然后存档保留。

但现有通用的结核病患者登记和病案记录尚未能满足耐药、耐多药结核患者管理的需要。如何将全部的肺结核病患者整合入同一病案记录系统或网络报告系统,以更高效地利用各项数据资料是目前我国结核病控制工作面临的亟待解决的问题。2006年以来,我国已经通过在部分省市实施"中国第五轮全球基金结核病防治项目耐多药结核病防治项目"积累了一定的经验,对于耐药、耐多药等将来设计应用涵盖所有结核病患者的登记和病案记录系统作出了有益探索。

（三）肺结核患者联系卡

良好的医患沟通是提高患者治疗依从性的重要基础。为方便患者与医师保持联系,县(区)结防机构门诊医师要为每位确诊肺结核患者免费发放"联系卡",同时要对所有肺结核患者进行充分的结核病相关知识健康教育,告知规律治疗重要性和中断治疗的危害,提高患者治疗依从性。部分结核病防治机构设立健康教育室,安排专人(护士或医师)对患者进行更为专业的健康教育,收到了良好效果,值得借鉴。

对于流动人口结核病患者,必要时可采取一定的补助或激励措施,鼓励患者在治疗期间尽量不要离开居住地,如必须离开,提前通知负责治疗的医师,以便启动结核病跨区域管理机制,确保患者离开后在异地继续获得治疗及管理。

六、结核病患者的治疗管理

化学疗法已成为当今控制结核病流行的首要措施。在不住院条件下,采用统一的标准化治疗方案之后,实施有效的治疗管理是化疗成败的关键。只有积极有效地落实患者的治疗管理工作,确保患者能规律治疗,才能取得化疗的成功。活动性肺结核患者均为治疗管理对象。其中,涂阳肺结核患者是重点管理对象。

（一）治疗管理的目的

治疗管理的目的是在医务人员的督导下,确保肺结核病患者在全疗程中,规律、联合、足量和不间断地实施化疗,最终获得治愈。

（二）治疗管理的原则

化学疗法应以传染源为主要对象,即对全部痰细菌学检查阳性(含涂片、集菌和培养阳性)的肺结核病患者,实施在医务人员直接面视下的短程化疗,确保患者全程规律化疗。

（三）治疗管理的组织与分工

在不住院条件下,对活动性肺结核患者进行治疗管理的机构及相关人员分工如下。

1.县(区)结防机构

(1)执行统一的短程标准化治疗方案,为肺结核患者提供免费抗结核药品。

(2)向患者做好有关治疗的健康教育,使每一位患者了解治疗及管理的注意事项。

(3)给患者发放肺结核患者联系卡,与其签订治疗管理协议。

(4)通过电话、结核病管理信息系统或书面等形式,将患者的诊断信息告知乡镇卫生院(社区卫生服务中心)、村卫生室(社区卫生服务站)和厂矿、企事业单位医务室的医护人员,并指导其开展对患者的治疗管理工作。

(5)定期对乡镇卫生院(社区卫生服务中心)、村卫生室(社区卫生服务站)和厂矿、企事业单位医务室的医护人员和肺结核患者进行督导。

(6)对肺结核患者的治疗效果进行考核、分析和评价。

2.乡(镇)卫生院(社区卫生服务中心)

(1)接到县(区)结防机构确诊的肺结核患者诊断信息后,应立即对患者进行访视,并落实患者的治疗管理工作。同时要在"乡(镇)肺结核患者管理登记本"上进行登记。

(2)对每位患者在全疗程中至少访视4次,了解患者治疗情况,督导村卫生室(社区卫生服务站)医师和其他督导人员实施直接面视下的短程化疗。并将访视结果记录在"肺结核患者治疗记录卡"上。

3.村卫生室(社区卫生服务站)及企事业单位医务室的医护人员

(1)每次督导患者服药后按要求填写"肺结核患者治疗记录卡"。

(2)患者如未按时服药,应及时采取补救措施,防止患者中断服药。

(3)一旦发现患者出现不良反应或中断用药等情况,及时报告上级主管医师并采取相应措施。

(4)督促患者定期复查,协助收集痰标本。

(5)患者完成全程治疗后,督促患者将"肺结核患者治疗记录卡"送至县(区)结防机构归档保存。

(6)在村卫生室(社区卫生服务站)医师实施督导化疗有困难的地区,可选择具备一定文化水平的志愿者(如村干部、小学教师、学生等)或家庭成员进行培训,以代替村卫生室(社区卫生服务站)医师实施督导化疗。

(四)治疗管理的参与人员职责

1.参与肺结核患者督导治疗管理人员

(1)医务人员:县(区)结防机构、乡镇卫生院(社区卫生服务中心)和村卫生室(社区卫生服务站)承担预防保健工作任务的医务人员可对结核病患者进行督导治疗管理。

(2)家庭成员:结核病患者的配偶、父母、子女及与患者一起生活的其他家庭成员,年龄在15岁以上,具备小学及以上文化程度,经过村级医师培训后能够督促管理患者服药、复查和填写相关记录者也可对结核病患者进行督导治疗管理。

(3)志愿者:除医务人员和家庭成员外志愿承担对结核病患者治疗管理工作的人员,如教师、学生、已治愈的结核病患者及其他人员等。年龄在18岁以上,具备初中及以上文化程度,经过结防医师培训后能够督促管理患者服药、复查和填写相关记录者也可对结核病患者进行督导治疗管理。

2.督导治疗管理人员的选择

患者的治疗管理原则上由医务人员进行督导。如果患者居住地离村卫生室(社区卫生服务站)的距离超过1.5公里或者村级医师无法承担督导任务时,可以实行家庭成员督导或者志愿者督导。接受国家耐多药结核病治疗方案的患者必须由医务人员进行督导。

3.督导治疗管理人员的职责

(1)应根据肺结核患者实际情况确定服药地点和时间,面视患者服药。

督导治疗管理人员必须经过培训后方可参与患者服药督导工作。医务人员的培训应纳入常规的业务技术培训,家庭督导员和志愿者由村卫生室(社区卫生服务站)医师进行培训。

培训方法:由村卫生室(社区卫生服务站)医师向家庭督导员或志愿者讲述培训内容。培训结束后,考核督导员培训的主要内容。对不能正确回答的相关内容要重复培训。

培训内容:①结核病防治基本知识,如防止结核病传播的方法、治疗疗程等。②患者所用药物的名称、每次用药剂量和方法。③做到送药到手、看服到口,按照化疗方案的要求每天或隔天服药。患者误期未服,每天服药者应顺延服药时间,隔天服药者请在24小时内补上。④药物常见不良反应,如有不良反应及时督促者找医师处理。⑤在患者服药期间,原则上在治疗满2个月、5个月、6个月(复治8个月)时,督促患者带晨痰和夜间痰到结防机构复查,具体时间详见"肺结核患者治疗记录卡"。⑥做好患者每次服药记录。

(2)患者如未按时服药,应及时采取补救措施。

（3）每次督导服药后按要求填写"肺结核患者治疗记录卡"。

（4）一旦发现患者出现不良反应或中断用药等情况，及时报告上级主管医师并采取相应措施。

（5）督促患者定期复查，协助收集痰标本。

（6）患者完成全程治疗后，督促患者及时将"肺结核患者治疗记录卡"送至县（区）结防机构归档保存。

（五）治疗管理的主要内容

（1）督导患者服用抗结核药物，确保患者做到全疗程规律服药。

（2）观察患者用药后有无不良反应，对有不良反应者应及时采取措施，最大限度地保证患者完成规定的疗程。

（3）督促患者定期复查，掌握其痰菌变化情况，并做好记录。痰菌检查结果是判断治疗效果的主要标准，国家对治疗期间随访的肺结核患者进行免费痰涂片检查。①初治涂阳、涂阴肺结核患者在治疗至第 2 个月末、5 个月末和疗程末（6 个月末）；复治涂阳肺结核患者在治疗至第 2 个月末、5 个月末和疗程末（8 个月末）要分别收集晨痰和夜间痰各 1 份进行涂片检查。②初、复治涂阳肺结核患者在治疗第 2 个月末，痰菌仍为阳性者，应在治疗第 3 个月末增加痰涂片检查 1 次。③确诊并登记的涂阴肺结核患者，即使患者因故未接受治疗，也应在登记后满 2 个月和满 6 个月时进行痰菌检查。

（4）采取多种形式对患者及其家属进行结核病防治知识的健康教育，提高患者的治疗依从性及家属督促服药的责任心。

（5）保证充足的药品储备与供应。

（六）治疗管理的方式

为保证肺结核患者在治疗过程中能坚持规律用药，完成规定的疗程，必须对治疗中的患者采取有效的管理措施。肺结核患者的治疗管理方式有全程督导化疗、强化期督导化疗、全程管理和自服药。

1.全程督导化疗

指在肺结核患者的治疗全过程中，患者每次用药均在督导人员直接面视下进行。涂阳患者和含有粟粒、空洞的新涂阴患者应采用全程督导化疗的治疗管理方式。

2.强化期督导

指在肺结核患者治疗强化期内，患者每次用药均在督导人员直接面视下进行，继续期采用全程管理。非粟粒、空洞的新涂阴肺结核以及结核性胸膜炎患者应采用强化期督导的治疗管理方式。

3.全程管理

指在肺结核患者治疗全过程中，通过对患者加强宣传教育，定期门诊取药，家庭访视，复核患者服药情况（核查剩余药品量、尿液抽检等），误期（未复诊或未取药）追回等综合性管理方法，以保证患者规律用药。具体做法如下。

（1）做好对肺结核患者初诊的宣传教育，内容包括解释病情、介绍治疗方案、药物剂量、用法和不良反应以及坚持规则用药的重要性。

（2）定期门诊取药，建立统一的取药记录，强化期每 2 周或 1 个月取药 1 次，继续期每月取药 1 次。凡误期取药者，应及时通过电话、家庭访视等方式追回患者，并加强教育，说服患者坚持按时治疗。对误期者城镇要求在 3 天内追回,农村在 5 天内追回。

(3)培训患者和家庭成员,使其能识别抗结核药物,了解常用剂量和用药方法,以及可能发生的不良反应,并督促患者规则用药。

(4)全程管理也应使用"肺结核患者治疗记录卡",由患者及家庭成员填写。

(5)家庭访视则是建立统一的访视记录,村卫生室(社区卫生服务站)医师接到新的治疗患者报告后应尽早做家庭访视,市区 1 周内,郊区 10 天内进行初访,化疗开始后至少每月家庭访视 1 次。内容包括健康教育,核实服药情况,核查剩余药品量,抽查尿液,督促患者按期门诊取药和复查等。

(6)做好痰结核菌的定期检查工作,治疗期间按规定时间送痰标本进行复查。

4.自服药

其指虽然已对肺结核患者进行了规范化疗的宣传教育,但因缺少有效管理而自服药的患者。

(七)治疗管理的步骤

1.化疗前宣传教育

向患者及家庭成员详细说明肺结核治疗期间的各项要求,使患者能够主动配合治疗。每个患者宣传教育时限不少于 10 分钟,宣传内容简明扼要,以便患者能够记住。宣传教育主要内容:①结核病是呼吸道传染病,在治疗的前 2 个月一定注意家人及周围人群的空气传播。②结核病是可以治好的,要树立坚定信心,充分与医师配合。③坚持按医师制订的化疗方案规则治疗,完成规定的疗程是治好结核病的关键。④服药后可能出现不良反应。如一旦出现不良反应,及时找医师处理,不要自行停药。⑤治疗满 2 个月、5 个月、6 个月(复治菌阳患者 8 个月)定期送痰到结防机构检查。每次复查痰时,请留好当天的晨痰进行检查。

2.发放联系卡

为每位确诊的肺结核患者免费发放"联系卡",方便患者与医师保持联系。

3.签订治疗协议

县(区)结防机构要与患者签订 1 份"××县(区)结核病控制免费治疗协议"。

4.落实督导治疗

县(区)级结防医师确定患者化疗方案后,填写"肺结核患者治疗管理通知单",并由患者带回,交给村卫生室(社区卫生服务站)医师保存。村卫生室(社区卫生服务站)医师接到"肺结核患者治疗管理通知单"后,马上落实督导治疗(医务人员、家庭成员或志愿者等督导)。县(区)结防机构同时填写 1 份"肺结核患者治疗管理通知单"发至乡镇卫生院(社区卫生服务中心)结防医师,乡镇卫生院(社区卫生服务中心)结防医师收到"肺结核患者治疗管理通知单"后,必须在 3 天内访视村卫生室(社区卫生服务站)医师和患者,了解患者治疗管理落实情况。县(区)级结防医师也可用电话将肺结核患者通知和落实治疗管理的反馈告知乡镇卫生院(社区卫生服务中心)医师。

在肺结核患者治疗过程中,治疗管理人员应加强患者治疗依从性的健康教育,避免患者发生中断治疗。一旦发生中断治疗,督导人员应尽快采取措施追回中断治疗的患者,保证规范治疗。

(1)追踪对象:超过规定时间 1 周未到县结防机构取药的患者为追踪对象。

(2)追踪方式:①县结防机构电话与患者联系,了解中断原因,并督促患者及时到结防机构取药。同时电话通知乡、镇防痨医师,由乡、镇防痨医师通知村医师到患者家了解中断原因,督促患者到结防机构取药,并将追踪结果向县结防机构电话反馈。②若通知患者 1 周后仍未到县结防机构取药,县结防机构应到患者家进行家访,了解原因。③若患者离开当地,县结防机构应了解患者去向,同患者居住地结防机构联系,确保患者完成全程治疗。

5.药品保管

患者将抗结核药品带回后,交给村卫生室(社区卫生服务站)医师保存。对实施家庭成员或志愿者督导的患者,村卫生室(社区卫生服务站)医师每2周向负责督导治疗管理的人员发放1次药品。

6.实施督导服药

督导员必须为每例接受抗结核治疗的肺结核患者填写1份"肺结核患者治疗记录卡"。该卡由督导员保存并填写治疗记录。患者取药时要携带"肺结核患者治疗记录卡"。治疗结束时,村卫生室(社区卫生服务站)医师要督促患者将"肺结核患者治疗记录卡"送至县(区)结防机构保存。

7.督导与访视

县(区)、乡镇(社区卫生服务中心)两级医师定期进行督导,及时解决发现的问题,并做好记录。对实施家庭成员或志愿者督导的患者,村卫生室(社区卫生服务站)医师每两周访视1次患者。

对实施督导化疗的人员发放治疗管理补助费。发放原则:①督导管理患者完成规定的疗程并定期查痰,按规定的标准发放。②因特殊情况(死亡、药物不良反应)可以按照管理时间的比例发放。

8.治疗管理的评价、考核指标

考核评价应包括管理与疗效两方面的指标,以考核涂阳患者的化疗情况为重点。

(1)化疗管理考核指标:①治疗覆盖率指在一定地区、一定期间接受治疗的初治涂阳肺结核病患者数,占初治涂阳登记患者数的百分比。治疗覆盖率(%)=接受治疗的初治涂阳患者数/初治涂阳患者登记数×100%。②完成治疗率指一定地区、一定期间内完成规定疗程的患者数占涂阳患者登记数的百分比。完成治疗率(%)=完成治疗的(涂阳)患者数/涂阳患者登记数×100%③治疗督导率指一定地区、一定期间内接受督导化疗的涂阳患者数,占登记涂阳患者数的百分比。治疗督导率(%)=接受督导化疗的涂阳患者数/涂阳患者登记数×100%。

(2)治疗效果考核指标:涂阳患者转归队列分析指一定地区、一定期间涂阳患者完成规定疗程后,治愈、完成疗程、死亡、失败、丢失、迁出等各类转归患者占登记涂阳患者的百分比。①以治愈率为例,公式:治愈率(%)=治愈涂阳患者数/涂阳患者登记数×100%。注:实际应用时可把涂阳患者分为新发、复发、其他复治等,分别统计分析、评价。②化疗强化期(2个月末)痰菌转阴率指一定地区、一定时期内登记的涂阳患者中,完成强化期治疗时,痰菌阴转患者所占百分比。强化期痰菌转阴率(%)=强化期末痰菌阴性患者数/涂阳患者登记数×100%。③细菌学复发率指对完成疗程治愈的肺结核病患者,在停止治疗后的2年及5年,进行随访观察,考核其细菌学复阳比率。细菌学复发率(%)=其中2或5年内痰菌复阳的患者数/随访观察的患者数×100%。注:细菌学复发率用于评价化疗远期效果。

七、耐药结核病的管理

(一)耐药结核病的流行状况

耐药结核病已经对全球结核病控制工作构成了严峻挑战。目前全球大约20亿人感染结核分枝杆菌,其中近 5 000 万为耐药结核病患者。中国属于 22 个结核病高负担国家之一,位居全球结核病负担第 2 位,拥有全世界 16％的结核患者,其中至少有 27.8％的患者对 1 种一线药物耐受。WHO/IUATLD 的最新耐药监测估计,在新患者中,10.2％的患者至少对 1 种抗结核药物耐药,耐多药结核(MDR-TB)耐药率1.1％;在复治患者中,18.4％的患者至少对 1 种抗结核药物耐药,MDR-TB 耐药率7.0％。由此估计全球每年新出现 30 万～60 万 MDR-TB 患者。WHO估计我国耐多药结核病患者数约占全球的 1/4。

我国是全球耐药结核病疫情较高的国家之一。全国结核病耐药性基线调查报告(2007－2008 年)显示:涂阳肺结核患者菌株的耐多药率为 8.32％,其中初治涂阳肺结核患者菌株的耐多药率为 5.71％,复治涂阳肺结核患者菌株的耐多药率为 25.64％。据此估算,全国每年将新发耐多药肺结核患者 12.1 万,其中初治患者为 7.4 万例,复治患者为 4.7 万例。耐多药结核病控制已成为我国结核病控制工作中的重要内容之一。

(二)耐药结核病的定义

产生耐药为结核菌的重要生物学特性,从流行病学角度可分为原发性耐药和继发性耐药。按耐药的种类分为单耐药、多耐药和耐多药等。常见的耐药结核病的定义如下。

1.原发性耐药

其指无结核病史,未接受过抗结核治疗的患者首次感染耐药结核菌而发生的耐药结核病。

2.获得性耐药

其指感染敏感株的结核病患者在抗结核治疗中由于接受不适当治疗,治疗时间至少在 1 个月以上而出现耐药性。

3.单耐药

对 1 种抗结核药物耐药。

4.多耐药

对两种及两种以上的抗结核药物耐药(同时耐异烟肼和利福平除外)。

5.耐多药

其指结核杆菌对两种及两种以上的抗结核药物耐药,同时含耐异烟肼和利福平,即可定为耐多药结核病。

6.广泛耐药

其指在耐多药的基础上,对任何喹诺酮类药物以及 3 种二线注射药物(硫酸卷曲霉素、卡那霉素和阿米卡星)中至少 1 种耐药。

(三)耐药结核病的危险评估

耐药结核病诊断的第一步是确认高危人群,并快速进行结核病的实验室诊断。尤其在结核病高流行地区,结核病的诊断通常需要危险性评估。条件允许的情况下,一旦考虑结核病,就应该收集痰液或其他标本进行抗酸杆菌(AFB)涂片、培养和药物敏感试验。如果在数周甚至数月后获得药敏试验结果时再考虑耐药结核病的可能性,可能会导致患者接受不必要、不正确的治疗。因此,快速鉴别结核病患者是否为耐药患者具有重要意义:①采用最恰当的经验方案治疗患者。②降低传播。③减少可能出现的药物不良反应。④提供治愈的最好机会。⑤防止进一步耐药的发生。⑥为接触者提供合理的关怀。

获得药敏结果前,判定耐药结核病高危人群是早期发现工作的第一步,下面 4 种情况可视为耐药结核病的重要预测指征:①既往有结核病治疗史。②结核病治疗中临床和/或胸部 X 线片表现恶化。③在耐药结核病高发地区或国家出生、居住或者经常到耐药结核病高发地区旅行者。④与耐药结核病患者密切接触,例如家庭成员、同事、羁押机构、流浪收容所等。

(四)耐药结核病治疗方案的选择

耐药结核病治疗方案选择理想的情况是,从每个患者分离出结核杆菌进行体外药物敏感试验,并根据药敏结果制订治疗方案。

1.选择药物

选择药物时要考虑:①耐药种类。②既往使用的药物种类。③患者的身体状况。④药物不良反应。⑤药物的可获得性。

2.一线药物的药敏试验结果

一线药物的药敏试验结果需要数周,二线药物的药敏试验结果需要 2 个月甚至更长的时间。因此,在以下几种情况下具有耐药高风险,在药敏结果出来之前就可以考虑耐药结核病的治疗:①结核病治疗失败的患者。②有抗结核治疗史。③与耐药结核病患者密切接触。

获得药敏试验结果后,可酌情修改方案。

3.目前 WHO 推荐的 MDR-TB 治疗策略

(1)标准化治疗:无个体药敏结果或只做一线药敏,根据耐药监测数据,对同一患者群使用统一治疗方案。

(2)经验治疗:无个体药敏结果或只做一线药敏,根据耐药监测数据及患者既往用药史设计个体化治疗方案。

(3)个体化治疗:根据既往用药史和药敏结果(包括二线)设计个体化治疗方案。

(4)先标准化疗治疗,后个体化治疗 开始时同一患者群使用统一方案,有药敏结果后调整为个体方案。

(5)先经验治疗,后个体化治疗 开始时根据患者用药史给予个体方案,待药敏结果回来后进一步调整。

4.注意事项

(1)对于高度可疑的耐药结核病患者,尤其是病情严重或病变广泛患者,采用经验性方案进行治疗。

(2)经验性治疗方案要基于可疑的耐药类型以及既往抗结核治疗史。经验性治疗方案要包括 4 种有效或基本有效药物。

(3)一定不要在治疗失败的方案中仅仅增加 1 种药物。

(4)MDR-TB 治疗用药数量要根据敏感药物种类、可用的一线药物以及病情的严重程度确定。

(5)目前公认,MDR-TB 的疗程为痰菌阴转后至少 18 个月。

(五)耐药结核病的管理

患者管理是结核病控制的重要组成部分。患者管理与患者关怀一致,主要职责是通过合理应用资源,保证患者生理和心理或社会需求得到满足。管理者确保患者能够坚持并完成治疗直至治愈,同时对患者病情进行定期的、系统的回顾。

1.职能与职责

耐药结核病管理是困难和复杂的,需要医师、专家及其他服务提供者(例如宣传教育人员、DOT 人员、社会工作者、羁押所护士、校医及接触者的调查人员等)之间的高度协调。管理者主要职责:①通过DOT确保患者完成治疗。②对患者及其周围人员进行关于耐药结核病传播、治疗等知识的健康教育。③确保对患者进行所需的医疗评估,包括临床及药品毒性监测。④对传染源的接触者进行筛查、追踪到位、评估,必要时进行治疗。⑤定期对治疗结果进行评价,如果与预期不一致,进一步进行评价。⑥促进家庭、医疗服务提供者、实验室、药房、保险公司及公共卫生机构之间信息交流。⑦为确保患者获得更好的结果,在这些所有的系统之间建立联系。⑧确保需要时能够获得专家咨询及转诊。⑨为患者关怀人员提供培训、教育和资源。

2.确保治疗依从性

耐药肺结核患者常因疗程长、疗效差、不良反应发生率高等原因,较一般的结核患者更加容易发生中断治疗的问题。此外社会歧视、患者焦虑以及可能存在的失业等社会经济问题也是导致耐药肺结核患者治疗依从性差的重要原因。因此对于耐药肺结核患者,需要有足够的支持措施来保证良好的依从性。

(1)直接面视下治疗(DOT):DOT是耐药结核病患者治疗的重要措施,全球结核病控制领域的专家将其作为一个重要的策略。然而,耐药结核病患者要获得如此的关怀标准,需要的时间及承诺要远大于药物敏感结核病,这是因为:①治疗耐药结核病往往需要应用二线药物或注射剂,部分药物需逐步加量或每天2~3次用药时才可以获得更好的耐受性,管理难度加大。②注射剂的应用较一般口服药物管理需要更多的医务人员、更多的时间及专业技术。③使用二线药物的患者治疗时间较长,需要全程监测药物的不良反应。

管理者应与DOT人员充分交流,确保管理者能够评估可能发生潜在药物毒性反应的症状及体征。任何药物的不良反应都应快速发现、报告和迅速采取措施。

(2)关注心理/社会需要:评估影响患者依从性的有利和不利因素,确保关注措施到位,如:精神疾病、药物滥用、无家可归者(流浪者)及健康保险等。受到耐药数量、类型以及病变程度影响,耐药结核病治疗管理相关的费用需求差别较大。对于经济较为困难或没有医疗保险的个人或家庭来说,药物、诊断及手术是一个不容忽视的经济负担。由于疾病传染期较长及就业歧视,许多患者会经历一段时间的失业,这也需要管理者对雇主进行干预及教育,从而为找不到工作的患者或其家人找到经济支持或提供其他帮助。成功帮助患者应对这些挑战的关键是通过利用社区资源与患者及其家庭建立信任关系。管理者应在发现第1例耐药结核病病例前熟悉环境及可利用的社区资源,以便于为患者更好地提供帮助。

(3)消除文化障碍:在我国,耐药结核病的诊断及治疗障碍主要如下。①结核病歧视。②对较高的诊断、治疗费用的忧虑。③一些患者倾向于寻求传统医疗。④患者更愿意相信综合医院的医师,而该医师可能并不熟悉耐药结核病的诊断和治疗。⑤害怕失业带来的经济压力。⑥由于许多国家和地区仍在很多领域存在不同程度的性别歧视,对于女性而言,往往面临较男性患者更多的困难和挑战。⑦如果耐药结核病导致患者失去朋友或家庭,那么他(她)将对结核病的诊断产生恐惧。

对于有语言或文化障碍的患者,利用当地卫生部门、社区领导、社区组织以及与患者的文化背景一致的卫生人员等资源帮助消除这种障碍,促进交流、沟通及理解。

(4)患者健康教育:所有耐药肺结核患者及其家属都应该接受有关耐药肺结核的宣传教育,包括结核病和耐药肺结核的基本常识、治疗的过程及要求、潜在的不良反应以及坚持治疗的必要性。宣传教育应该开始于治疗初始阶段,并贯穿治疗的整个过程。宣传教育可以由医师、护理人员、社区卫生人员进行。宣传教育材料要通俗易懂,适合大众的文化水平。由经过专门培训的门诊医师或督导人员向患者及家庭成员介绍结核病特别是耐药肺结核的知识,详细说明治疗期间的各项要求,使患者及其家属能够主动配合治疗。

宣传教育对象:①耐药肺结核患者。②耐药肺结核患者家属或亲友。③耐药肺结核患者密切接触者。

宣传方式及要求:①首先以口头方式将以上内容向患者进行讲解,语言应简明扼要、通俗易懂,便于患者理解记忆。②嘱患者将宣传教育内容重述一遍,确认患者是否理解、记住。③给患者分发健康教育材料。④每位患者宣传教育时长不少于 10 分钟。

宣传教育内容:①应注重个人卫生,培养良好生活习惯,防止疾病传播。②客观介绍耐药结核病相关知识及其病情转归。③坚持按医师制订的化疗方案规则治疗,服从医护人员的管理,完成规定的疗程是治好结核病的关键;要树立可以治愈的信心,充分与医师配合。④耐药肺结核不同于一般的结核病,疗程可能长达 24 个月甚至更长,每天要在医护人员的直接面视下服药。⑤服药期间如出现不良反应,应及时与督导医师沟通,不要随便自行停药。⑥治疗开始后应定期到所属的结防机构进行复查。

(5)激励及保障机制的应用:通常患者一旦感觉好转,继续治疗的愿望就会降低,这可能会影响到患者治疗计划的执行。激励及保障机制是帮助患者继续完成疗程的另一个有效策略。激励机制是对患者的"小奖励",能够鼓励他们完成疗程及监测。保障机制能够协助患者克服困难,如有条件地区可适当考虑给予报销交通费用。

(6)法律措施:对处在传染期的耐药结核病患者,尽管采取了一些措施但患者依然没有坚持治疗,这时往往需要采取法律措施。管理者应了解关于处理该患者的相关知识,一旦这种情况发生时采取最小的限制措施。当出现长期的、严重的不坚持治疗的本地患者时,可根据有关法律和制度寻求帮助。但相关法律和制度的不完善和伦理学上存在的争议是许多地区和国家面临的共同挑战,增加了耐药结核病患者,特别是 MDR-TB、XDR-TB 管理的难度。

3.临床监测

现代结核病控制策略认为,监测和管理是结核病防治的必要内容。尽管面临诸多挑战,只要人力、财政资源充足,DOT 人员以及卫生人员受过良好培训,资源有限地区仍可以成功监测和管理大量的患者。长期以来世界范围内实施的结核病防治项目在耐药结核病疫情的临床监测上做了许多有益探讨,积累了许多可操作性较强的实践经验。

对耐药结核病的临床监测主要是指:治疗时,管理者必须对出现的药物毒副反应及临床反应进行必要的监测,将出现的异常结果和反应告知治疗医师或专家组。通过严密科学的监测,常可使问题得到及时发现和准确地处理,进而有助于患者、医务工作者、DOT 人员等相关人员保持信心。

(1)耐药结核病的管理评估指标:①痰涂片及培养是否阴转。②症状是否改善。③体重是否稳定地增加。④当体重或肝、肾功能改变时调整药物。

(2)包括细菌学、治疗药物、症状,具体临床监测内容如下。

细菌学:①痰涂片阴转前每 2 周检测 3 次痰涂片。②收集痰标本至少间隔 8 小时,至少收集 1 次晨痰标本。③收集标本时和/或诱导痰时进行监督。④治疗 3 个月后如果痰培养持续阳性重复药敏试验。⑤一旦痰培养阴转,症状改善-每月至少 1 次痰涂片及培养,如果需要可以更频繁。如果患者不能自行收集痰液,应采取诱导痰。⑥治疗结束时检测痰涂片及培养。管理者的一个重要工作是为患者提供痰培养培养来进行细菌学评价,高质量的痰标本至少 5~10 mL,痰标本要送到结核病学实验室进行耐药检测,检测结果应尽快被告知治疗医师以指导临床治疗。

治疗药物监测:通常可通过询问,查看患者服药记录、空药盒等途径间接监测患者服药情况,必要时,特别是出现较严重不良反应时,管理者可采集、送检患者血标本进行血药浓度监测。

症状:①每个月对患者目前症状与诊断时的症状进行对比、评估,监测症状变化及药物不良反应。②治疗完成后至少要定期随访2年。③体重是评价临床改善的一个重要指标,治疗期间应每月进行体重检查直至稳定,随访过程中应维持体重的定期检查(每2～3个月)。此外,对体重持续大幅度下降的患者或者幼儿经常进行体重监测可以作为临床治疗效果的一个标准,并据此在体重增加时及时调整用药剂量。

4.关怀的持续性

当耐药结核病患者在门诊治疗期间更换医师时,患者管理者的作用显得尤为重要。还有一种情况就是,耐药结核病患者治疗期间在机构(比如医院或监狱)及社区间更换时,管理者为确保其治疗、监测及教育的可持续性,可重点关注以下几点:①与新的医师、DOT提供者、健康宣传教育人员等建立新的治疗管理组。②对新的关怀人员进行耐药结核病的培训及健康教育。③建立新环境下的可行的信息共享机制。

如果患者迁移出管理者的辖区,可参考流动人口结核病的跨区域管理模式,迁移之前应制订好具体的计划;即使患者出国,也应尽量使新的管理者了解患者的疾病状况及治疗史。在患者迁移期间需要给患者提供足够的药物直到他(她)在新的地方重新开始DOT;如果患者没有及时到达目的地,管理者应积极与其家庭成员及朋友联系,必要时动员更多社会服务资源共同帮助患者保持持续、规范的抗结核治疗。对在门诊治疗的耐药患者,应该做到下面几点:①由受过专业培训的医师或护士向患者解释DOT的绝对必要性,支持、鼓励患者接受DOT。②解释一些必要的感染控制措施,虽然可能为患者自身带来些许不便,但在保护卫生服务人员及其他患者安全方面具有重要意义。③对与传染源发生无保护暴露的工作人员进行合理的评估并根据评估结果采取进一步预防措施。④对有合并症的患者提供详细的、有针对性的指引,如糖尿病、营养不良及HIV感染等。⑤强调在治疗耐药结核病过程中集体治疗管理的重要性,许多国家和地区的耐药结核病防治经验认为,组织专家定期会诊对于诊断确认、治疗方案修订、不良反应处理等关键环节具有决定性作用。⑥充分动员更广泛的社会卫生资源、如私人医师、综合医院、专科医院等,在其有能力对患者进行必要的临床监测和随访、有能力通过药敏检测及血液学检查开展患者发现和患者随访工作的条件下,应予以支持鼓励其参与耐药结核病的防治和管理,共同为耐药结核病的控制工作发挥合力。

5.感染控制

目前公认,MDR-TB和XDR-TB是结核病控制的最严重挑战之一。为更有效地阻止耐药结核菌株传播,除尽早确诊并给予合理治疗外,还应该根据实际情况建立适当的感染控制措施。最为严格的控制措施通常是将传染性或具有潜在传染性的耐药结核病患者,尤其是耐多药结核病患者安排住在具有负压的病房里,而实际操作中,也有一些国家和地区根据患者自身情况和对治疗的反应、医院和门诊的基础条件、社区服务情况等综合因素进行考虑,采取门诊或家庭隔离治疗管理模式取得良好效果。

当处理可疑或确诊耐药结核病患者时,应严格遵守感染控制标准。然而,也有意见认为一些感染控制措施比如患者在家庭中实施隔离难以完全实现,他们认为没有必要实施或夸大了对耐药结核病患者的歧视。因此,目前包括一些发达国家在内,结核病防治工作者们都在努力寻求公众、患者家庭及接触者的安全、患者的心理健康、治疗效果、隔离患者所需资源与时机等诸多方面的最佳平衡。

(1)终止隔离:对 MDR-TB 患者何时终止隔离暂时还没有较为明确的指南,研究表明大多结核病传播发生在开始治疗之前或之初,通常认为涂阳比涂阴结核病的传染性大,耐药结核病亦如此,唯其传染性较敏感结核病维持更为长久。对于药物敏感结核病患者而言,经过适当的抗结核治疗,临床症状改善,连续3次痰涂片阴性,那么患者被认为没有传染性。而已有研究证实,涂阴活动性肺结核或涂阴培阳患者依然具有传染性,这一点基本上被大多数指南所忽略,因此目前许多版本的指南中感染控制只能减少传播的危险而不能绝对消除传播。

由于 MDR-TB 疫情播散造成的后果更为可怕,而且其潜在感染的窗口期预防和治疗目前尚缺乏有效方案,对重返家庭、学校、工作单位或人群密集场所的 MDR-TB 患者应给予高度重视;如果患者返回场所存在儿童、免疫力低下者以及既往与患者没有接触等人群,则需更加注意。一些专家认为耐多药结核病患者的潜在传染性和痰培养阳性持续的时间大约相等,因此建议患者治疗期间应考虑采取住院隔离措施,MDR-TB 患者直到痰培养阴性前不能去人群聚集场所。世界卫生组织近期发布的指南也建议,因痰培养阳性的耐多药结核病患者具有传染性,在痰培养阴性之前应避免乘坐飞机或其他公共交通工具旅行。

(2)终止隔离-家庭管理:不管因何种原因导致结核病患者采取家庭隔离治疗管理模式,在治疗患者的同时,须尽一切努力确保接触者的安全。一些国家和地区的耐药结核病防治工作中,患者采取家庭管理的决定须与当地卫生官员、结核病控制官员及专家协商后才能确定。如果家里有年幼儿童,接触者免疫力低下,或存在持续被传染的风险时,应采取更为有力的预防措施。当卫生人员和其他服务提供者进入具有潜在传染性的耐药结核病患者家庭实施 DOT 和/或其他的卫生服务(如访谈患者等)时,必须采取与目前的感染控制策略相一致措施以有效预防职业暴露。当准备对传染性的结核病患者进行家庭关怀时,需要掌握更多患者的临床、社会等信息,可通过所在县区及以上的结核病防治机构、患者所在社区有关人员等进行了解。

长期住院进行隔离花费昂贵。一旦患者病情稳定并耐受治疗方案,可以采取其他安全措施。具体的治疗管理模式最终需要管理者、专家组根据耐药结核病病情和治疗状况、患者本人和家属意愿、社区或单位具体情况、区域性结核病防治规划中耐药结核病防治措施等各方信息汇总后集体讨论决定。

(徐明明)

第二节　艾滋病的预防与控制

一、艾滋病防治管理

为了预防、控制艾滋病的发生与流行,保障人体健康和公共卫生,根据传染病防治法,国家制定了艾滋病防治条例。该条例自 2006 年 3 月 1 日起施行。

(一)一般规定

(1)艾滋病防治工作坚持预防为主、防治结合的方针,建立政府组织领导、部门各负其责、全社会共同参与的机制,加强宣传教育,采取行为干预和关怀救助等措施,实行综合防治。

（2）任何单位和个人不得歧视艾滋病病毒感染者、艾滋病患者及其家属。艾滋病病毒感染者、艾滋病患者及其家属享有的婚姻、就业、就医、入学等合法权益受法律保护。

（3）县级以上人民政府统一领导艾滋病防治工作，建立健全艾滋病防治工作协调机制和工作责任制，对有关部门承担的艾滋病防治工作进行考核、监督。县级以上人民政府有关部门按照职责分工负责艾滋病防治及其监督管理工作。

（4）国务院卫生主管部门会同国务院其他有关部门制定国家艾滋病防治规划；县级以上地方人民政府依照本条例规定和国家艾滋病防治规划，制定并组织实施本行政区域的艾滋病防治行动计划。

（5）国家鼓励和支持工会、共产主义青年团、妇女联合会、红十字会等团体协助各级人民政府开展艾滋病防治工作。居民委员会和村民委员会应当协助地方各级人民政府和政府有关部门开展有关艾滋病防治的法律、法规、政策和知识的宣传教育，发展有关艾滋病防治的公益事业，做好艾滋病防治工作。

（6）各级人民政府和政府有关部门应当采取措施，鼓励和支持有关组织和个人依照本条例规定以及国家艾滋病防治规划和艾滋病防治行动计划的要求，参与艾滋病防治工作，对艾滋病防治工作提供捐赠，对有易感染艾滋病病毒危险行为的人群进行行为干预，对艾滋病病毒感染者、艾滋病患者及其家属提供关怀和救助。

（7）国家鼓励和支持开展与艾滋病预防、诊断、治疗等有关的科学研究，提高艾滋病防治的科学技术水平；鼓励和支持开展传统医药以及传统医药与现代医药相结合防治艾滋病的临床治疗与研究。国家鼓励和支持开展艾滋病防治工作的国际合作与交流。

（8）县级以上人民政府和政府有关部门对在艾滋病防治工作中做出显著成绩和贡献的单位和个人，给予表彰和奖励。对因参与艾滋病防治工作或者因执行公务感染艾滋病病毒，以及因此致病、丧失劳动能力或者死亡的人员，按照有关规定给予补助、抚恤。

（二）宣传教育

（1）地方各级人民政府和政府有关部门应当组织开展艾滋病防治以及关怀和不歧视艾滋病病毒感染者、艾滋病患者及其家属的宣传教育，提倡健康文明的生活方式，营造良好的艾滋病防治的社会环境。

（2）地方各级人民政府和政府有关部门应当在车站、码头、机场、公园等公共场所以及旅客列车和从事旅客运输的船舶等公共交通工具显著位置，设置固定的艾滋病防治广告牌或者张贴艾滋病防治公益广告，组织发放艾滋病防治宣传材料。

（3）县级以上人民政府卫生主管部门应当加强艾滋病防治的宣传教育工作，对有关部门、组织和个人开展艾滋病防治的宣传教育工作提供技术支持。医疗卫生机构应当组织工作人员学习有关艾滋病防治的法律、法规、政策和知识；医务人员在开展艾滋病、性病等相关疾病咨询、诊断和治疗过程中，应当对就诊者进行艾滋病防治的宣传教育。

（4）县级以上人民政府教育主管部门应当指导、督促高等院校、中等职业学校和普通中学将艾滋病防治知识纳入有关课程，开展有关课外教育活动。高等院校、中等职业学校和普通中学应当组织学生学习艾滋病防治知识。

（5）县级以上人民政府人口和计划生育主管部门应当利用计划生育宣传和技术服务网络，组织开展艾滋病防治的宣传教育。计划生育技术服务机构向育龄人群提供计划生育技术服务和生殖健康服务时，应当开展艾滋病防治的宣传教育。

(6)县级以上人民政府有关部门和从事劳务中介服务的机构,应当对进城务工人员加强艾滋病防治的宣传教育。

(7)出入境检验检疫机构应当在出入境口岸加强艾滋病防治的宣传教育工作,对出入境人员有针对性地提供艾滋病防治咨询和指导。

(8)国家鼓励和支持妇女联合会、红十字会开展艾滋病防治的宣传教育,将艾滋病防治的宣传教育纳入妇女儿童工作内容,提高妇女预防艾滋病的意识和能力,组织红十字会会员和红十字会志愿者开展艾滋病防治的宣传教育。

(9)地方各级人民政府和政府有关部门应当采取措施,鼓励和支持有关组织和个人对有易感染艾滋病病毒危险行为的人群开展艾滋病防治的咨询、指导和宣传教育。

(10)广播、电视、报刊、互联网等新闻媒体应当开展艾滋病防治的公益宣传。

(11)机关、团体、企业事业单位、个体经济组织应当组织本单位从业人员学习有关艾滋病防治的法律、法规、政策和知识,支持本单位从业人员参与艾滋病防治的宣传教育活动。

(12)县级以上地方人民政府应当在医疗卫生机构开通艾滋病防治咨询服务电话,向公众提供艾滋病防治咨询服务和指导。

(三)预防与控制

(1)国家建立健全艾滋病监测网络。国务院卫生主管部门制定国家艾滋病监测规划和方案。省、自治区、直辖市人民政府卫生主管部门根据国家艾滋病监测规划和方案,制定本行政区域的艾滋病监测计划和工作方案,组织开展艾滋病监测和专题调查,掌握艾滋病疫情变化情况和流行趋势。疾病预防控制机构负责对艾滋病发生、流行以及影响其发生、流行的因素开展监测活动。出入境检验检疫机构负责对出入境人员进行艾滋病监测,并将监测结果及时向卫生主管部门报告。

(2)国家实行艾滋病自愿咨询和自愿检测制度。县级以上地方人民政府卫生主管部门指定的医疗卫生机构,应当按照国务院卫生主管部门会同国务院其他有关部门制定的艾滋病自愿咨询和检测办法,为自愿接受艾滋病咨询、检测的人员免费提供咨询和初筛检测。

(3)国务院卫生主管部门会同国务院其他有关部门根据预防、控制艾滋病的需要,可以规定应当进行艾滋病检测的情形。

(4)省级以上人民政府卫生主管部门根据医疗卫生机构布局和艾滋病流行情况,按照国家有关规定确定承担艾滋病检测工作的实验室。国家出入境检验检疫机构按照国务院卫生主管部门规定的标准和规范,确定承担出入境人员艾滋病检测工作的实验室。

(5)县级以上地方人民政府和政府有关部门应当依照本条例规定,根据本行政区域艾滋病的流行情况,制定措施,鼓励和支持居民委员会、村民委员会以及其他有关组织和个人推广预防艾滋病的行为干预措施,帮助有易感染艾滋病病毒危险行为的人群改变行为。有关组织和个人对有易感染艾滋病病毒危险行为的人群实施行为干预措施,应当符合本条例的规定以及国家艾滋病防治规划和艾滋病防治行动计划的要求。

(6)县级以上人民政府应当建立艾滋病防治工作与禁毒工作的协调机制,组织有关部门落实针对吸毒人群的艾滋病防治措施。省、自治区、直辖市人民政府卫生、公安和药品监督管理部门应当互相配合,根据本行政区域艾滋病流行和吸毒者的情况,积极稳妥地开展对吸毒成瘾者的药物维持治疗工作,并有计划地实施其他干预措施。

(7)县级以上人民政府卫生、人口和计划生育、工商、药品监督管理、质量监督检验检疫、广播电影电视等部门应当组织推广使用安全套,建立和完善安全套供应网络。

(8)省、自治区、直辖市人民政府确定的公共场所的经营者应当在公共场所内放置安全套或者设置安全套发售设施。

(9)公共场所的服务人员应当依照《公共场所卫生管理条例》的规定,定期进行相关健康检查,取得健康合格证明;经营者应当查验其健康合格证明,不得允许未取得健康合格证明的人员从事服务工作。

(10)公安、司法行政机关对被依法逮捕、拘留和在监狱中执行刑罚以及被依法收容教育、强制戒毒和劳动教养的艾滋病病毒感染者和艾滋病患者,应当采取相应的防治措施,防止艾滋病传播。对公安、司法行政机关依照前款规定采取的防治措施,县级以上地方人民政府应当给予经费保障,疾病预防控制机构应当予以技术指导和配合。

(11)对卫生技术人员和在执行公务中可能感染艾滋病病毒的人员,县级以上人民政府卫生主管部门和其他有关部门应当组织开展艾滋病防治知识和专业技能的培训,有关单位应当采取有效的卫生防护措施和医疗保健措施。

(12)医疗卫生机构和出入境检验检疫机构应当按照国务院卫生主管部门的规定,遵守标准防护原则,严格执行操作规程和消毒管理制度,防止发生艾滋病医院感染和医源性感染。

(13)疾病预防控制机构应当按照属地管理的原则,对艾滋病病毒感染者和艾滋病患者进行医学随访。

(14)血站、单采血浆站应当对采集的人体血液、血浆进行艾滋病检测;不得向医疗机构和血液制品生产单位供应未经艾滋病检测或者艾滋病检测阳性的人体血液、血浆。血液制品生产单位应当在原料血浆投料生产前对每一份血浆进行艾滋病检测;未经艾滋病检测或者艾滋病检测阳性的血浆,不得作为原料血浆投料生产。医疗机构应当对因应急用血而临时采集的血液进行艾滋病检测,对临床用血艾滋病检测结果进行核查;对未经艾滋病检测、核查或者艾滋病检测阳性的血液,不得采集或者使用。

(15)采集或者使用人体组织、器官、细胞、骨髓等的,应当进行艾滋病检测;未经艾滋病检测或者艾滋病检测阳性的,不得采集或者使用。但是,用于艾滋病防治科研、教学的除外。

(16)进口人体血液、血浆、组织、器官、细胞、骨髓等,应当经国务院卫生主管部门批准;进口人体血液制品,应当依照药品管理法的规定,经国务院药品监督管理部门批准,取得进口药品注册证书。经国务院卫生主管部门批准进口的人体血液、血浆、组织、器官、细胞、骨髓等,应当依照国境卫生检疫法律、行政法规的有关规定,接受出入境检验检疫机构的检疫。未经检疫或者检疫不合格的,不得进口。

(17)艾滋病病毒感染者和艾滋病患者应当履行下列义务:①接受疾病预防控制机构或者出入境检验检疫机构的流行病学调查和指导;②将感染或者发病的事实及时告知与其有性关系者;③就医时,将感染或者发病的事实如实告知接诊医师;④采取必要的防护措施,防止感染他人。艾滋病病毒感染者和艾滋病患者不得以任何方式故意传播艾滋病。

(18)疾病预防控制机构和出入境检验检疫机构进行艾滋病流行病学调查时,被调查单位和个人应当如实提供有关情况。未经本人或者其监护人同意,任何单位或者个人不得公开艾滋病病毒感染者、艾滋病患者及其家属的姓名、住址、工作单位、肖像、病史资料及其他可能推断出其具体身份的信息。

(19)县级以上人民政府卫生主管部门和出入境检验检疫机构可以封存有证据证明可能被艾

滋病病毒污染的物品,并予以检验或者进行消毒。经检验,属于被艾滋病病毒污染的物品,应当进行卫生处理或者予以销毁;对未被艾滋病病毒污染的物品或者经消毒后可以使用的物品,应当及时解除封存。

(四)治疗与救助

(1)医疗机构应当为艾滋病病毒感染者和艾滋病患者提供艾滋病防治咨询、诊断和治疗服务。医疗机构不得因就诊的患者是艾滋病病毒感染者或者艾滋病患者,推诿或者拒绝对其其他疾病进行治疗。

(2)对确诊的艾滋病病毒感染者和艾滋病患者,医疗卫生机构的工作人员应当将其感染或者发病的事实告知本人;本人为无行为能力人或者限制行为能力人的,应当告知其监护人。

(3)医疗卫生机构应当按照国务院卫生主管部门制定的预防艾滋病母婴传播技术指导方案的规定,对孕产妇提供艾滋病防治咨询和检测,对感染艾滋病病毒的孕产妇及其婴儿,提供预防艾滋病母婴传播的咨询、产前指导、阻断、治疗、产后访视、婴儿随访和检测等服务。

(4)县级以上人民政府应当采取下列艾滋病防治关怀、救助措施:①向农村艾滋病患者和城镇经济困难的艾滋病患者免费提供抗艾滋病病毒治疗药品;②对农村和城镇经济困难的艾滋病病毒感染者、艾滋病患者适当减免抗机会性感染治疗药品的费用;③向接受艾滋病咨询、检测的人员免费提供咨询和初筛检测;④向感染艾滋病病毒的孕产妇免费提供预防艾滋病母婴传播的治疗和咨询。

(5)生活困难的艾滋病患者遗留的孤儿和感染艾滋病病毒的未成年人接受义务教育的,应当免收杂费、书本费;接受学前教育和高中阶段教育的,应当减免学费等相关费用。

(6)县级以上地方人民政府应当对生活困难并符合社会救助条件的艾滋病病毒感染者、艾滋病患者及其家属给予生活救助。

(7)县级以上地方人民政府有关部门应当创造条件,扶持有劳动能力的艾滋病病毒感染者和艾滋病患者,从事力所能及的生产和工作。

(五)保障措施

(1)县级以上人民政府应当将艾滋病防治工作纳入国民经济和社会发展规划,加强和完善艾滋病预防、检测、控制、治疗和救助服务网络的建设,建立健全艾滋病防治专业队伍。各级人民政府应当根据艾滋病防治工作需要,将艾滋病防治经费列入本级财政预算。

(2)县级以上地方人民政府按照本级政府的职责,负责艾滋病预防、控制、监督工作所需经费。国务院卫生主管部门会同国务院其他有关部门,根据艾滋病流行趋势,确定全国与艾滋病防治相关的宣传、培训、监测、检测、流行病学调查、医疗救治、应急处置以及监督检查等项目。中央财政对在艾滋病流行严重地区和贫困地区实施的艾滋病防治重大项目给予补助。省、自治区、直辖市人民政府根据本行政区域的艾滋病防治工作需要和艾滋病流行趋势,确定与艾滋病防治相关的项目,并保障项目的实施经费。

(3)县级以上人民政府应当根据艾滋病防治工作需要和艾滋病流行趋势,储备抗艾滋病病毒治疗药品、检测试剂和其他物资。

(4)地方各级人民政府应当制订扶持措施,对有关组织和个人开展艾滋病防治活动提供必要的资金支持和便利条件。有关组织和个人参与艾滋病防治公益事业,依法享受税收优惠。

(六)法律责任

(1)地方各级人民政府未依照本条例规定履行组织、领导、保障艾滋病防治工作职责,或者未采取艾滋病防治和救助措施的,由上级人民政府责令改正,通报批评;造成艾滋病传播、流行或者其他严重后果的,对负有责任的主管人员依法给予行政处分;构成犯罪的,依法追究刑事责任。

(2)县级以上人民政府卫生主管部门违反本条例规定,有下列情形之一的,由本级人民政府或者上级人民政府卫生主管部门责令改正,通报批评;造成艾滋病传播、流行或者其他严重后果的,对负有责任的主管人员和其他直接责任人员依法给予行政处分;构成犯罪的,依法追究刑事责任:①未履行艾滋病防治宣传职责的;②对有证据证明可能被艾滋病病毒污染的物品,未采取控制措施的;③其他有关失职、渎职行为。

出入境检验检疫机构有前款规定情形的,由其上级主管部门依照本条规定予以处罚。

(3)县级以上人民政府有关部门未依照本条例规定履行宣传教育、预防控制职责的,由本级人民政府或者上级人民政府有关部门责令改正,通报批评;造成艾滋病传播、流行或者其他严重后果的,对负有责任的主管人员和其他直接责任人员依法给予行政处分;构成犯罪的,依法追究刑事责任。

(4)医疗卫生机构未依照本条例规定履行职责,有下列情形之一的,由县级以上人民政府卫生主管部门责令限期改正,通报批评,给予警告;造成艾滋病传播、流行或者其他严重后果的,对负有责任的主管人员和其他直接责任人员依法给予降级、撤职、开除的处分,并可以依法吊销有关机构或者责任人员的执业许可证件;构成犯罪的,依法追究刑事责任:①未履行艾滋病监测职责的;②未按照规定免费提供咨询和初筛检测的;③对临时应急采集的血液未进行艾滋病检测,对临床用血艾滋病检测结果未进行核查,或者将艾滋病检测阳性的血液用于临床的;④未遵守标准防护原则,或者未执行操作规程和消毒管理制度,发生艾滋病医院感染或者医源性感染的;⑤未采取有效的卫生防护措施和医疗保健措施的;⑥推诿、拒绝治疗艾滋病病毒感染者或者艾滋病患者的其他疾病,或者对艾滋病病毒感染者、艾滋病患者未提供咨询、诊断和治疗服务的;⑦未对艾滋病病毒感染者或者艾滋病患者进行医学随访的;⑧未按照规定对感染艾滋病病毒的孕产妇及其婴儿提供预防艾滋病母婴传播技术指导的。

出入境检验检疫机构有前款第①项、第④项、第⑤项规定情形的,由其上级主管部门依照前款规定予以处罚。

(5)医疗卫生机构违反本条例第三十九条第二款规定,公开艾滋病病毒感染者、艾滋病患者或者其家属的信息的,依照传染病防治法的规定予以处罚。

出入境检验检疫机构、计划生育技术服务机构或者其他单位、个人违反本条例第三十九条第二款规定,公开艾滋病病毒感染者、艾滋病患者或者其家属的信息的,由其上级主管部门责令改正,通报批评,给予警告,对负有责任的主管人员和其他直接责任人员依法给予处分;情节严重的,由原发证部门吊销有关机构或者责任人员的执业许可证件。

(6)血站、单采血浆站违反本条例规定,有下列情形之一,构成犯罪的,依法追究刑事责任;尚不构成犯罪的,由县级以上人民政府卫生主管部门依照献血法和《血液制品管理条例》的规定予以处罚;造成艾滋病传播、流行或者其他严重后果的,对负有责任的主管人员和其他直接责任人员依法给予降级、撤职、开除的处分,并可以依法吊销血站、单采血浆站的执业许可证:①对采集的人体血液、血浆未进行艾滋病检测,或者发现艾滋病检测阳性的人体血液、血浆仍然采集的;②将未经艾滋病检测的人体血液、血浆,或者艾滋病检测阳性的人体血液、血浆供应给医疗机构和血液制品生产单位的。

(7)违反本条例第三十六条规定采集或者使用人体组织、器官、细胞、骨髓等的,由县级人民政府卫生主管部门责令改正,通报批评,给予警告;情节严重的,责令停业整顿,有执业许可证件的,由原发证部门暂扣或者吊销其执业许可证件。

(8)未经国务院卫生主管部门批准进口的人体血液、血浆、组织、器官、细胞、骨髓等,进口口岸出入境检验检疫机构应当禁止入境或者监督销毁。提供、使用未经出入境检验检疫机构检疫的进口人体血液、血浆、组织、器官、细胞、骨髓等的,由县级以上人民政府卫生主管部门没收违法物品以及违法所得,并处违法物品货值金额3倍以上5倍以下的罚款;对负有责任的主管人员和其他直接责任人员由其所在单位或者上级主管部门依法给予处分。未经国务院药品监督管理部门批准,进口血液制品的,依照药品管理法的规定予以处罚。

(9)血站、单采血浆站、医疗卫生机构和血液制品生产单位违反法律、行政法规的规定,造成他人感染艾滋病病毒的,应当依法承担民事赔偿责任。

(10)公共场所的经营者未查验服务人员的健康合格证明或者允许未取得健康合格证明的人员从事服务工作,省、自治区、直辖市人民政府确定的公共场所的经营者未在公共场所内放置安全套或者设置安全套发售设施的,由县级以上人民政府卫生主管部门责令限期改正,给予警告,可以并处500元以上5000元以下的罚款;逾期不改正的,责令停业整顿;情节严重的,由原发证部门依法吊销其执业许可证件。

(11)艾滋病病毒感染者或者艾滋病患者故意传播艾滋病的,依法承担民事赔偿责任;构成犯罪的,依法追究刑事责任。

(七)基本用语的含义

(1)艾滋病,是指人类免疫缺陷病毒(艾滋病病毒)引起的获得性免疫缺陷综合征。

(2)对吸毒成瘾者的药物维持治疗,是指在批准开办戒毒治疗业务的医疗卫生机构中,选用合适的药物,对吸毒成瘾者进行维持治疗,以减轻对毒品的依赖,减少注射吸毒引起艾滋病病毒的感染和扩散,减少毒品成瘾引起的疾病、死亡和引发的犯罪。

(3)标准防护原则,是指医务人员将所有患者的血液、其他体液以及被血液、其他体液污染的物品均视为具有传染性的病原物质,医务人员在接触这些物质时,必须采取防护措施。

(4)有易感染艾滋病病毒危险行为的人群,是指有卖淫、嫖娼、多性伴、男性同性性行为、注射吸毒等危险行为的人群。

(5)艾滋病监测,是指连续、系统地收集各类人群中艾滋病(或者艾滋病病毒感染)及其相关因素的分布资料,对这些资料综合分析,为有关部门制订预防控制策略和措施提供及时可靠的信息和依据,并对预防控制措施进行效果评价。

(6)艾滋病检测,是指采用实验室方法对人体血液、其他体液、组织器官、血液衍生物等进行艾滋病病毒、艾滋病病毒抗体及相关免疫指标检测,包括监测、检验检疫、自愿咨询检测、临床诊断、血液及血液制品筛查工作中的艾滋病检测。

(7)行为干预措施,是指能够有效减少艾滋病传播的各种措施,包括针对经注射吸毒传播艾滋病的美沙酮维持治疗等措施;针对经性传播艾滋病的安全套推广使用措施,以及规范、方便的性病诊疗措施;针对母婴传播艾滋病的抗病毒药物预防和人工代乳品喂养等措施;早期发现感染者和有助于危险行为改变的自愿咨询检测措施;健康教育措施;提高个人规范意识以及减少危险行为的针对性同伴教育措施。

二、性病防治管理

为预防、控制和消除性病的发生与蔓延,保护人体健康,国家制定了性病防治管理办法。该办法所称性病包括:《传染病防治法》乙类传染病中的艾滋病,淋病和梅毒,如软下疳、性病性淋巴肉芽肿、非淋菌性尿道炎、尖锐湿疣、生殖器疱疹。

国家对性病防治实行预防为主、防治结合、综合治理的方针。各级卫生行政部门应在各级人民政府的领导下,开展性病防治工作。

(一)防治管理机构

县以上卫生行政部门根据工作需要可设性病防治机构,并健全疫情报告监测网络。性病防治机构是指县以上皮肤病性病防治院、所、站或卫生行政部门指定承担皮肤病性病防治机构职责的医疗预防保健机构。

1.省级性病防治机构的主要职责

(1)研究拟定所在地区性病防治工作规划,报经批准后组织实施。

(2)负责所在地区性病的监测,以及性病疫情的统计、分析和预测工作。

(3)负责所在地区性病防治的技术指导和培训工作。

2.其他性病防治机构的主要职责

(1)根据性病防治规划制定具体实施办法。

(2)负责所在地区性病的监测,以及性病疫情的统计、分析和预测工作。

(3)对特定人群进行预防性体检。

(4)对性病患者进行随访指导。

(5)开展性病防治知识的宣传工作。

(6)培训性病防治专业人员。

3.医疗预防保健机构

开展专科性性病防治业务的应当经所在地卫生行政部门许可,并符合下列条件。

(1)具有性病防治专业技术人员。

(2)具有性病辅助诊断技术设备和人员。

4.个体医师从事专科性性病诊断治疗业务

必须经执业所在地卫生行政部门许可。

(二)预防的规定

(1)性病防治机构要利用多种形式宣传性病的危害、传播方式和防治知识。医学院校应增加性病防治教学内容。

(2)性病防治机构应严格执行各项管理制度和技术操作规程,防止性病的医源性感染,推广使用一次性用品和注射器。

(3)对特定职业的从业人员和有关出入境人员的健康体检和健康管理,按有关法律法规办理。

(4)各级医疗预防保健机构在发现孕妇患有性病时,应当给予积极治疗。各级医疗预防保健机构要建立新生儿1‰硝酸银点眼制度。

(三)治疗的规定

(1)凡性病患者或疑似患有性病的,应当及时到性病防治机构进行诊断治疗。

（2）性病防治机构要积极协助配合公安、司法部门对查禁的卖淫、嫖娼人员,进行性病检查。

（3）性病防治机构和从事性病诊断治疗业务的个体对诊治的性病患者应当进行规范化治疗。

（4）性病防治机构和从事性病诊断治疗业务的个体在诊治性病患者时,必须采取保护性医疗措施,严格为患者保守秘密。

（5）性病患者在就诊时,应当如实提供染病及有关情况,并遵照医嘱进行定期检查彻底治疗。

（6）对艾滋病患者的治疗和管理,按照《艾滋病监测管理的若干规定》执行。

（四）报告的规定

（1）性病防治机构和从事性病防治诊断治疗业务的个体发现艾滋病、淋病和梅毒及疑似患者时,必须按规定向所在地卫生防疫机构报告。

（2）各级医疗预防保健机构和个体发现该办法第二条第（二）款规定性病患者及疑似患者时,应当按规定向所在地县级性病防治机构报告。具体规定的报告办法由各省、自治区、直辖市卫生行政部门规定。

（3）性病防治机构对所在地区的艾滋病、淋病和梅毒疫情,必须及时向上级性病防治机构报告。性病防治机构对所在地区其他性病疫情,必须按月向上级性病防治机构报告。

（4）从事性病防治、卫生防疫、传染病管理监督的人员,不得隐瞒、谎报或者授意他人隐瞒、谎报疫情。

（五）处罚的规定

（1）未经卫生行政部门许可,擅自开展性病专科诊治业务的单位和个人,由卫生行政部门予以取缔。

（2）对违反该办法的单位和个人,由卫生行政部门根据情节,按照《传染病防治法》及有关法律法规的规定处理,并可建议有关部门给予行政处分。

（徐明明）

参考文献

[1] 陈素清.现代实用护理技术[M].青岛:中国海洋大学出版社,2021.

[2] 于红,刘英,徐惠丽,等.临床护理技术与专科实践[M].成都:四川科学技术出版社,2021.

[3] 张阳.外科护理学理论基础与进展[M].北京:科学技术文献出版社,2020.

[4] 李燕,郑玉婷.静脉诊疗护理常规[M].北京:人民卫生出版社,2021.

[5] 王秀兰.外科护理与风险防范[M].哈尔滨:黑龙江科学技术出版社,2021.

[6] 张翠华,张婷,王静,等.现代常见疾病护理精要[M].青岛:中国海洋大学出版社,2021.

[7] 赵静.新编临床护理基础与操作[M].开封:河南大学出版社,2021.

[8] 刘巍,常娇娇,盛妍.实用临床内科及护理[M].汕头:汕头大学出版社,2019.

[9] 孙爱针.现代内科护理与检验[M].汕头:汕头大学出版社,2021.

[10] 刘爱杰,张芙蓉,景莉,等.实用常见疾病护理[M].青岛:中国海洋大学出版社,2021.

[11] 高淑平.专科护理技术操作规范[M].北京:中国纺织出版社,2021.

[12] 马雯雯.现代外科护理新编[M].长春:吉林科学技术出版社,2019.

[13] 张俊英.精编临床常见疾病护理[M].青岛:中国海洋大学出版社,2021.

[14] 丁明星,彭兰,姚水洪.基础医学与护理[M].北京:高等教育出版社,2021.

[15] 郑祖平,林丽娟.内科护理[M].北京:人民卫生出版社,2018.

[16] 郭丽红.内科护理[M].北京:北京大学医学出版社,2019.

[17] 金莉,郭强.老年基础护理技术[M].武汉:华中科学技术大学出版社,2021.

[18] 刘毅.外科护理技术指导[M].北京/西安:世界图书出版公司,2019.

[19] 安利杰.内科护理查房手册[M].北京:中国医药科技出版社,2019.

[20] 高一鹭.神经外科诊疗常规[M].北京:中国医药科学出版社,2020.

[21] 丁四清,毛平,赵庆华.内科护理常规[M].长沙:湖南科学技术出版社,2019.

[22] 张薇薇.基础护理技术与各科护理实践[M].开封:河南大学出版社,2021.

[23] 姜雪.基础护理技术操作[M].西安:西北大学出版社,2021.

[24] 赵风琴.现代临床内科护理与实践[M].汕头:汕头大学出版社,2019.

[25] 刘峥.临床专科疾病护理要点[M].开封:河南大学出版社,2021.

[26] 初钰华,刘慧松,徐振彦.妇产科护理[M].济南:山东人民出版社有限公司,2021.

[27] 王雪菲,彭淑华,沈雄山.临床危重患者风险评估要点及安全防范措施[M].武汉:华中科学

技术大学出版社,2022.

[28] 潘红丽,胡培磊,巩选芹,等.临床常见病护理评估与实践[M].哈尔滨:黑龙江科学技术出版社有限公司,2022.

[29] 顾宇丹.现代临床专科护理精要[M].开封:河南大学出版社,2022.

[30] 任丽,孙守艳,薛丽.常见疾病护理技术与实践研究[M].西安:陕西科学技术出版社有限责任公司,2022.

[31] 胡三莲,高远.实用骨科护理[M].上海:上海科学技术出版社,2022.

[32] 王玉春,王焕云,吴江,等.临床专科护理与护理管理[M].哈尔滨:黑龙江科学技术出版社,2022.

[33] 曾谷清,卢中秋,汤珺.外科护理学[M].长沙:中南大学出版社,2022.

[34] 李乐之,路潜.外科护理学[M].北京:人民卫生出版社,2022.

[35] 李双,陈丽娜.低频电刺激和吞咽训练配合康复护理干预治疗脑卒中后吞咽障碍的影响[J].中文科技期刊数据库 医药卫生,2023(1):0098-0100.

[36] 鄢恋梅,夏晓艳,谭继平,等.早期康复训练路径在脑卒中吞咽障碍患者康复中的作用分析[J].中华养生保健,2023,41(3):62-64.

[37] 谢晶晶,刘洁,张东云.吞咽功能状况评估下精细化康复护理在颈椎病行前路减压植骨内固定术后患者中的应用[J].齐鲁护理杂志,2023,29(2):100-103.

[38] 杨柳.脑梗死患者吞咽障碍的早期康复护理效果[J].中国医药指南,2023,21(1):186-188+F0003.

[39] 贾杰.基于功能障碍解决的老年帕金森病全周期康复管理[J].中国医刊,2023,58(2):117-119+F0002.

[40] 宋馨.阶梯式康复护理在脑出血术后患者中的应用效果[J].中国民康医学,2023,35(1):168-170.